国医特效方

治百病

胡璘媛　林亚明 ◎ 主编

U0221744

一本书，
解决全家人的所有健康问题

全国百名杰出青年中医、
国家级名中医弟子以及云南省名中医主笔

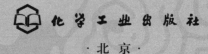

化学工业出版社

·北京·

中医药的疗效有目共睹，中医方剂是历代医家临床经验的结晶，是运用中医辨证论治理论指导临床防病治病的主要手段，本书总结了临床疗效较为显著的内科、外科、妇科、儿科、男科的一百余种疾病的经方或验方，内容精炼，实用性强。

　　本书适合广大基层临床医生以及关心自身健康、热爱中医的人士阅读参考。

图书在版编目（CIP）数据

　　国医特效方治百病/胡璘媛，林亚明主编. —2版.
北京：化学工业出版社，2015.6（2024.8重印）
　　ISBN 978-7-122-23496-4

　　Ⅰ.①国…　Ⅱ.①胡…②林…　Ⅲ.①常见病-验方-
汇编　Ⅳ.①R289.5

　　中国版本图书馆 CIP 数据核字（2015）第 066416 号

责任编辑：李少华　　　　　　　　装帧设计：韩　飞

出版发行：化学工业出版社（北京市东城区青年湖南街 13 号　邮政编码 100011）
印　　刷：北京云浩印刷有限责任公司
装　　订：三河市振勇印装有限公司
710mm×1000mm　1/16　印张 18½　字数 352 千字　2024 年 8 月北京第 2 版第 13 次印刷

购书咨询：010-64518888　　　　　售后服务：010-64518899
网　　址：http://www.cip.com.cn
凡购买本书，如有缺损质量问题，本社销售中心负责调换。

定　　价：48.00 元

编写人员名单

主　　编　　胡璘媛　林亚明

参编人员　（按姓氏笔画排序）

何　平　张春和　林亚明

胡璘媛　钟　涛　贺满月

唐　彦

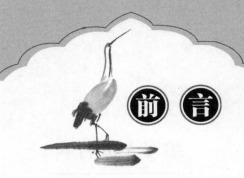

前言

　　本书第一版出版后，四年时间，受到广大读者的欢迎，我多次收到读者电话咨询，故静下心来，对本书进行修订。本书编写目的就是希望尽我们所能总结临床当中疗效较为显著的经方或验方，希望对临床医生以及普通大众有益。编写本书时，编者查阅大量古今文献，总结了临床常见的内、外、妇、儿、男科的百种疾病的经方、验方。编者中有云南省名中医、国家级名中医的弟子以及国家级青年名中医。书中语言通俗易懂，所选验方均经多年临床验证，疗效满意，内容精练，实用性强，可供医家及患者阅读参考。

　　在读者的电话咨询中发现：有许多大众读者喜欢照本宣科，一成不变地抄用固有成方，容易造成吃药头，反药尾而无法痊愈的通病，以致误导了非医疗从业大众治病的方向。故再次说明：书中方剂在辨证准确的情况下疗效最佳，最好在医生指导下使用。

　　在这四年中，随着临床经验的增加以及根据读者提供的建议，我们对书中的已载疾病增加了证型、验方，同时又增加了 17 个病种。

　　在本书付梓之际，回顾本书的编写经历，深感本人知识和水平有限，书中的错误和不足之处在所难免，恳请读者和同道继续赐教指正。

编　者

2015 年 3 月

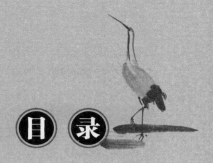

目 录

第一章 临床常见病症特效方

第二章　儿科常见病症特效方

第三章 妇科病症特效方

第四章　男科疾病特效方

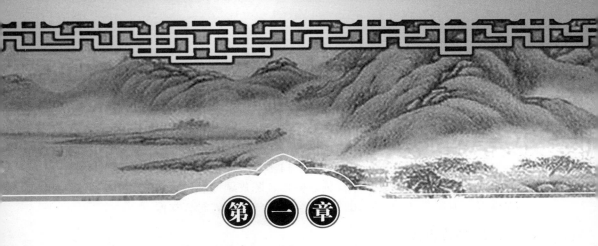

第一章

临床常见病症特效方

一、糖尿病

糖尿病是一种以糖代谢紊乱为主的代谢性疾病，临床表现以多饮、多食、多尿，形体消瘦或尿有甜味为其特点，属祖国医学"消渴"范畴。本病有上、中、下三消之分，肺燥、胃热、肾虚之别。

上消（肺热）

烦渴多饮，口干舌燥，尿频量多，舌边尖红，苔薄黄，脉洪数。

消渴方

【药物组成】 黄连 3～5 克，天花粉 15～20 克，生地黄汁 15～20 克，藕汁 20～30 克，牛乳适量。

【制用方法】 （1）将黄连、天花粉研为末用生地黄汁、藕汁、牛乳调服；（2）或加姜汁、蜂蜜为膏，噙化❶。

【临证方解】 黄连苦寒，以泻心火；生地黄大寒，以生肾水；天花粉、藕汁降火生津；牛乳补血，润以去燥；火退燥除，津生血旺，则渴自止矣。

中消

1. 脾虚湿盛

糖尿病患者困倦乏力，腹胀脘痞，纳呆，腰腿酸软，口中黏腻，或伴下肢

---

❶ 噙化：服药法之一，即将药物含在口内溶化的服药方法。

水肿，舌胖、质暗或淡，苔白腻或黄腻，脉弦滑或濡滑。

健脾祛湿汤

【药物组成】 黄芪 30 克，苍术 15 克，白术 15 克，茯苓 20 克，薏苡仁 20 克，陈皮 10 克，半夏 10 克，砂仁 6 克（后下），鬼箭羽 4 克。

【制用方法】 水煎服。

【临证方解】 方中黄芪、苍术、白术具有补中益气、健脾燥湿的功能；薏苡仁、茯苓、半夏调脾化湿；佐以砂仁、陈皮调气和中、醒脾和胃；鬼箭羽破血通经，有降低血糖的作用。诸药合用益气健脾，行气祛湿。

2. 痰热内扰

糖尿病患者形体肥胖，头晕昏沉，口干苦黏，恶心欲吐或时吐痰涎，心胸闷痛，心烦惊悸，失眠多梦，大便干燥，小便黄赤，舌暗红，苔黄腻，脉弦滑数。

十味温胆汤加味

【药物组成】 清半夏 10 克，茯苓 30 克，陈皮 10 克，炙甘草 3 克，竹茹 10 克，枳实 10 克，石菖蒲 10 克，郁金 10 克，酸枣仁 10 克，黄连 10 克，丹参 15 克。

【制用方法】 水煎服。

【临证方解】 清热化痰，宣痹通阳。

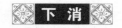

下 消

1. 阴虚夹湿

形体肥胖，"三多"症状不明显，血糖升高，口黏或口臭，牙周肿痛或溢脓，咽干心烦，胸脘痞闷，小便灼热，大便溏薄，舌质红绛，舌苔白厚少津，脉沉细。

《太平惠民和剂局方》甘露饮加减

【药物组成】 茵陈 15 克，黄芩 10 克，生地黄、熟地黄各 10 克，天冬、麦冬各 10 克，石斛 10 克，蒲公英 30 克，升麻 10 克，赤小豆 15 克，石菖蒲 10 克，佩兰 10 克，生甘草 5 克。

【制用方法】 水煎服。

【临证方解】 方中二地、二冬、石斛滋阴补虚治其本；茵陈、黄芩清肝胃肠湿热治其标；蒲公英清热利湿，赤小豆利水除湿；石菖蒲、佩兰除湿，使湿热去，火势下行；升麻清热解毒，以甘草调和诸药。标本兼顾，虚实并行，肺肝胃肾全面考虑，以致阴血充、湿热去，清热祛湿，养阴解毒。

2. 肾虚

小便频多，两腿渐细，腰脚无力，腰膝酸软，舌淡苔白，脉沉细无力。

白茯苓丸

【药物组成】 白茯苓、黄连、天花粉、萆薢、熟地黄、覆盆子、人参、玄参各 30 克，石斛 22 克，蛇床子 30 克，鸡内金 50 枚。

【制用方法】 上药捣为末，炼蜜和捣三五百杵，丸如梧桐子大。每于空腹时煎磁石汤下 30 丸。

【临证方解】 茯苓降心火而交肾；黄连清脾火而泻心；熟地黄、玄参生肾水；石斛平胃热而滋肾；覆盆子、蛇床子固肾精；人参补气；天花粉生津；萆薢清热利湿；鸡内金鸡之脾也，能消水谷，通小肠膀胱而止便数，善治膈消；磁石色黑入肾，补肾益精，故假之为使也。

3. 肝郁血瘀，气阴两虚

多饮口渴，消谷善饥，尿多频数，疲乏无力，或伴视物昏花，心烦眠差，或伴胸胁胀满疼痛，上肢或下肢疼痛麻木；女性伴月经过期不至，或经量减少，色暗有块；或伴面部色素斑；舌紫暗或淡紫暗，或有瘀斑瘀点，舌下静脉青紫或怒张，脉沉涩。

自拟柔肝化瘀、益气养阴汤

【药物组成】 柴胡、甘草各 6 克，白芍、香附、益母草、黄芪各 20 克，丹参、牡丹皮各 15 克，生地黄、知母、玉竹各 12 克，薏苡仁、怀山药各 30 克。

【制用方法】 水煎服。

【临证方解】 "木郁达之"，故取柴胡、白芍、香附、益母草疏肝柔肝，为防柴胡有劫肝阴之弊，仅用 6 克；又取生地黄、玉竹、丹参以柔肝养肝养血；黄芪治消渴，前人如《千金要方》、《石室秘录》均已有言之，因消渴之始，都由胸中大气衰少而来，且燥热炽盛，不但伤阴耗液，亦损元气，所谓"壮火食气"，故宜用以益气固本；用牡丹皮，一是取其凉血、活血、消瘀之功；二是取其泻阴中之火，使火退而有阴生之效，《本草求真》以为，消渴病阴虚兼内热夹瘀血者，该药最为贴切；至于丹参，功同四物，养血活血；山药、薏苡仁健脾化湿，使脾胃健运，则气血自生。

补肾固元汤

【药物组成】 生黄芪、黄精、山药、龙骨、芡实、巴戟天、金樱子各 15 克，山萸肉、熟地黄、鸡内金、牡丹皮、泽泻、阿胶、三七、女贞子各 10 克，五味子 5 克，墨旱莲 30 克，肉桂 0.5 克。

【制用方法】 水煎服。

【临证方解】 墨旱莲补肝肾之阴为君药，配以熟地黄益精填髓，阿胶补血，增强滋阴凉血补血之功效。黄芪补气升阳，黄精滋肾润肺、补脾益气，山药益气养阴、补脾肺肾，龙骨补肾固涩，芡实益肾固精，巴戟天补肾阳，金樱子固精涩肠，山萸肉补肝肾、涩精气、固虚脱，鸡内金涩精止遗，牡丹皮和血、消瘀，泽泻利水渗湿，三七补血活血，五味子滋肾涩精，肉桂补火助阳。全方共奏滋阴补肾、益气固元之功效。

上中下三焦消渴

烦渴多饮、口干舌燥、尿频量多三主症。

大黄甘草汤

【药物组成】 大黄 10 克，甘草 3 克，黑豆 30 克。

【制用方法】 水煎服。

【临证方解】 大黄清热泻火、活血解毒，甘草和中以解毒，黑豆散热以解毒。

二、高血压

祖国医学多将高血压归属于眩晕、头痛等范畴。高血压的发生多由阴阳失调所致，肾阴虚是高血压发生的根本因素，而肝阳上亢、心火炽盛等是发生高血压的重要因素。

肝阳上亢

头晕目眩，胸部憋闷，少寐多梦，口苦纳呆，大便稍干，小便偏黄，舌质红，苔薄黄，脉弦数。或高血压患者多年有头痛呈胀痛或跳痛感，常伴耳鸣，颜面潮红，心烦易怒，失眠多梦，头晕眼花，舌质红或淡红，苔薄黄或薄白，脉弦细。

平压方

【药物组成】 天麻、菊花、白蒺藜、夏枯草各 10 克，钩藤、决明子各 12 克，桑寄生、生地黄各 15 克，生龙骨、生牡蛎、生石决明、灵磁石各 30 克。

【制用方法】 水煎服。

【临证方解】 方中天麻、钩藤平肝息风，石决明、菊花、白蒺藜、夏枯草、决明子、生龙骨、生牡蛎、灵磁石平肝潜阳，桑寄生补肝肾，生地黄清热生津。现代药理研究表明，方中诸药均有降压作用。

钩藤决明方

【药物组成】 钩藤（后下）、川牛膝各 15 克，石决明（先煎）20 克，杜仲、枸杞子、生地黄、夏枯草、阿胶（烊化）、天冬、茯神各 10 克。

【制用方法】 每日 1 剂，加水 600 毫升，煎取 400 毫升，分两次服用。

【临证方解】 方中钩藤清肝热、平肝息风，石决明平肝潜阳，二药均为治

国医特效方治百病（第2版）

肝阳眩晕之要药，合用加强平肝息风之力，共为本方君药。杜仲、枸杞子补益肝肾、养阴生津，阿胶补血，兼滋阴润燥，共奏滋补肝肾、养血润燥之功，为臣药。夏枯草清肝泻火散郁结，生地黄、天冬清热凉血，川牛膝引头部血液下行，减轻脑充血，配合应用使肝经之热不致偏亢，茯神宁心安神，均为佐药。合而用之，共成平肝息风、清热凉血、补益肝肾之剂。

平肝降压汤

【药物组成】 全蝎 5 克，天麻 15 克，钩藤 25 克，茯苓 15 克，菊花 15 克，石决明 30 克，白芍 15 克，牛膝 30 克，川芎 20 克。

【制用方法】 水煎服。

【临证方解】 平肝降压汤以平肝潜阳、活血化瘀为法。方中全蝎入肝经，有息风平肝、活血通络止痛之功。《本草纲目》记载："蝎，足厥阴经药也，故治厥阴诸病。"牛膝可加强全蝎的活血行血、化瘀通络之效；天麻、钩藤、菊花、石决明平肝潜阳，白芍柔肝息风，茯苓健脾疏肝。川芎有治头痛圣药之称，入肝、胆二经，具有行气开郁、活血化瘀作用。现代药理研究表明，天麻、牛膝、石决明均具有降压、扩张血管等作用，茯苓具有利尿作用，白芍能改善血液循环、降低血脂，菊花、牛膝具影响血管紧张素Ⅱ形成的作用，川芎具有中枢镇静和降压作用。

阴虚阳亢

头晕头痛、耳鸣、健忘、五心烦热、心悸、失眠等。

天麻地黄汤

【药物组成】 熟地黄、山药各 20 克，天麻、钩藤、山茱萸、茯苓、葛根各 15 克，罗布麻、地龙、牡丹皮各 10 克，全蝎粉（冲服）、炙甘草各 3 克。

【制用方法】 水煎服。

【临证方解】 天麻地黄汤方中天麻平肝潜阳，熟地黄滋肾养阴，为主药。以全蝎、钩藤、罗布麻、地龙辅助天麻平肝息风，山茱萸、山药、牡丹皮、茯苓佐熟地黄滋肾养阴，甘草调和诸药。

肝火亢盛

眩晕，头胀或痛，恶心，耳鸣，烦躁，舌红，苔黄，脉弦细数。

自拟天麻汤

【药物组成】 钩藤 20 克，天麻 20 克，罗布麻 15 克，牡丹皮 15 克，黄芪 20 克，夏枯草 20 克，菊花 20 克，牛膝 30 克，杜仲 15 克，枸杞子 15 克，石决明 30 克。

【制用方法】 水煎服。

【临证方解】 方中钩藤、天麻具有平肝息风之效，为治疗肝火亢盛型高血压之君药。牡丹皮、黄芩、菊花清肝泄热；石决明、夏枯草平肝潜阳，清肝火而散郁结；牛膝补肝肾，引血下行；枸杞子、杜仲为补肾滋阴之品，共用收到标本同治之效。

痰湿中阻

眩晕，头重如裹，伴有恶心呕吐或恶心欲吐，食少便溏，舌苔白或白腻，脉弦滑。

半夏白术天麻汤加减

【药物组成】 天麻 10 克，法半夏 12 克，白术 12 克，茯苓 15 克，陈皮 10 克，甘草 6 克，生姜 3 片，大枣 10 克，瓜蒌 10 克，煅龙骨 30 克（先煎）。

【制用方法】 水煎服。

【临证方解】 方中半夏燥湿化痰，天麻平肝息风，共为君药；白术健脾燥湿，茯苓健脾渗湿为臣药；佐陈皮理气化痰，瓜蒌清热宽胸涤痰；使甘草、生姜、大枣益气和中，煅龙骨平肝潜阳。

三、冠心病

冠状动脉粥样硬化性心脏病（以下简称冠心病）就其临床表现而言，应属中医学"厥心痛"、"真心痛"、"胸痹"、"心痹"范畴，冠心病病机较为复杂，常见的有寒凝、气滞、血瘀、痰阻、气虚、阴亏等。此病以痰瘀互阻伴肾气不足为多见，常运用益肾活血、祛瘀化痰法予以辨治。

痰瘀互阻、肾气不足

胸痛、胸闷，头晕乏力，心前区疼痛，腰酸肢软，大便欠畅，小溲黄，舌质黯红有瘀斑，苔稍腻，脉弦滑。

加味丹参饮

【药物组成】 丹参 15 克，白檀香 6 克，砂仁 3 克（后下），郁金 10 克，姜半夏 9 克，全瓜蒌 12 克，丝瓜络 6 克，生山楂 15 克，肉苁蓉 15 克，桑椹子 30 克。

【制用方法】 水煎服。

【临证方解】 丹参入手少阴、厥阴血分，归心肝经，功能养血活血；白檀香辛散温通，行气止痛，解结气而除心痹；砂仁味辛气温，辛香沁脾，和中祛

国医特效方治百病（第2版）

滞；郁金行气活血，辛散解郁，助丹参活血化瘀；姜半夏燥湿化痰、消痞散结，全瓜蒌行气化痰，两者配伍化痰结、开胸痹、止疼痛；丝瓜络能通利经络，治疗胸胁疼痛；生山楂活血化瘀，能增加冠状动脉血流量；桑椹子、肉苁蓉补益心肾以治其本。心脉畅通，心肾得补，心气既充，疾病向愈。

✦ 肺气郁闭，肝气不舒 ✦

以阵发性的心前区压榨性窒息样感觉为特点，伴有咳嗽阵作、吐痰黏稠、两胁作痛或胀等症状。

自拟宣肺解郁汤

【药物组成】 瓜蒌、郁金各 15 克，杏仁、桔梗、栀子各 12 克，炙紫菀、木香、白芍各 10 克，甘草 6 克。

【制用方法】 水煎服。

【临证方解】 瓜蒌清热化痰、宽胸散结，郁金活血行气，杏仁降气化痰，桔梗宣肺祛痰，栀子泄热除烦，紫菀补虚下气，木香行气止痛，白芍养血柔肝、缓中止痛，甘草调和诸药。

✦ 心血不足 ✦

冠心病心律失常，有阵发性心悸，胸闷痛，失眠，眩晕乏力，舌质红、有瘀点，脉结代。

养心定神汤

【药物组成】 当归 15 克，白芍、柏子仁各 12 克，酸枣仁、生龙骨各 30 克，苦参 10 克，熟地黄 18 克，川芎、泽泻、陈皮各 10 克。

【制用方法】 水煎服。

【临证方解】 以四物汤为主，养心血，龙骨、酸枣仁、柏子仁宁心安神，当归、川芎活血通络。诸药合用，使心血充盈，血脉通畅，脉安心宁，临床治疗冠心病早搏收到良效。

四、心悸

心悸为老年人常见病之一。中医学认为："心为君主之官"，"主血脉"。老年之人精血亏耗，正气不足或久病体虚，则易致六淫、七情、饮食和劳逸等致病因素侵袭，而致心之阴阳失调，心主血脉的功能减退，而出现心动悸、脉结代等病。其致病机制为"本虚标实"，发病特点多因虚而发，因虚致实。

❖ 气血虚损 ❖

心悸头晕，面色不华，倦怠无力，舌质淡红，脉象细弱。或心悸，少寐多梦，善惊易恐，舌苔薄白或如常，脉动数或虚弦。

定心汤

【药物组成】 龙眼肉 30 克，酸枣仁 15 克，山萸肉 15 克，柏子仁 12 克，生龙骨 12 克，生牡蛎 12 克，乳香 3 克，没药 3 克。

【制用方法】 酸枣仁、柏子仁炒捣，山萸肉去核，生龙骨、生牡蛎捣细与余药一同水煎服。

【临证方解】 方中龙眼肉补心血，酸枣仁、柏子仁补心气，更用龙骨入肝以安魂，牡蛎入肺以定魄，二药与山萸肉同用，能收敛心气治耗散，并三焦之气化亦可因之团聚。稍加乳香、没药疏通气血以调和。

安魂汤

【药物组成】 龙眼肉 18 克，酸枣仁 12 克，生龙骨 12 克，生牡蛎 12 克，清半夏 9 克，茯苓片 9 克，生赭石 12 克。

【制用方法】 酸枣仁炒捣，生龙骨、生牡蛎捣末，生赭石轧细与余药一同水煎服。

【临证方解】 方中龙眼肉补心血，酸枣仁敛心气，龙骨、牡蛎安魂，半夏、茯苓清痰饮，赭石引心阳下潜，使之归藏于阴。诸药共奏安神定志之功。

❖ 气阴两虚 ❖

1. 气阴两虚，气虚血瘀

因精神受刺激后心前区不适，偶有阵痛，心慌，气短，胸闷，汗多，口干，失眠，神疲乏力，舌暗红边有瘀点，苔白，脉弦细。

生脉散合丹参饮

【药物组成】 太子参 30 克，麦冬 15 克，五味子 10 克，丹参 15 克，砂仁 8 克，川芎 10 克，赤芍 15 克，红花 10 克，葛根 30 克，钩藤 15 克，三七粉 3 克。

【制用方法】 水煎服，三七粉另包吞服。

【临证方解】 方中太子参补益元气为君，麦冬甘寒养阴生津，五味子酸收敛肺止汗，丹参活血祛瘀，砂仁宽中而止痛，川芎、赤芍、红花、三七粉行气补血，葛根除烦止渴，钩藤清热平肝。全方共奏滋阴益气活血之功。

2. 气阴两虚，心阳不足

心悸胸闷，盗汗，气急气短，头晕眼花，语言低沉，口干，大便干燥，舌红，少苔且干，脉细结代，每分钟早搏 20 次以上。

国医特效方治百病（第2版）

复脉汤加味

【药物组成】 炙甘草、生地黄各 15 克，桂枝、当归各 9 克，熟地黄、沙参、白芍各 12 克，党参、煅牡蛎、糯稻根各 30 克。

【制用方法】 水煎服。

【临证方解】 方中炙甘草、党参益气以补心脾，生地黄、熟地黄、沙参、白芍养阴生津，桂枝温经通脉，当归补血和血，煅牡蛎平肝潜阳止汗，糯稻根止虚汗、退虚热。

3. 气阴两虚，气滞血瘀

心悸，胸闷不舒，短气乏力，夜寐欠佳，舌质暗，苔薄白，脉细弱而代。

经验方

【药物组成】 党参 15 克，麦冬 15 克，五味子 5 克，北沙参 15 克，当归 15 克，红花 10 克，炙甘草 15 克，紫石英 30 克，珍珠母 30 克，炒酸枣仁 15 克，丹参 15 克，桂枝 10 克，甘松 5 克。

【制用方法】 水煎服。

【临证方解】 方中党参、炙甘草补益元气，麦冬、北沙参甘寒养阴生津，五味子酸收敛肺止汗，当归、红花、丹参补血活血，桂枝温经通脉，酸枣仁宁心安神，甘松理气止痛、醒脾健胃。

4. 气阴两虚

眩晕少寐，时或怔忡，口干汗出，五心烦热，面赤，舌质红，无苔，脉细数而代。

生脉散合炙甘草汤加减

【药物组成】 党参、生地黄、丹参各 15 克，麦冬、炙甘草各 12 克，桂枝、麻子仁、五味子、阿胶各 9 克，生姜 3 片，大枣 10 枚。

【制用方法】 黄酒 30 克入煎。阿胶烊化，冲入。

【临证方解】 方中党参、炙甘草、大枣益气以补心脾，麦冬、生地黄、阿胶、麻子仁甘润滋阴、养心补血，五味子酸收敛肺止汗，丹参活血。生姜、桂枝、黄酒皆性味辛温，具有通阳复脉之功，与益气滋阴药相配，既可温而不燥，亦可使气血流通，脉道通利。全方共收益气复脉、滋阴补血功效。

精气寒湿直中少阴

心悸时作，尤以早上起床前为甚，面容憔悴，四肢无力，身难转侧，说话难续，恶风怕冷，盛夏身着厚衣，伴耳鸣腰酸，两脚跟、脚心疼痛，夜难入眠，舌淡，苔薄，脉浮大微紧。

玉屏风散合贞元饮

【药物组成】 生黄芪、熟地黄、党参各 30 克，防风 6 克，白术 12 克，山黄肉、当归、远志、鹿角胶各 10 克，炙甘草 3 克，五味子 5 克。

【制用方法】 水煎服。

【临证方解】 方中黄芪、党参益气固表，白术健脾益气，助黄芪、党参加强益气固表之功，配以防风走表祛风，熟地黄滋阴补血，山萸肉补肾滋阴，当归、鹿角胶补血和血，远志宁心安神，五味子滋肾生津，炙甘草调和诸药。

心阳不振，心血不足

经常感冒高热，心悸不宁，形体消瘦，弱不禁风，脉三五不调，舌苔中剥多裂纹。

加味炙甘草汤

【药物组成】 炙甘草、桂枝、麻仁、阿胶（烊，分 2 次冲）各 9 克，炒党参、生地黄各 15 克，麦冬 12 克，生姜 4.5 克，大枣 7 枚。

【制用方法】 黄酒一盅同煎服。

【临证方解】 方中党参、炙甘草、大枣益气以补心脾，麦冬、生地黄、阿胶、麻仁甘润滋阴、养心补血。生姜、桂枝、黄酒皆性味辛温，具有通阳复脉之功，与益气滋阴药相配，既可温而不燥，亦可使气血流通，脉道通利。全方共收益气复脉、滋阴补血功效。

五、痛 风

痛风是一组嘌呤代谢系统紊乱所致的疾病，由于血尿酸过高，尿酸以钠盐形式沉积于组织造成的多种病变，包括急性痛风性关节炎、痛风性肾病、尿酸性尿路结石等。痛风属中医痹证范畴，中医学认为痛风系湿浊瘀阻，留滞关节经络，气血不畅所致。

湿浊痰瘀

关节疼痛剧烈，痛有定处，得热痛减，关节不可屈伸，局部皮肤色不红，触之不热，苔薄白，脉弦紧。

丹溪痛风加减方

【药物组成】 苍术、黄柏、防己、威灵仙、泽泻、车前子各 15 克，制南星 6 克，川芎、桃仁、红花、羌活、桂枝各 10 克，土茯苓 25 克，萆薢 20 克。

【制用方法】 水煎服。

【临证方解】 方中苍术、黄柏清热燥湿；防己善走下行，清泄下焦膀胱湿热，宣滞通脉，长蠲肢节痹痛；土茯苓甘淡性平，主入脾、胃二经，可搜毒外

国医特效方治百病（第2版）

泄，助升清降浊；萆薢、车前子甘性平，主入肾、膀胱二经，渗利湿热而长于分清泌浊；泽泻甘淡渗湿，泄肾间相火以存阴液；制南星祛经络骨节之风痰；川芎行血中之气；桃仁、红花活血化瘀；威灵仙通行十二经脉，能宣壅导滞，与羌活、桂枝温经通络、祛风胜湿，缓解关节肿痛。诸药合用，共奏泄浊利湿活血之功。

湿热蕴结，瘀血阻络

高尿酸血症，急性关节炎反复发作，痛风石形成，慢性关节炎和关节畸形，以及在病程后期出现肾尿酸结石和痛风性肾实质病变。

当归拈痛汤

【药物组成】 当归 15 克，羌活 10 克，防风 10 克，葛根 30 克，知母 10 克，泽泻 10 克，猪苓 10 克，白术 15 克，苍术 15 克，黄芩 10 克，苦参 10 克，党参 15 克，甘草 6 克。

【制用方法】 水煎服。

【临证方解】 方中以羌活、防风祛风胜湿、通络止痛，苦参清热利湿、通利关节，共为主药。黄芩利水渗湿，加强清热祛湿之力；葛根解热生津；知母清热润燥，既助清热之功，又防苦寒燥湿之品伤津耗液；佐以白术、苍术健脾燥湿，使湿邪得以运化；党参、当归益气养血，以扶正祛邪，且可使诸药燥利而不伤气血；以甘草调和诸药。诸药合用，共奏清热除湿、活血祛瘀、通络止痛之功效，使湿热清，瘀血去，经络通，则诸症自愈。

风湿热型

关节肿痛灼热，局部暗红，痛处不定，活动受限，烦躁口干，小便黄，舌红苔白腻兼黄，脉偏数。

桂枝芍药知母汤加减

【药物组成】 桂枝 10 克，白芍 15 克，麻黄 6 克，白术 12 克，知母 10 克，防风 10 克，附子 6 克，黄柏 10 克，川牛膝 15 克，防己 10 克，薏苡仁 30 克，制乳香、制没药各 6～10 克，甘草 6 克。

【制用方法】 每日 1 剂，水煎 2 次，将 2 次滤液混合分 3 次温服。再将药渣水煎第 3 次，取汁外敷局部 30 分钟。

【临证方解】 方中桂枝、麻黄、防风祛风而温散在表之湿；附子助阳除湿；白术伍麻黄，其量大于麻黄，既行表里之湿，又防麻黄发汗太过；黄柏、薏苡仁、防己清热利湿；知母、白芍养阴清热，并防辛温太过伤阴；乳香、没药、川牛膝活血通络止痛；甘草调和诸药，且与白芍相配缓急止痛。诸药配伍，寒热并用，散收结合，标本同治，共奏祛风除湿清热、活血通络止痛之功。

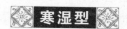

关节痛剧，肿大畸形，活动受限，局部无红热，得温痛减，遇寒痛剧，形寒畏冷，小便清，舌质暗淡，苔白腻，脉沉弦。

乌头汤加味

【药物组成】 制川乌10～15克，白芍20克，麻黄5～10克，黄芪15克，细辛3～6克，白术15克，白芥子10克，薏苡仁30克，川牛膝10克，炮穿山甲10克，当归10克，三七10克，甘草6克。

【制用方法】 每日1剂，以蜂蜜1勺加水先煎川乌约1小时，然后将他药加入同煎30分钟，滤汁后，再加水煎第2次，将2次汁液混合后分3次温服。药渣复以水煎第3次，取汁趁热外敷患处30分钟。

【临证方解】 方中川乌、细辛温经散寒，除湿止痛；麻黄辛温宣散，使寒湿从表而去；白术配麻黄行表里之湿；黄芪益气固卫，助川乌、细辛温经止痛，并与白术共同制约辛温发散太过；薏苡仁健脾利湿；白芥子、川牛膝、炮穿山甲、当归、三七化痰通络，活血止痛；甘草调和诸药，并与白芍相伍酸甘化阴，既防温燥伤阴，又可缓急止痛。诸药共奏散寒除湿、活血通络之效。

湿热蕴结或瘀热阻滞

下肢小关节猝然红肿热痛，拒按，触之局部灼热，得凉则舒，伴发热口渴，心烦不安，溲黄，舌红，苔黄腻，脉滑数（湿热蕴结者）。或关节红肿刺痛，局部肿胀变形，屈伸不利，肌肤色紫暗，按之稍硬，病灶周围或有块瘰硬结，肌肤干燥，皮色暗黧，舌质紫暗或有瘀斑，苔薄黄，脉细涩或沉弦（瘀热阻滞者）。

痛风速效汤

【药物组成】 黄柏10克，苍术15克，薏苡仁30克，牛膝15克，土茯苓30克，萆薢15克，山慈菇15克，生地黄15克，赤芍15克，牡丹皮10克，秦艽10克，威灵仙15克，浙贝母15克，僵蚕15克，蒲公英30克。

【制用方法】 水煎服。

【临证方解】 方中土茯苓、山慈菇、黄柏、蒲公英、薏苡仁清热利湿解毒，土茯苓既能解毒，又能除湿通络，《本草纲目》谓其"祛风湿，利关节，治拘挛骨痛，恶疮痈肿"。萆薢、苍术、薏苡仁利湿化浊；生地黄、赤芍、牡丹皮、牛膝凉血活血；浙贝母、僵蚕化痰散结；秦艽、威灵仙祛风除湿止痛。现代药理学研究证实，山慈菇含秋水仙碱，对急性痛风发作控制良好。土茯苓、萆薢、黄柏、苍术、薏苡仁、威灵仙等能加快尿酸溶解与排泄。

六、慢性咽炎

慢性咽炎为咽部黏膜、黏膜下及淋巴组织的慢性炎症，中医学属"喉痹"范畴。主要表现为咽部不适、发干、发痒、灼热感、微痛、异物感、咯吐不出、吞咽不下，局部检查可见咽部微红，喉底有颗粒状增生，易复发。中医学认为，慢性咽炎常因外感、内伤或其他疾病引起，病情往往与情绪、饮酒、气候干燥、过食辛辣等因素有关，多属肾阴亏虚，津液不足，或痰热蕴积，肺阴受损。

风燥伤肺

咽干、咽痛、咽喉不舒，痰少，痰中带有血丝，舌苔薄白或薄黄、质红、干而少津，脉浮数或小数。

菊花饮

【药物组成】 金银花 10 克，杭菊花 10 克，薄荷 10 克，甘草 6 克，麦冬 8 克，木蝴蝶 3 克，胖大海 2～3 枚。

【制用方法】 将上述药物掺匀置放于保温茶杯或茶缸中，用沸水冲泡，然后将杯盖拧紧，待 20～30 分钟后频服或代茶饮，每日 1 剂，1 剂药可冲服 4～5 次，15 天为 1 个疗程，可连服 2～3 个疗程。

【临证方解】 金银花清热解毒、消痈散结，杭菊花清热解毒、疏散风热，薄荷利咽，麦冬养阴润肺，木蝴蝶润肺，胖大海清热解毒、润肺利咽，甘草润肺解毒、调和诸药。上药配伍具有清热解毒、滋阴润燥、利咽消肿功效。

痰瘀交阻

咽干痒不适，灼热微痛，异物感或阻塞感，声音嘶哑，甚则发音困难。常因咽部分泌物引起刺激性咳嗽，并可由受凉、感冒、疲劳等因素导致症状加重。

自拟清咽利喉汤

【药物组成】 玄参、麦冬、生地黄、桔梗各 15 克，牡丹皮、赤芍、蝉蜕、薄荷、陈皮各 12 克，甘草 6 克。

【制用方法】 水煎服。

【临证方解】 生地黄、玄参养阴清热、壮水制火，赤芍、牡丹皮凉血清热，以制少阳少阴之火，使不循经上炎，此数味治其下。麦冬、玄参滋阴润肺，生津润燥，复其受损之阴。薄荷、蝉蜕疏风散热，利咽止痒，开声音而治其上。赤芍、牡丹皮还能活血化瘀。陈皮、桔梗、甘草降气化痰止咳，利咽开音。总之，本方养阴润肺、清热利咽，重在治本；降气化痰、活血化瘀兼以治标。

阴虚火旺

咽部不适，微痛，发干，发痒，灼热感，异物感，常有"吭喀"的动作。

养阴利咽汤

【药物组成】 生地黄 10 克，玄参 10 克，麦冬 15 克，石斛 10 克，知母 10 克，山豆根 15 克，牛蒡子 10 克，桔梗 9 克，射干 10 克，玉蝴蝶 10 克，荆芥 10 克，甘草 6 克。

【制用方法】 水煎服。

【临证方解】 生地黄、玄参、麦冬、石斛滋阴润肺养胃，并清虚火，胃阴得养，津液充沛，肺津得以输布，则虚火自敛；山豆根、知母、牛蒡子清热解毒利咽，肃清体内余毒；桔梗开宣肺气，利胸膈咽喉；射干消痰开结利咽；荆芥是治咽良药，与大量清润药物相伍，则不嫌其温燥；甘草养胃气，培土生金，生阴水而降火邪，调和诸药，缓解药物的毒副作用。诸药合用，共奏养阴降火、消痰利咽之功效。

燥伤阴津，气滞血瘀

咽部不适，或疼，或痒，或干燥感、灼热感、烟熏感、异物感等；刺激性咳嗽，晨起用力咳出分泌物，甚或作呕；病程 2 个月以上，常因受凉、感冒、疲劳、多言等原因致症状加重。

自拟滋阴活血利咽汤

【药物组成】 麦冬、丹参各 15 克，玄参 14 克，川芎、赤芍、牛蒡子、桔梗、柴胡各 10 克，蝉蜕 9 克，枳壳 12 克，甘草 6 克。

【制用方法】 水煎服。

【临证方解】 麦冬、丹参为主药，滋阴活血，辅以玄参、赤芍、川芎增强养阴活血效力。复加牛蒡子、桔梗、蝉蜕利咽。加柴胡、枳壳行气以利血行。甘草调和诸药。共奏滋阴利咽、行气活血之效，可令阴足、血畅、咽利而收功。

各型慢性咽炎

咽部干燥、咽痒、异物不适感，检查常可见到咽部侧索肥厚及不典型的充血及咽后壁淋巴滤泡增生。

自拟金莲花汤

【药物组成】 金莲花6克，桔梗4克，甘草2克。

【制用方法】 泡水作茶饮，每日1剂，15天为1个疗程，可连续服用2～4个疗程。

【临证方解】 金莲花属地方草药，清热解毒之力甚强，常用于急性扁桃体炎或急性咽炎的治疗，在此基础上配伍桔梗甘草汤，以加强其利咽宣肺解毒之功，且甘草更可缓和金莲花苦寒之药力，以利于咽炎患者长期服用。

七、咳 嗽

咳嗽是肺系疾病的主要症状之一，多种肺部疾病均可导致咳嗽。中医学认为咳嗽病因可分为外感、内伤两大类。下面我们分别介绍这两种咳嗽的特效方。外感引起的咳嗽大多伴有发热、头痛、恶寒等，起病较急，病程较短；内伤所致咳嗽，一般无外感症状，起病慢，病程长，常伴有脏腑功能失调的表现。若外感咳嗽迁延失治，邪伤肺气，更易反复感邪，而致咳嗽屡作，转为内伤咳嗽。

外感咳嗽

1. 风寒咳嗽

早期咽痒作咳而咳嗽声重，气急，咳痰清稀呈泡沫状，或鼻塞流清涕，苔薄白，脉浮。

风寒咳嗽验方

【药物组成】 柴胡10克，葛根15克，桂枝15克，白芍10克，麻黄5克，苦杏仁8克，细辛3克，防风10克，陈皮8克，法半夏10克，茯苓10克，生姜3片，大枣3枚，甘草3克。

【制用方法】 水煎服。

【临证方解】 方中以麻黄、桂枝、杏仁、甘草解表散寒，加入葛根解肌生津之品，以防邪传阳明，加入柴胡枢转达邪，以杜绝邪陷三阴。三阳经药并用，则能鼓邪外出而不引邪入里。更配以二陈汤调和脾胃，以杜生痰之源。全方具有解表散寒、宣肺化痰之功，使在表风寒之邪得以解散，肺气亦得以宣通，方药对证，能获显著疗效。

散寒汤

【药物组成】 甘草6克，桔梗18克，半夏6克，射干6克。

【制用方法】 水煎服。

【临证方解】 此方之妙在桔梗升提于鼻，引去痰之药上行于肺，以散风寒之邪。半夏辛温而燥，以燥湿化痰、温化寒痰。射干清热解毒，祛痰利咽。配以甘草散寒解表，散邪则鼻塞顿除，痰亦随之而散。

麻杏石甘汤加味

【药物组成】 麻黄 10 克，杏仁 24 克，石膏 60 克，甘草 18 克，葶苈子 10 克，川贝母 15 克。

【制用方法】 石膏打碎先煎，余水煎服。

【临证方解】 方中麻黄宣肺泄热，但其性温，故配辛甘大寒的石膏，使宣肺而不助热，清肺不留邪；杏仁降肺气，助麻黄、石膏清肺平喘；甘草益气和中，调和于寒热宣降之中；加葶苈子泻肺平喘；川贝母清热化痰，润肺止咳。数药合用，共奏宣肺止咳之效。

2. 风热咳嗽

常见咳嗽，痰黄而稠，气粗，或咽痛，口渴，或流黄涕，苔薄黄，脉浮数。

自拟丹栀桑蝉汤

【药物组成】 牡丹皮 15 克，山栀子 15 克，桑叶 15 克，蝉蜕 15 克，射干 15 克，麻黄 8 克，荆芥 15 克，杏仁 15 克，前胡 15 克，紫菀 15 克，百部 15 克，甘草 9 克。

【制用方法】 水煎服。

【临证方解】 桑叶、牡丹皮、山栀子、蝉蜕、射干均具清肝、清肺热之功，桑叶、蝉蜕有疏解风热之用。蝉蜕解痉，于呛咳者甚为相宜。麻黄、荆芥宣肺疏表，麻黄发散肺经火郁，肺之宣发得畅，肝气随之亦舒，合杏仁、前胡、紫菀、百部共奏宣肺清肝、解表止咳之功，甘草调和诸药，故对风热剧咳治疗效果满意。

散邪止嗽丹

【药物组成】 柴胡 3 克，白芍 15 克，黄芩 3 克，石膏 3 克，桔梗 3 克，甘草 3 克，生地黄 15 克，麦冬 6 克，茯苓 9 克，半夏 3 克，陈皮 3 克。

【制用方法】 做丸服。

【临证方解】 柴胡疏邪解表，黄芩善清少阳相火，配合柴胡，一散一清，共解少阳之邪。半夏和胃降逆、燥湿化痰，佐以攻邪之用。白芍养血敛阴；桔梗辛开苦泄，宣开肺气，祛痰利气；陈皮宣降肺气，止咳消痰；生地黄、麦冬清热养阴；茯苓健脾补中；甘草调和诸药。

3. 燥邪伤肺咳嗽

常见干咳无痰或少痰，鼻咽干燥，舌红干少津，脉数。

宁肺汤

【药物组成】 麦冬 15 克，桔梗 18 克，甘草 6 克，天花粉 6 克，陈皮 3

国医特效方治百病（第2版）

克，玄参 15 克，百部 5 克。

【制用方法】 水煎服。

【临证方解】 麦冬养阴、清肺、润燥，玄参清热凉血、滋阴润燥，天花粉能清肺热而润肺燥，三者共奏清肺润燥之功。百部润肺止咳，桔梗辛开苦泄、宣开肺气、祛痰利气。配以陈皮、甘草燥湿和胃。诸药共奏祛风润肺止咳之功。

内伤咳嗽

1. 阴虚咳嗽

肺阴亏耗咳嗽，干咳无痰，或见咯血，舌红少苔，脉细数。

二冬二母汤加味

【药物组成】 麦冬 15 克，天冬 12 克，川贝母 8 克，知母 10 克，百合 12 克，黄芩 10 克，白芍 12 克，百部 10 克，桑白皮 12 克，玄参 10 克，五味子 3 克，甘草 6 克。

【制用方法】 水煎服。

【临证方解】 方中麦冬、天冬养阴润肺，加入知母滋阴润燥，白芍敛阴合营，玄参滋阴解毒，共奏养阴润肺之功；配以川贝母、百合和功专润肺止咳的百部清热化痰、养阴润肺止咳，加强麦冬、天冬润肺止咳之功；桑白皮性寒入肺经，能泻肺平喘；五味子性温而润，上能敛肺气，下能滋肾阴；黄芩善清肺火和上焦之实；甘草调味合中。综合全方，滋养肺肾，清热止咳，对于阴虚肺燥之咳嗽确有良效。

阿胶散

【药物组成】 阿胶 12 克，茯苓 15 克，马兜铃 3 克，薏苡仁 9 克，杏仁 9 克，炙甘草 6 克，糯米 9 克。

【制用方法】 阿胶烊化，其余药品水煎服。

【临证方解】 阿胶滋阴润燥，配以马兜铃清肺化痰、止咳平喘，杏仁味苦能降、止咳平喘，三者合用，以达滋阴止咳之效；茯苓健脾，薏苡仁健脾清热排脓，糯米清热润燥，甘草和中，使中气健运，则津液自能上输于肺，于是胃得其养，肺得其润。治疗久咳体虚是为良方。

珠玉二宝粥

【药物组成】 生山药 30 克，生薏苡仁 30 克，柿霜饼 15 克。

【制用方法】 先将山药、薏苡仁捣成粗渣，煮至烂熟，再将柿霜饼切碎，调入融化，随意服之。

【临证方解】 山药、薏苡仁皆为清补脾肺之药。然单用山药，久则失于黏腻，单用薏苡仁，久则失于淡渗，惟等份并用，乃可久服无弊。又用柿霜饼之凉可润肺、甘能归脾者，用以佐使。病人服之不但疗病，还可充饥，更适口。

护阴止嗽丹

【药物组成】 麦冬 15 克，紫菀 15 克，百部 15 克，天冬 9 克，熟地黄 15 克，桔梗 6 克，甘草 3 克，白芥子 6 克，玄参 9 克，沙参 9 克，陈皮 3 克，款冬花 3 克。

【制用方法】 水煎服。

【临证方解】 方中紫菀、百部止咳化痰；麦冬、天冬润肺养阴；熟地黄滋阴补肾；玄参滋阴凉血清虚火；桔梗、陈皮宣降肺气，止咳消痰；沙参、款冬花滋阴润肺止渴；白芥子温肺化痰；甘草调和诸药。诸药共奏养阴润肺止咳之效。

2. 脾肺肾虚之咳嗽

咳嗽声低伴脏腑病变之表现。肺虚可伴痰稀薄，自汗畏风；肾虚可伴动则咳甚，气不得续；脾虚可伴纳呆便溏，神疲乏力。

水晶桃

【药物组成】 核桃仁 100 克，柿霜饼 100 克。

【制用方法】 先将核桃仁蒸熟，再与柿霜饼同装入瓷器内蒸之，融化为一，凉冷随意服用。

【临证方解】 凡果核之仁，具有补益之性的，皆能补肾。核桃是果核中最大者，其仁既多脂，味更香美，为食中佳品，性善补肾。柿霜色白入肺，而甘凉润滑，其润也能滋肺燥。与核桃同用，肺肾同补，金水相生，虚劳必易壮实。且食之又甚适口，饥饿时可随时服用，故用来治疗小儿咳嗽尤佳。

脾肺双解饮

【药物组成】 人参 6 克，麦冬 18 克，茯苓 18 克，柴胡 6 克，神曲 3 克，车前子 6 克，甘草 6 克，薏苡仁 30 克。

【制用方法】 水煎服。

【临证方解】 人参、茯苓、甘草、薏苡仁补益肺气、益气补中，加入少许神曲健胃和中。麦冬养阴、清肺、润燥，柴胡清热解肌，车前子入肺经，能清肺化痰止咳。诸药共奏健脾益气、补肺止咳之功。

八、感 冒

感冒是感受风邪所致的最常见的外感疾病，临床表现为鼻塞、流涕、喷嚏、头痛、恶寒、发热、全身不适等特征。感冒是由六淫、时行病毒侵袭人体而致病。以风邪为主因，一般以风寒、风热两者多见，夏令暑湿之邪亦能杂感而病。

外感风邪

头痛身痛，咳嗽痰多，脉浮。

逐风散

【药物组成】 防风 6 克，荆芥 6 克，柴胡 6 克，甘草 6 克，黄芩 6 克，半夏 6 克。

【制用方法】 水煎服。

【临证方解】 荆芥、防风辛温散寒；柴胡解表退热，配以黄芩共解少阳之邪；半夏燥湿化痰；甘草调和诸药。诸药共用，共奏疏散外风、辛温解表之功。

外感风寒

1. 风寒感冒

恶寒重，发热轻，头痛，肢节酸痛，无汗，鼻塞声重，时流清涕，喉痒，咳嗽，舌苔薄白，脉浮紧。或高烧数日，头痛身痛，恶寒、发热俱见，且烦躁不安，脉浮紧数。

外感祛邪方

【药物组成】 柴胡 9 克，白芍 9 克，茯苓 9 克，甘草 9 克，当归 18 克，麻黄 9 克，桂枝 9 克，陈皮 6 克。

【制用方法】 水煎服。

【临证方解】 此方治伤寒初起者有神效。乘其尚未传经，可从补正之中，兼用祛邪之品，而热散之也。盖初起之邪，尚不敢与正气相敌，故一补正气，而邪气自消。及一传经，则正气循入于脏腑，不敢与邪相争，愈补而愈不敢出也，故一传经，则万万不可用补药。今乘其初起之时，可用补剂加之祛邪之品，用桂枝以散热，用麻黄以祛寒，寒热相攻，邪难内入，而又有正气之健助，所以一剂而尽愈也。先治之法，二方最妙，幸留意而善用之也。

大青龙汤

【药物组成】 麻黄 18 克，桂枝 6 克，炙甘草 6 克，杏仁 10 克，生姜 10 克，大枣 10 个，生石膏 15 克。

【制用方法】 大枣擘；生石膏打碎先煎；水煎服。

【临证方解】 麻黄发汗解表、宣肺平喘为君药；桂枝温经散寒、透营达卫，加强发汗解表而散风寒；配以杏仁降肺气、散风寒；炙甘草调和诸药，并缓和麻桂相和的峻烈之气。石膏清热除烦为佐，生姜、大枣既缓辛温峻散之力，又收甘寒生津之效，还可益气和中，调营卫助汗源，使汗出表解，寒热烦躁并除。

2. 太阳、少阴两感于寒之感冒

初起即身热恶寒，头痛体痛，沉迷嗜卧（即少阴病但欲寐之病情也），兼见渴喜热饮不多，脉沉细而兼紧象。舌苔白滑，质夹青紫。

麻辛附子汤

【药物组成】 黑附片 10 克，麻黄 10 克，北细辛 6 克，桂枝 13 克。

【制用方法】 黑附片先煎 0.5～1 小时，至口尝无麻辣感；麻黄先煮沸去沫；加入他药水煎服。

【临证方解】 麻黄发汗解表、宣肺平喘为君药；桂枝温经散寒、透营达卫，加强发汗解表而散风寒；麻黄、附子配细辛，助阳发汗，使表里之邪速解。

虚人感冒

1. 阳虚表寒的感冒

反复感冒。每次发病时，除鼻塞喷嚏外，并见头痛，项脊强，恶寒发热，无汗，疲乏无力，指趾厥冷。舌苔薄白，脉沉细无力。

再造散加减

【药物组成】 黄芪 10 克，党参 10 克，桂枝 10 克，附子 10 克，细辛 1 克，甘草 3 克，生姜 3 克，防风 2 克，川芎 6 克，羌活 2 克，白芍 10 克。

【制用方法】 附子先煎 0.5～1 小时，至口尝无麻辣感，再煎服他药。

【临证方解】 方中黄芪、党参为君药，补元气，固肌表，既助药势以鼓邪外出，又可预防阳随汗脱。更用熟附子、桂枝、细辛助阳散寒以解表邪，是为臣药。羌活、川芎、防风为佐药，加强解表散寒之功。白芍凉血，甘草甘缓，生姜温胃。如此配伍，扶正不留邪，发汗不伤正。

2. 虚人外感风寒

恶寒较甚，发热、无汗，身楚倦怠，咳嗽，咳痰无力，舌苔淡白，脉浮无力。

补正散

【药物组成】 人参 12 克，黄芪 12 克，柴胡 9 克，半夏 6 克，甘草 6 克，当归 12 克，陈皮 6 克，白术 12 克，神曲 3 克，黄芩 3 克，山楂 3 克。

【制用方法】 水煎服。

【临证方解】 正气虚，中邪气风寒，不可先攻其邪。盖邪之所凑，其气必虚，邪之敢入于正气之中者，是人之正气先虚也。不急补正气，则邪何所畏而肯速去哉。故先补其正，而后可以散邪。此方妙在用参、归、芪、术以扶正气，加柴胡、半夏以祛邪，加陈皮、山楂、神曲以消食，加甘草以和中，不治邪而邪自退。

国医特效方治百病（第 2 版）

九、发热

发热常见于各种疾病的发展过程，是病人急于就诊的主要症状，也是许多病变主要矛盾的反应。发热的消退，往往表示病变的基本控制，所以解除发热，是治愈疾病的重要环节。发热可由外感和内伤引起。

外感发热

1. 湿温（发烧待查）

恶寒发热，午后热重，汗出热不解，头晕而沉，口渴不欲饮，胸闷纳呆，周身疲乏倦怠。

经验方

【药物组成】 佩兰叶 10 克，藿香 10 克，杏仁 10 克，淡豆豉 10 克，半夏 10 克，黄芩 10 克，木香 6 克，马尾连 10 克，前胡 6 克，大腹皮 10 克，炒麦芽 10 克，栀子 6 克。

【制用方法】 佩兰叶、藿香后下；水煎服。

【临证方解】 方中藿香、佩兰叶、前胡、杏仁芳香化湿，宣通肺气，以肺主气，气化则湿亦化，湿化则热易清；栀子、淡豆豉宣郁热，湿热郁久则为陈腐之气，两者合用，最善发越陈腐，故有宣阳解郁之功；半夏、黄芩、马尾连辛开苦降，清热燥湿，开泄中焦之湿热积滞；木香、大腹皮、麦芽理气滞，行水道，助消化，以利三焦。三焦者，水谷之道路，气之所终始，决渎之官，水道出焉。三焦畅则上下分消，邪气自去。药后得二便通，是三焦通畅之征，故周身汗出而热退。

2. 温病发热

冬天感受风寒，周身恶寒无汗，胸间烦躁。脉洪滑异常，两寸皆浮，右寸尤甚。

寒解汤

【药物组成】 生石膏 30 克，知母 20 克，连翘 5 克，蝉蜕 5 克。

【制用方法】 生石膏捣碎先煎，与余药水煎服。

【临证方解】 方中重用石膏、知母以清胃府之热，而少用连翘、蝉蜕，引胃中化而欲散之热。乃调节阴阳，听其自汗，非强发其汗也。

3. 外感暑湿发热

头晕闷重，微恶风寒，身热无汗，脘闷欲呕，苔薄白质红，脉濡。

暑湿茶方

【药物组成】 藿香 3 克，紫苏叶 3 张、黄连 1 克，菊花 3 克，薄荷 2 克，六一散 10 克。

【制用方法】 用开水加盖泡服。

【临证方解】 盛夏突然由室外进入室内，汗冷身凉，暑邪闭郁，法当宣泄暑邪，故用暑湿茶疗效显著。

内伤发热

1. 经期发热（周期性发热）

每月经行前 1～2 天，自觉发冷发热，胸胁中脘胀闷不舒，食欲不佳，心烦急躁，夜寐梦多，大便不畅，下肢轻度浮肿，舌红且暗，苔白腻，脉弦滑细数。

经验方

【药物组成】 柴胡 6 克，黄芩 6 克，川楝子 6 克，丹参 10 克，赤芍 10 克，生地榆 10 克，茜草 10 克，炒山栀子 6 克，牡丹皮 10 克，防风 6 克，荆芥炭 10 克。

【制用方法】 水煎服。

【临证方解】 柴胡配以黄芩疏散退热，川楝子清肝火、泄郁热，丹参、赤芍活血凉血，地榆、茜草凉血泄热，山栀子、牡丹皮清热凉血，防风、荆芥炭发表散风。

2. 虚劳发热

心中发热，食后即吐，虚劳咳嗽，形体瘦弱，脉数，按之即无。

醴泉饮

【药物组成】 生山药 25 克，生地黄 15 克，人参 12 克，玄参 12 克，生赭石 12 克，牛蒡子 9 克，天冬 12 克，甘草 6 克。

【制用方法】 生赭石轧细与其余药共同水煎服。

【临证方解】 甘草引药归脾。山药、生地黄滋脏腑之阴。人参补助气分，与玄参、天冬之凉润者并用，又能补助阴分。以上诸药恐其升补之性，故佐以赭石，使人参补益之力下行直至涌泉，而上焦之逆气浮火，皆随之顺流而下；加上牛蒡子引药下行，更使下焦真元之气，得人参之峻补而顿旺，自能吸引上焦之逆气浮火下行。

3. 肝肺郁热，复感风热之邪

发热月余，初为低热，近复高热，少汗，咳嗽，吐白泡沫痰，心悸，脉弦数，苔薄黄，少津。

国医特效方治百病（第2版）

加味小柴胡汤

【药物组成】 柴胡 10 克，青蒿 15 克，黄芩 10 克，连翘 15 克，鱼腥草 30 克，桔梗 10 克，紫苏梗 6 克，半夏 10 克，川贝母 8 克，太子参 15 克，麦冬 20 克，甘草 5 克。

【制用方法】 水煎服。

【临证方解】 方中柴胡、青蒿、黄芩、连翘、鱼腥草清肝肺之热，桔梗、紫苏梗、半夏、川贝母宣肺化痰，太子参、麦冬、甘草益气养阴扶正，热清痰化正复而病自愈。

4. 气虚型癌性发热

发热，不恶寒，咳白黏痰，量多易咳，口淡口干，声嘶，胸闷，左肩背痛，呕吐胃内容物，腹胀，纳差，大便干，睡眠差。舌红少苔，脉细。

加味补中益气汤

【药物组成】 太子参 30 克，麦冬 15 克，炒白术 15 克，云茯苓 20 克，陈皮 6 克，甘草 5 克，葛根 15 克，升麻 10 克，柴胡 15 克，生地黄 20 克，白芍 15 克，黄芪 20 克。

【制用方法】 水煎服。

【临证方解】 黄芪益气，太子参、白术、甘草、茯苓健脾益气，共收补中益气之功。配以陈皮理气。升麻、柴胡升举下陷清阳。麦冬、葛根、生地黄益胃生津，白芍柔肝养血。全方补气健脾以治气虚。

5. 湿热蕴结型癌性发热

午后发热，汗出黏腻，微恶寒，倦怠乏力，腹胀，纳差，身目稍黄，小便黄，大便黏滞不爽，舌淡红，苔黄腻，脉滑。

甘露消毒饮加减

【药物组成】 滑石 20 克，黄芩 10 克，绵茵陈 20 克，石菖蒲 10 克，通草 10 克，藿香 10 克，白豆蔻 10 克，茯苓 10 克，薏苡仁 15 克。

【制用方法】 水煎服。

【临证方解】 滑石清利湿热而解毒；茵陈清热利湿；黄芩清热解毒而燥湿；以石菖蒲、白豆蔻、藿香芳香化浊；茯苓、薏苡仁健脾利湿；通草清热利湿。诸药配伍，重在清解渗利，兼芳香行气，湿热并重者最为相宜。

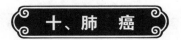

十、肺　癌

肺癌是最常见的恶性肿瘤之一，肺癌属中医学肺积、咳嗽、发热、胸痛等范畴，多由正虚、邪热、痰浊、瘀血所致。

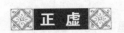 **正 虚**

1. 阴虚内热型

咳嗽无痰或少痰或痰中带血，气急，口渴，心烦，失眠，潮热，盗汗，舌质红或绛，少苔或光剥无苔，脉细数。

百合固金汤加减

【药物组成】 百合 10 克，生地黄 10 克，熟地黄 10 克，玄参 12 克，麦冬 15 克，当归 15 克，白芍 10 克，沙参 15 克，杏仁 10 克，桑白皮 20 克，瓜蒌壳 20 克，黄芩 15 克，重楼 10 克，臭牡丹 30 克，白花蛇舌草 30 克，甘草 5 克。

【制用方法】 水煎服。

【临证方解】 方中二地滋阴补肾，生地黄又能凉血止血；麦冬、百合、沙参润肺养阴，且能化痰止咳；玄参滋阴凉血、清虚火；当归养血润燥；白芍养血益阴；杏仁降肺气而止咳化痰；桑白皮泻肺平喘；瓜蒌壳清热化痰，理气宽胸；黄芩泻实火，除湿热；重楼清热解毒，平喘止咳；臭牡丹活血解毒；白花蛇舌草清热，利湿，解毒；甘草调和诸药。

2. 气阴两虚型

咳嗽少痰或痰中带血，气短，神疲乏力，自汗或盗汗，口干不多饮，面白无华，舌质淡红，苔薄，脉细弱。

生脉散合沙参麦冬汤加减

【药物组成】 白参 10 克，黄芪 20 克，麦冬 15 克，五味子 5 克，北沙参 15 克，天冬 15 克，杏仁 10 克，百部 15 克，瓜蒌 20 克，桑白皮 20 克，重楼 30 克，白花蛇舌草 30 克，半枝莲 30 克，甘草 5 克。

【制用方法】 白参蒸兑；水煎服。

【临证方解】 黄芪益气固表；白参、甘草益气和中；麦冬、沙参、天冬清肺润燥；杏仁降肺气而止咳；桑白皮泻肺平喘；瓜蒌清热化痰，理气宽胸；重楼、百部、半枝莲清热解毒，平喘止咳；白花蛇舌草清热利湿解毒；甘草兼调和诸药。

3. 肾阳亏虚型

咳嗽气急，动则喘促，耳鸣目眩，腰酸膝软，形瘦神惫，面青肢冷，舌质淡红，苔薄白，脉沉细。

金匮肾气丸加减

【药物组成】 熟地黄 12 克，山茱萸 15 克，肉桂 6 克，山药 20 克，北沙参 15 克，胡桃肉 15 克，五味子 6 克，牛膝 15 克，肉苁蓉 15 克，补骨脂 15 克，陈皮 12 克，重楼 10 克，白花蛇舌草 20 克，甘草 5 克。

国医特效方治百病（第2版）

【制用方法】 水煎服。

【临证方解】 熟地黄滋补肾阴；山茱萸、山药滋补肝脾，辅助滋补肾中之阴；并以少量肉桂温补肾中之阳；北沙参养阴清肺，祛痰止咳；胡桃肉补肾温肺定喘；五味子敛肺，滋肾；牛膝引药下行；肉苁蓉、补骨脂补肾助阳；陈皮理气；重楼清热解毒，平喘止咳；白花蛇舌草清热利湿解毒；甘草甘温调中。

4. 元气衰竭，痰浊塞肺，蒙蔽神窍，肺肾亏虚，水瘀内停阻络

肺癌神志恍惚，烦躁不安，面部晦暗，唇甲紫绀，形体消瘦，咳喘不能平卧，伴心胸窒闷、胸部膨满，咳嗽气短，周身浮肿，双下肢肿甚，纳呆呕恶，厌食口臭，脘腹满闷，少尿，大便干燥，舌瘀暗，苔灰黑，脉微细。

经验方

【药物组成】 炙黄芪60克，西洋参、陈皮、木香、炒鸡内金、九香虫、丝瓜络、荜澄茄、当归各10克，紫苏梗15克，茯苓30克，冬虫夏草1克，车前子、薤白、泽泻各10克，焦神曲、丹参各15克，檀香7克，降香4克，姜皮为引。

【制用方法】 水煎服。冬虫夏草另炖。

【临证方解】 本方用西洋参、冬虫夏草、炙黄芪大补元气、补肾固肺，肾为气之根，肺为气之主，两者兼顾方能抓住根本；檀香、木香、紫苏梗、降香、九香虫芳香行气，使大补之元气畅行；陈皮、焦神曲、茯苓、炒鸡内金健脾益气、消食化积，脾胃为气血生化之源，脾胃健才能巩固后天之本，气血生化有源；薤白宽胸涤痰；泽泻、车前子泻肾中之浊邪；丝瓜络疏通经络；荜澄茄治下焦虚寒之水饮停滞；加少量当归活血化瘀排毒而不伤正。全方补中寓泻，扶正祛邪，两者兼顾，故取效甚佳。

邪热

肺癌晚期，无法手术，干咳不止，痰少，咳吐不利，痰色灰白或带血，精神疲惫，面黄消瘦，四肢乏力，头晕心悸，睡眠不实，伴有盗汗，纳食欠馨，嗳气方舒，口干苦思饮，大便稀薄，夜尿频数，腰酸膝软。舌质黯红、有瘀点瘀斑，苔黄白厚腻，脉弦大或弦细涩。

肺积消方

【药物组成】 炙款冬花、炙紫菀各60克；炙黄芪、枸杞子、三棱、莪术、白花蛇舌草、丹参、焦三仙各30克，沙参、麦冬、葶苈子（布包）、鸡内金各20克，生地黄、瓜蒌皮、川贝母各15克，丝瓜络10克，大枣4枚。

【制用方法】 水煎服。

【临证方解】 炙款冬花润肺下气、化痰止嗽，炙紫菀温肺下气、消痰止咳，黄芪补气升阳，枸杞子补肝肾、益精血，三棱、莪术破血行气、消积止

痛，白花蛇舌草清热利湿解毒，丹参活血祛瘀，焦三仙、鸡内金消食导滞、健运脾胃，沙参、麦冬养阴清肺、祛痰止咳，葶苈子下气行水，生地黄养阴生津，瓜蒌皮行气除胀满、化痰开痹、清肺止咳，川贝母润肺散结、止嗽化痰，丝瓜络清热化痰，大枣补脾和胃、益气生津。

痰浊

咳嗽痰多，胸闷气短，纳少腹胀，神疲乏力，大便溏薄，面色萎黄，舌质淡胖有齿印，苔白腻，脉濡缓或濡滑。

六君子汤加减

【药物组成】 党参15克，白术12克，茯苓12克，陈皮10克，法半夏10克，黄芪15克，淮山药20克，薏苡仁20克，扁豆10克，神曲15克，补骨脂15克，淫羊藿15克，臭牡丹30克，白花蛇舌草30克，甘草5克。

【制用方法】 水煎服。

【临证方解】 党参甘温大补元气，健脾养胃；白术苦温健脾燥湿；茯苓甘淡渗湿健脾；陈皮理气；法半夏燥湿化痰；黄芪补气升阳；山药补脾肺肾；薏苡仁、扁豆、神曲健脾利湿；补骨脂、淫羊藿补肾助阳；臭牡丹活血解毒；白花蛇舌草清热利湿解毒；甘草甘温调中。

血瘀

咳嗽不畅，血痰或咯血，气急，胸胁胀痛，痛有定处，失眠，唇暗，大便秘结，颈部及前胸臂青筋暴露，舌有瘀斑或瘀点，脉细涩或弦细。

桃红四物汤加减

【药物组成】 桃仁10克，红花10克，当归10克，赤芍10克，生地黄10克，郁金15克，丹参15克，三棱10克，莪术10克，枳实10克，露蜂房10克，瓜蒌30克，八月札20克，白花蛇舌草30克，石见穿30克，甘草5克。

【制用方法】 水煎服。

【临证方解】 当归补血、活血；生地黄滋阴补血；赤芍养血活血；桃仁、红花并入血分而逐瘀行血；郁金行气解郁，凉血破瘀；丹参活血祛瘀；三棱、莪术破血行气，消积止痛；枳实破气散痞，泻痰消积；露蜂房祛风攻毒；瓜蒌清热涤痰，宽胸散结；八月札疏肝理气散结，活血止痛；白花蛇舌草清热利湿解毒；石见穿化痰散结，化痰平喘；甘草调和诸药。

十一、肺结核

现代肺结核咯血患者大多已予正规抗痨治疗，其午后潮热、五心烦热等阴

国医特效方治百病（第2版）

虚火旺症状已不多见。而抗痨药物虽可较快抑制结核杆菌，但对已受损的肺组织、血管等并不能很快修复或钙化。故虽发热已退，痰菌阴转，仍有咯血现象。肺结核咯血属中医"血证"、"虚劳"范畴。本病属中医"肺痨"范畴，对于本病的辨证，临床总以肺阴亏损多见，如进一步演变发展，则表现为阴虚火旺，气阴耗伤，甚至阴阳两虚。

肺阴亏损

1. 痰热壅肺，气滞湿阻

每日寒热起伏，热起左胸憋闷，咳嗽阵作，痰黄量多，寐差，食欲不振，大便欠调，月经短促、量少。舌苔黄腻，左脉弦滑。

小柴胡汤合三仁汤加减

【药物组成】 柴胡 10 克，半夏 10 克，黄芩 10 克，桔梗 10 克，连翘 10 克，蒲公英 15 克，紫苏梗、紫苏子各 6 克，白芷 10 克，赤芍 10 克，白蒺藜 15 克，白蔻仁 6 克，枳壳 10 克，厚朴 15 克，百部 10 克，川贝母 8 克，生薏苡仁 20 克，牡丹皮 10 克。

【制用方法】 水煎服。

【临证方解】 选用小柴胡汤之柴胡、半夏、黄芩和解清热；以蒲公英、白芷、百部、川贝母解毒化痰；以紫苏子、紫苏梗、厚朴、枳壳开胸理气；以赤芍、牡丹皮凉血活血；以桔梗、白蔻仁、生薏苡仁宣上、畅中、利下，使邪有出路。

2. 肺阴亏虚，阴虚火旺

咳嗽，咳痰，咯血，消瘦，胸闷，气促，盗汗，潮热。

自拟养肺丸

【药物组成】 瓜蒌仁 300 克，白及 100 克，白果 100 克，桔梗 75 克，百合 100 克，淮山药 150 克，鸡内金 100 克，黄精 75 克，砂仁 50 克，田七 100 克。

【制用方法】 上药共研细末过筛，加蜂蜜适量，炼制成每丸重 7.5 克的蜜丸。每次服用 1～2 丸，每日 3 次。

【临证方解】 方中白果、白及收敛肺气、止咳定喘，主治肺虚咳喘；瓜蒌仁宽胸润肺化痰、利咽止咳，主治咳嗽多痰；百合、桔梗润肺止咳，主治劳嗽咳血；田七活血止血，能治咳血；黄精、淮山药、鸡内金、砂仁能补脾养肺、行气调中，也能治肺虚咳嗽，提高消化功能。以上诸药合用能补中益气，健脾祛痰，滋阴润肺，止咳化痰，利肺止血，抗痨消炎。

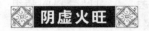

1. 阴虚火旺

咳嗽、咳痰、咯血、低热等结核病症状，舌质红绛而干，苔薄黄或剥，脉细数。

抗痨保肺丸

【药物组成】 土鳖虫、紫河车各 120 克，百部 180 克，制何首乌、白及各 450 克（前 5 味共碾粉末），生地榆、葎草、黄精各 180 克。

【制用方法】 上药煎取浓汁，泛丸❶，烘干或晒干，每服 9 克，每日 2～3 次。

【临证方解】 土鳖虫活血散瘀，能穿透厚壁空洞，推陈致新；配合白及补肺泄热，敛肺止血，逐瘀生新，消肿生肌；何首乌制用能滋补肝肾，李时珍谓其"功在地黄、天冬之上"；紫河车大补气血，《本草经疏》谓其"乃补阴阳两虚之药，有返本还元之功"，性虽温而不燥，有疗诸虚百损之功能；百部杀虫而不耗气血，有益于人，《滇南本草》谓其能"润肺，治肺热咳嗽，消痰定喘，止虚痨咳嗽，杀虫"，现代药理证明其能抗多种病菌且抑制结核杆菌；生地榆清热凉血，护胃抗痨，收敛止血。

2. 肺结核顽固性咯血

呛咳气急，痰少质黏，时时咯血，午后潮热，骨蒸，五心烦热，颧红盗汗，舌质红，苔薄黄，脉细数。

如遇患者咯血势急量大，仍须中西医结合急救处理。

泻火止血汤

【药物组成】 黄芩、知母、牡丹皮、沙参、麦冬各 12 克，牛膝、百部各 10 克，白及 10 克，仙鹤草、百合各 20 克，阿胶 15 克，甘草 6 克。

【制用方法】 水煎服。

【临证方解】 黄芩、知母、牡丹皮泻阴火，白及、阿胶、仙鹤草止血生肌，百合、沙参、麦冬滋阴降火，牛膝引血下行，甘草益气养阴、调和诸药。全方有泻火止血、扶正生肌之功，标本兼治，临床收效较快。

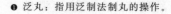 十二、喘 证

喘证是以呼吸困难，甚至张口抬肩，鼻翼煽动，不能平卧为特征。喘证成

---

❶ 泛丸：指用泛制法制丸的操作。

因不外外感及内伤，辨证分实喘及虚喘。

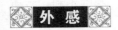

外 感

1. 外感风寒之喘

喘咳气急，胸部闷胀，痰多稀薄色白，兼有头痛，恶寒，或伴发热，口不渴，无汗，苔薄白而滑，脉浮紧。

灭邪汤

【药物组成】 柴胡9克，麦冬18克，茯苓18克，当归9克，黄芩9克，射干6克，桔梗12克，甘草9克，半夏9克。

【制用方法】 水煎服。

【临证方解】 柴胡、射干、桔梗以舒发肺金之气，用半夏以祛痰，用黄芩以去火。盖外感寒邪，则内必变为热证，今用黄芩以清解之。然徒用黄芩虽能清火，转足以抑遏其火气。妙在用桔梗、射干、柴胡一派辛散之品，转足以消火灭邪。

2. 肺气壅盛之喘

喘咳气急，胸部胀闷，痰多，伴形寒身热，苔黄，脉浮数。

寄生葶苈散

【药物组成】 桑白皮18克，瓜蒌仁12克，桔梗12克，葶苈子25克，薏苡仁15克，生甘草10克，升麻12克，葛根18克，生姜3片。

【制用方法】 水煎服。

【临证方解】 法当疏泄肺邪。本方用桑白皮泄肺邪，瓜蒌仁、桔梗润肺利气，葶苈子、薏苡仁保肺定喘，甘草、升麻泻火清热，葛根、生姜发散表邪。

内 伤

1. 阴阳两虚、肾虚不摄之喘

喘促日久，动则喘甚，呼多吸少，气不得续，舌苔淡白，脉微细或沉弱。

参赭正气汤

【药物组成】 野台参12克，生赭石25克，生芡实15克，生山药15克，山茱萸18克，生龙骨18克，生牡蛎18克，生杭白芍12克，紫苏子6克。

【制用方法】 水煎服。

【临证方解】 生赭石能镇胃气上逆，开胸膈、坠痰涎、止呕吐、通燥结；野台参大补元气，补肺益气；芡实、山茱萸、山药补肾治本；龙骨、牡蛎补虚收涩；白芍养血敛阴；紫苏子止咳平喘。诸药配合，使逆气得平，肾之阴阳得以双补。

2. 阴虚不纳气之喘

喘促短气，气怯声低，喉有鼾声，呛咳痰少，烦热口干，咽喉不利，舌质红苔剥，脉细数。

薯蓣纳气汤

【药物组成】　生山药 30 克，熟地黄 15 克，山萸萸 15 克，柿霜饼 12 克，生杭白芍 12 克，牛蒡子 6 克，紫苏子 6 克，甘草 6 克，生龙骨 15 克。

【制用方法】　柿霜饼冲服。山萸萸去核，牛蒡子、紫苏子炒捣，甘草蜜制，生龙骨捣细，与余药同煎服。

【临证方解】　方中熟地黄、山药补肾，山萸萸、龙骨补肝以敛肾，杭白芍、甘草干酸化阴，合之柿霜饼之凉润多液，均为养阴之妙品；紫苏子、牛蒡子又能清痰降逆，使逆气转而下行，即能引药下行。方名薯蓣纳气汤，因山药补肾兼能补肺，且有收敛之力，其治喘之功最佳也。

3. 虚劳喘逆

喘逆甚剧，脉数。

滋培汤

【药物组成】　生山药 30 克，白术 9 克，广陈皮 6 克，牛蒡子 6 克，生杭白芍 9 克，玄参 9 克，生赭石 9 克，炙甘草 6 克。

【制用方法】　白术炒，牛蒡子炒捣，生赭石轧细，与余药同水煎服。

【临证方解】　方中赭石、陈皮、牛蒡子降胃气，皆能清痰涩利肺气，与山药、玄参并用，又为养肺止咳之要品。用甘草、白芍，有益于脾胃，兼能滋补阴分。

4. 湿热大盛之喘

身体肥胖，因饮酒及食肥甘厚味过度，遂病腹胀喘满，睡眠不佳，大小便涩滞，气口脉大于 2 倍人迎脉，关脉沉缓而有力。

平气散

【药物组成】　青皮 9 克，槟榔 9 克，大黄 5 克，陈皮 15 克，白牵牛子 20 克。

【制用方法】　加生姜水煎服，不拘时服用。

【临证方解】　肺苦气上逆，急食苦以泻之，该方用白牵牛子之苦寒，泻气分湿热，上攻喘满，故以为君。陈皮苦温，体轻浮，理肺气；青皮苦辛平，散肺中滞气，故以为臣。槟榔辛温，性沉重，下痰降气；大黄苦寒，荡涤满实，故以为使。

5. 肺气虚败之喘

喘促短气，气怯声低，喉有鼾声，咳声低弱，痰吐稀薄，自汗畏风，舌质淡红，脉软弱。

活人书五味子汤

【药物组成】 人参 18 克，五味子 5 克，麦冬 18 克，杏仁 18 克，生姜 5 片，大枣 3 枚。

【制用方法】 水煎服。

【临证方解】 法当滋补肺气为主。本方用五味子、人参、麦冬、杏仁等润肺益气，生姜和胃，大枣补中益肺。

十三、哮 证

哮证是一种发作性的痰鸣气喘疾患。发时喉中哮鸣有声，呼吸气促困难，甚则喘息不能平卧。辨证为邪实正虚。邪实当分寒痰、热痰的不同；正虚应审其阴阳之偏虚，区别脏腑之所属，了解肺、脾、肾主次。

热哮（过敏性哮喘）

胸闷，气急，喉间哮鸣音，咳嗽、咳痰，舌质红，苔薄黄，脉数或舌质淡，苔白滑，脉浮紧。

益气脱敏汤

【药物组成】 黄芪 30 克，蝉蜕 10 克，杏仁 10 克，桔梗 10 克，前胡 10 克，浙贝母 10 克，丹参 10 克，生甘草 15 克（寒哮者加姜半夏、白芥子各 10 克；热哮者加姜竹茹 10 克，鱼腥草 30 克）。

【制用方法】 水煎服。

【临证方解】 方中以蝉蜕、黄芪、生甘草抗过敏，杏仁、桔梗、前胡、浙贝母宣肺、止咳、平喘。热哮加鱼腥草、姜竹茹清热化痰；冷哮加姜半夏、白芥子化痰降气。上药合用，相得益彰，共奏良效。

脾 虚

喘促咳嗽，胸闷憋气，喉中痰声鸣响似水鸡声，痰白，量中等，纳差，苔白，脉弦滑。

止哮汤

【药物组成】 紫苏子 10 克，葶苈子 12 克，半夏 9 克，炒莱菔子 15 克，炙麻黄 8 克，苦杏仁 10 克，地龙 20 克，厚朴 10 克，瓜蒌仁 15 克，白前 12 克，前胡 12 克，桑白皮 12 克。

【制用方法】 水煎服。

【临证方解】 方中紫苏子、半夏、白前、前胡、莱菔子降肺气祛痰；炙麻黄、苦杏仁、地龙、厚朴宣肺止咳平喘；桑白皮、葶苈子泻肺平喘；瓜蒌仁润肠通便，使腑气通而肺气降，快速达到平喘目的。诸药合用，使肺气降，痰邪消，腑气通，故咳喘自除。

十四、鼻 炎

阵发性鼻痒，打喷嚏，浆液性鼻涕增多，鼻塞，常年性每年发病日数占1/2以上，一日内发病时间超过 1 小时，每次喷嚏 5 个以上，发病季节与致敏花粉传粉期一致。发病期鼻黏膜多呈苍白水肿，鼻分泌物增多等。中医理论认为：本病是由于肺气虚，腠理疏松，卫表不固，风寒之邪乘虚而入，寒邪凝滞，津液内停，水气为患。脾主运化，为后天水谷精微生化之源，肺气的盛衰取决于脾气的强弱。治疗原则是健脾益肺，疏风散寒，通利鼻窍。

肺气虚弱，卫气不固，加之风邪外袭之过敏性鼻炎

常年性发病，具有打喷嚏（每次连续 3 个以上）、流清涕和鼻黏膜肿胀三个主症。

加味苍耳子散

【药物组成】 炒苍耳子 30 克，白芷 10 克，辛夷 10 克，薄荷 10 克，黄芩 10 克，菊花 10 克，藿香 10 克，黄芪 10 克，防风 10 克，白术 10 克，地龙 10 克。

【制用方法】 水煎服。

【临证方解】 炒苍耳子、辛夷具有宣通鼻窍的作用；黄芪、白术益气固表，防风祛风散邪，三者合用补中兼疏，寓散于收相反相成，黄芪又有提高免疫功能的作用；白芷散阳明之风；薄荷辛香，祛风清利头目；黄芩清热泻肺火；地龙补益肺脾之气，且有抗过敏作用；藿香芳香行散，能化湿浊。上述诸药联合使用有疏风止痒、清热泻火、通利鼻窍的作用。

肺热壅郁，血滞痰阻，鼻窍不利之肥大性鼻炎

鼻鼾反复不愈，鼻阻，眠后鼾声如雷，并常致呼吸暂停；涕稠难擤，嗅觉减退，时有耳闭不适感。

七味消毒饮加味

【药物组成】 金银花 10 克，连翘 10 克，蒲公英 10 克，紫花地丁 10 克，野菊花 10 克，大青叶 10 克，苍耳子 15 克，辛夷 15 克，白芷 10 克，薄荷 10 克，三棱 6 克，莪术 6 克，桃仁 6 克，石菖蒲 10 克，制胆南星 10 克，藿香 10

克，桑叶 10 克，桑白皮 12 克，黄芩 12 克。

【制用方法】 水煎服。

【临证方解】 以五味消毒饮之金银花、蒲公英、紫花地丁、野菊花清热解毒，利咽止痛；大青叶加强原方清解血热之功；连翘清心热，泄心火；苍耳子散风止痛；辛夷功专入肺，解散风热；白芷、薄荷、桑叶祛风；三棱、莪术、桃仁破血活血；石菖蒲、制胆南星、藿香开窍豁痰，散风祛湿；桑白皮泻肺平喘；黄芩除湿热。诸药共奏清热化痰、活血消瘀之功。

各种急慢性过敏性鼻炎

急性过敏性鼻炎主要症状为全身不适、头痛、鼻塞、鼻痒、喷嚏、眼痒、目赤流泪、清涕性分泌物量多。慢性过敏性鼻炎主要症状为阵发性鼻塞、鼻痒、连续喷嚏、流清涕。

石膏甘草汤

【药物组成】 生石膏 30 克（先煎），甘草 6 克，牡丹皮 10 克，乌梅 10克，辛夷 10 克，苍耳子 10 克，柴胡 10 克，白芷 10 克，防风 10 克，细辛 3克。急性过敏性鼻炎加金银花 30 克；慢性过敏性鼻炎加薏苡仁 30 克。

【制用方法】 水煎服。

【临证方解】 生石膏、牡丹皮、乌梅、金银花清热解毒，抗过敏，消肿，并有收敛作用；辛夷、苍耳子、柴胡、白芷、防风、细辛祛风除湿止痒，通窍止痛消肿；甘草补益中气，调和诸药；薏苡仁利水渗湿，清肺排脓。诸药相伍，共奏清热祛风、解表通窍、抗过敏、除湿止痒、活血消肿止痛。

神通汤

【药物组成】 荆芥、防风各 15 克，羌活、苍耳子、石菖蒲、桔梗、川芎、白芷、升麻、黄芩、生甘草各 10 克，薄荷 5 克，辛夷 6 克。

【制用方法】 水煎服。

【临证方解】 方中荆芥、防风、羌活辛温升散，祛风寒之邪；苍耳子、辛夷散风寒，通鼻窍；石菖蒲芳香开窍；薄荷清利头目；川芎、白芷开窍止痛；桔梗利肺气，治鼻塞；升麻升散透邪；黄芩既可制诸药辛温燥烈之性，又可防升散太过之弊；甘草调和诸药。诸药合用，共奏祛邪通窍、升宣肺气之效。

慢性单纯性鼻炎

发作时主要症状为鼻分泌物多，间歇性、交替性鼻塞，少部分病人有嗅觉减退、头痛等症；检查见鼻黏膜充血，尤其是鼻中隔前部、鼻中隔结节和鼻甲前部黏膜充血明显。部分病人有下鼻甲肥大。

通窍鼻炎汤

【药物组成】 细辛 3 克，荆芥、辛夷、苍耳子、诃子肉、板蓝根、木蝴蝶、胖大海、桔梗、射干各 10 克，炙麻黄、甘草各 5 克。

【制用方法】 水煎服。

【临证方解】 方中细辛祛风解表散寒；荆芥祛风解表；麻黄宣利解表；桔梗开宣肺气，祛痰排脓；板蓝根清热解毒，凉血利咽；射干清热解毒，祛痰利咽；辛夷散风寒，通鼻窍；苍耳子通窍祛风止痛；诃子肉涩肠敛肺，下气利咽；木蝴蝶利咽开音；胖大海清宣肺气，清肠通便；甘草调和诸药。全方共奏通窍利咽、宣肺排涕之功效。

十五、中 风

中风又名卒中，是以卒然昏仆，不省人事，伴口眼㖞斜、半身不遂、言语不利，或不经昏仆而仅以口眼㖞斜、半身不遂、言语不利为主症的一种疾病。中风之病机归纳起来不外虚（阴虚、气虚）、火（肝火、心火）、风（肝风、外风）、痰（风痰、湿痰）、气（气逆）、血（血瘀）六端，其中以肝肾阴虚为其根本。

脉络空虚，风邪入中

肌肤不仁，手足麻木，突然口眼㖞斜，言语不利，口角流涎，甚则半身不遂，苔薄白，脉细数或浮数。

搜风汤

【药物组成】 防风 18 克，人参 12 克（不宜用高丽参），清半夏 9 克，生石膏 18 克，僵蚕 5 克，柿霜饼 15 克，麝香 1 克。

【制用方法】 人参另炖同服，柿霜饼冲服，麝香药汁送服，余药水煎服。

【临证方解】 人参大补元气，扶正以祛邪。石膏质重气轻性微寒，其重能深入脏腑，其轻能外达皮毛，其寒能祛脏腑之热，亦能解人参之热。僵蚕善引祛风药到达病所。半夏化痰降气，柿霜饼以润化痰涎，使痰涎自息。

气血亏虚

半身不遂，肢软无力，患侧手足浮肿，言语謇涩，口眼㖞斜，面色萎黄，苔薄白，舌淡紫，脉细涩无力。

气血两补丹

【药物组成】 人参 18 克，茯苓 18 克，薏苡仁 18 克，半夏 6 克，肉桂 6 克，陈皮 3 克。

【制用方法】 水煎服。

【临证方解】 方中人参大补元气、健脾养胃，茯苓、薏苡仁、半夏、陈皮健脾渗湿，肉桂补火助阳、引火归原。此方之妙补胃气，以生肺金之气，补命门以生脾土之阴。

八味顺气散

【药物组成】 人参 20 克，白术 15 克，白茯苓 10 克，炙甘草 5 克，白芷 10 克，乌药（台乌）15 克，青皮 6 克，陈皮 9 克。

【制用方法】 上药为末，每次用姜汤调服。

【临证方解】 人参、白术、茯苓、甘草以补中益气为本，白芷、乌药（台乌）、青皮、陈皮治风行气为标。

肝肾阴虚，风阳上扰

平素头晕头痛，耳鸣目眩，少寐多梦，突然发生口眼㖞斜，舌强语謇，或手足重滞，甚则半身不遂等，舌质红，脉弦细数。

十宝丹

【药物组成】 麦冬 30 克，熟地黄 30 克，山茱萸 20 克，白芥子 6 克，人参 15 克，石菖蒲 3 克，茯苓 15 克，五味子 5 克，牡丹皮 6 克。

【制用方法】 水煎服。

【临证方解】 麦冬养阴生津、润肺清心，熟地黄滋阴补血，山茱萸补肝肾、涩精气、固虚脱，白芥子温中散寒、通络止痛，石菖蒲开窍豁痰、理气活血、散风去湿，茯苓益脾和胃，五味子滋肾生津，牡丹皮清热和血消瘀。此方俱是纯阴之剂，加人参为佐使，则阴生于阳之中，而阳回于阴之内，两相须而两相成也。

风痰阻络

1. 风热痰涎壅盛

突然晕倒，不省人事，醒后半身不遂等，痰涎壅盛，苔白腻，脉沉滑缓。

小省风汤

【药物组成】 防风 12 克，黄芩 18 克，胆南星 12 克，半夏 6 克，生甘草 18 克，生姜 3 片。

【制用方法】 水煎服。

【临证方解】 防风以治风，黄芩以理热，胆南星、半夏以豁痰，生甘草泻火和药，生姜制胆南星、半夏之毒。

2. 风瘀痰邪扰乱清窍

阵发性左侧肢体麻木、左面部肌肉痉挛，日发作 10 余次，每次持续 5～10

分钟，伴头晕耳鸣，头胀痛，失眠多梦，舌质暗红，苔黄腻，脉弦细。

愈风通络汤

【药物组成】 天麻 12 克，钩藤 20 克，胆南星 10 克，降香 10 克，水蛭 8 克，蜈蚣 4.5 克，大黄 6 克，白芍 15 克，制何首乌 15 克。

【制用方法】 水煎服。

【临证方解】 方中天麻质地柔润，能养肝血、育肝阴、抑肝阳、平风木，并通经活络；钩藤平肝息风，清热化痰；二药相须，同为主药。水蛭、降香、蜈蚣活血通络，胆南星开宣化痰，大黄通腑降气，何首乌、白芍滋阴敛阳，共为佐使。全方共奏息风活血、化痰通络之效。

气虚血瘀

中风后面色㿠白，气短乏力，口角流涎，自汗出，心悸便溏，手足肿胀，舌质暗淡，舌苔薄或腻，有齿痕，脉沉细。

补阳还五汤加减

【药物组成】 生黄芪 30～120 克，当归 10 克，桂枝 10 克，赤芍 15 克，川芎 15 克，桃仁 12 克，红花 9 克，地龙 12 克，茯苓 9 克，白术 9 克。

【制用方法】 水煎服。

【临证方解】 方中根据患者气虚程度酌情调整生黄芪用量以大补元气，使气旺血行，瘀去络通，为君药；当归长于活血，兼能养血，因而有化瘀而不伤血之妙，为臣药；赤芍、川芎、桃仁、红花助当归活血祛瘀，为使药；地龙通经活络；本方在补阳还五汤原方基础上加用桂枝温经通脉，助阳化气；加用茯苓、白术健脾益气，以加强黄芪益气之功。

十六、老年痴呆

老年痴呆的基本病变多因年老之人操劳过度，体内各脏功能减退，尤以肾脏功能减退明显，故老年痴呆病的发生与肾关系密切。肾主骨生髓，上通于脑，脑为髓之海，肾虚则髓海空虚，脑失濡养而出现精神意识、思维方面的变化。表现为健忘，多疑，反应迟钝，定向障碍。初步认为该病可大致分为虚实两类：实证多表现为血瘀、痰盛；虚证多责之肝、脾、肾三脏。

脾肾两虚

记忆力减退，健忘寡言，头晕脑鸣，耳聋目花，神情委顿，善忘呆滞，寡言少语，夜寐不安，呆木不语，衣食不理，舌淡胖，有瘀斑，边有齿痕，苔薄

白腻，脉细涩。

回春饮

【药物组成】 生黄芪、葛根各 30 克，川芎、麦冬、何首乌、锁阳、石菖蒲各 15 克，制南星 6 克。

【制用方法】 水煎服。

【临证方解】 本方以生黄芪为主，能补益升提"脑气"、"髓气"、"肾气"，配以何首乌、锁阳以调补肾阴肾阳；麦冬、葛根以增强补阴生津之功，而且此二药尚有保护动脉、改善脑部血液供应、提高心脑之耐缺氧能力；佐以川芎、石菖蒲、制南星活血化瘀，祛痰化浊，醒脑提神。全方共奏益气补元、活血化痰、开窍醒神之功。

痰浊蒙窍

表情呆钝，智力衰退，或哭笑无常，喃喃自语，或终日无语，呆若木鸡，伴不思饮食，脘腹胀痛，痞满不适，口多涎沫，头重如裹，舌质淡，苔白腻，脉细滑。

智灵汤

【药物组成】 红参 8 克，何首乌 30 克，黄芪 30 克，生地黄 24 克，知母 15 克，山茱萸 12 克，枸杞子 24 克，胆南星 10 克，石菖蒲 10 克，川芎 15 克，水蛭 8 克，白术 15 克，制附子 6 克，天麻 10 克。

【制用方法】 水煎服。

【临证方解】 选用生地黄、知母、枸杞子、山茱萸滋补肝肾，填精益髓；何首乌、制附子壮元阳，振心阳，以达阳生阴长；红参大补元气，宁神益智，振奋全身脏腑机能；黄芪、白术健脾补气，促气血生化之源，扶后天之本；水蛭、川芎具有较强的活血化瘀、通利血脉之功；天麻、石菖蒲、胆南星息风化痰，醒神开窍。诸药配合，共奏填精益髓、益气活血、化瘀涤痰、健脑增智之功。

心肾两亏

头晕健忘，反应迟钝，四肢发麻，两手颤抖，夜寐多梦易醒，烦躁易怒，腰膝酸痛，口干咽燥，舌质红，脉弦细。

参智汤

【药物组成】 丹参 30 克，益智仁 15 克，何首乌 30 克，补骨脂 15 克，白芍 15 克，川芎 15 克，枳实 10 克，茯苓 15 克，钩藤 20 克。

【制用方法】 水煎服。

【临证方解】 方中丹参活血祛瘀，宁心安神；益智仁有温脾、暖肾、固气、涩精的功效，能益脾胃、理元气、补肾虚；何首乌滋肾强精，养肝益血；补骨脂温肾助阳；白芍养血柔肝，缓急止痛；川芎活血化瘀，祛风止痛；枳实宽中理气；茯苓益智安神，健脾利湿；钩藤平肝息风。综观全方有补益心肾、养血平肝、活血祛瘀等作用。

瘀血内阻

表情淡漠，情绪抑郁，反应迟钝，舌有瘀斑、苔白厚腻，脉细弱。

聪敏汤

【药物组成】 鹿角胶、灯盏花各 20 克，龟甲胶、杜仲、山茱萸、熟地黄、茯神各 15 克，水蛭 6 克，淡附片 9 克，肉苁蓉、海藻、胆南星、苏合香各 10 克，丹参、石菖蒲、党参、柴胡各 12 克。

【制用方法】 水煎服。

【临证方解】 以鹿角胶、杜仲、淡附片、肉苁蓉补肾中之阳；龟甲胶、山茱萸、熟地黄补肾中之阴；丹参、灯盏花、水蛭活血化瘀；海藻、胆南星软坚化痰；石菖蒲、苏合香醒脑开窍；柴胡舒肝，调畅全身气机；党参、茯神益气安神。全方共奏补肾益髓、化瘀除痰、益气开窍之功。

髓海不足

头晕耳鸣，记忆力和计算力明显减退，懒惰思卧，齿枯发焦，腰酸骨软，步行艰难，舌瘦色淡，苔薄白，脉沉细弱。

益智汤

【药物组成】 黄芪 30 克，葛根 15 克，党参 30 克，升麻 10 克，柴胡 15 克，生麦芽 15 克，白芍 15 克，炙甘草 12 克，远志 10 克，核桃仁 30 克。

【制用方法】 水煎服。

【临证方解】 党参、黄芪、炙甘草甘温补脾；葛根、升麻、柴胡鼓舞胃中清阳之气上行头目；生麦芽、白芍疏肝理气，敛阴平肝；远志开心利窍；核桃仁益肾健脑。如此中气得补，清阳上升，肝肾受益，脑有所养，则痴呆渐除。

十七、眩 晕

眩是眼花，晕是头晕，二者常同时并见，通称"眩晕"。轻者闭目即止；重者如坐舟床，旋转不定，不能站立，或伴有恶心、呕吐、汗出，甚则晕倒等症状。本病虚者多见，阴虚则易肝风内动，血少则脑失所养，精亏则髓海不足，均易导致眩晕。其次由于痰浊壅盛，或化火上蒙，亦可形成眩晕。临床常见分型有肝阳上亢、气（血）亏虚、肾精不足、痰浊（热）中阻等型。

肝阳上亢

头晕目眩，行走不稳，舌謇，说话吐字不清，夜难寐，下肢乏力，纳差，耳鸣，胸闷痰多，神情疲乏，面色暗红，舌暗苔黄腻，脉弦滑。

天麻钩藤饮合温胆汤

【药物组成】　天麻15克，钩藤20克，法半夏15克，陈皮10克，茯苓15克，枳实15克，竹茹12克，党参15克，石菖蒲5克，炒酸枣仁20克，荷叶顶5个，葛根30克，甘草10克。

【制用方法】　水煎服。

【临证方解】　方中天麻、钩藤平肝息风；法半夏降逆和胃，燥湿化痰；竹茹清热化痰，止呕除烦；枳实、陈皮行气消痰，使痰随气下；配以茯苓健脾渗湿；党参补益元气；石菖蒲开窍豁痰，理气祛湿；炒酸枣仁宁心安神；荷叶顶清心除烦；葛根除烦止渴；甘草调和诸药。

熄风活血汤

【药物组成】　羚羊角粉0.06克，钩藤9克，石决明15克，珍珠母30克，当归9克，赤芍9克，川芎5克，三七片5克，藿香9克，浙贝母9克，胆南星2克，姜半夏5克，黄连2克，吴茱萸1克，陈皮5克，佛手9克。

【制用方法】　水煎服。羚羊角粉冲服；石决明、珍珠母先煎；藿香后下。

【临证方解】　本方宗急则治其标之旨，以息风平肝药为首，佐以化痰通瘀，标本兼治。方中羚羊角粉咸寒，入肝经，最善平肝息风；钩藤苦寒以清热平肝，石决明、珍珠母清热息风，四药相须为用，平肝息风之效峻猛。当归、赤芍、川芎取意于四物汤，以白芍改赤芍以加强活血之效，三七活血化瘀，藿香芳香化湿，浙贝母、半夏化痰止呕，胆南星清热化痰，黄连、吴茱萸源于左金丸，苦辛降逆以消吞酸呕吐。诸药合用，恰中病机，故能见效。

气（血）亏虚

眩晕动则加剧，劳累即发，唇甲不华，兼见肢体拘急、关节酸痛等症，舌质淡，苔薄白，脉细弱或浮细。

六合汤

【药物组成】　当归18克，熟地黄12克，川芎12克，白芍6克，秦艽3克，羌活6克。

【制用方法】　水煎服。

【临证方解】　本方用当归、川芎、地黄、白芍等补血以治本，佐秦艽、羌活祛风止眩以治标。上药共奏补中滋阴血之功。

痰浊（热）中阻

1. 气虚夹痰

眩晕头重如蒙，劳累即发，唇甲不华，胸闷恶心，苔白腻，脉濡滑。

加味六君子汤

【药物组成】 人参20克，白术10克，茯苓9克，炙甘草5克，大枣2枚，陈皮6克，生姜3片，半夏9克，荆芥穗9克。

【制用方法】 水煎服。如痰盛加竹沥1勺。

【临证方解】 本方用人参、白术、茯苓、甘草、大枣以补中气；陈皮、生姜、半夏以豁痰涎；佐以荆芥穗导引诸药至巅，清利头目以止眩晕。

2. 痰热

眩晕，头目胀痛，心烦口苦，渴不欲饮，苔黄腻，脉弦滑。

桔梗枳壳汤

【药物组成】 桔梗6克，枳壳9克，橘红9克，茯苓9克，天南星6克，半夏3克，黄芩18克，炙甘草5克。

【制用方法】 水煎服。

【临证方解】 本方用桔梗、枳壳、橘红、茯苓、天南星、半夏利气豁痰以治本；佐以黄芩清热，甘草泻火，二者治标。

3. 阳虚水饮上泛

头晕目眩，轻时眼花，头重脚轻感，重则如坐车船，走路不稳，兼有畏寒、肢厥、困倦乏力，胃纳欠佳，胸闷作恶，舌黯红，苔白腻，脉沉弦。

苓桂术甘汤合泽泻汤加减

【药物组成】 茯苓30克，桂枝10克，白术20克，甘草6克，泽泻10克，熟附子10克，干姜6克，党参15克，法半夏12克，蔓荆子10克，砂仁6克，川芎10克。

【制用方法】 水煎服。熟附子先煎；砂仁后下。

【临证方解】 方中熟附子、桂枝、干姜温阳散寒；用大剂量茯苓、白术、泽泻、党参以健脾行水；法半夏、砂仁健脾理气化痰；蔓荆子、川芎息风活血止眩；甘草调和诸药。此与仲景健脾温肾利水治眩相类。阳气温复，运化之力复职，则水湿之邪得以消除，诸症也随之消失。

4. 痰浊中阻兼肝风上扰

初起头晕目眩，继则如坐车船，恶心不适，不能左顾右盼，睁眼则感天旋地转，稍动则呕吐频作，心烦意乱，食欲不振，舌淡、舌体稍肿胀、苔白滑腻，脉弦。

国医特效方治百病（第2版）

止眩汤

【药物组成】 柴胡、白术、白芍、法半夏、竹茹各 10 克，陈皮 6 克，茯苓、枳实、黄芪各 15 克，桂枝 5 克，泽泻 10 克，生牡蛎 25 克，甘草 3 克。

【制用方法】 水煎服。生牡蛎布包。

【临证方解】 方中白芍养血柔肝、平肝潜阳，柴胡疏肝达郁，生牡蛎平肝潜阳息风，三药合用共奏柔肝息风之效；重用泽泻、茯苓利水除痰，白术、法半夏燥湿除痰，枳实、陈皮理气化痰，竹茹清热除痰，桂枝化气行水。以上诸药合用，共奏利水化痰定眩之效。黄芪补脾益气、升清降浊，甘草健脾和中，共奏健脾制水之效。久病入络，方中桂枝又可通经活络；眩晕常伴呕吐，方中法半夏、竹茹又均能止呕。诸药合用，具有柔肝息风、健脾化痰、止眩止呕之功。

十八、震颤麻痹

震颤麻痹属中医学"振掉"、"震颤"、"肝风"等范畴，现统一命名为颤证。本病病机属本虚标实，肝肾不足、气血两虚为本，气滞血瘀、风痰阻络为标。

风阳内动

症见头部及四肢震颤日久不愈，其幅度及程度均较重，筋脉拘急，动作笨拙，常兼见头晕目眩，耳鸣，失眠多梦，腰膝酸软，肢体麻木或呆傻健忘，舌体消瘦，舌质暗红，少苔，脉细数。

滋养熄风汤

【药物组成】 生地黄、熟地黄各 30 克，山茱萸 15 克，何首乌 15 克，当归 30～60 克，赤芍、白芍各 30 克，蜈蚣 2 条，珍珠母（先煎）30 克，生牡蛎（先煎）30 克，钩藤 15～30 克，僵蚕 15 克，黄芪 30～60 克，党参 30 克。

【制用方法】 水煎服。

【临证方解】 方中以生地黄、熟地黄、山茱萸、何首乌滋阴息风；当归、赤芍、白芍、蜈蚣养血通络；珍珠母、生牡蛎平肝潜阳；钩藤、僵蚕息风解痉；黄芪、党参扶正补气。诸药合用，共奏滋阴息风、养血通络之功。

髓海不足

四肢震颤，严重的整个肢体震颤，双上肢强直，典型"面具脸"，面容刻板，表情缺乏，双目凝视，说话缓慢，语言单调，步履不稳，形体瘦削，舌暗红，苔少，脉沉细。

经验方

【药物组成】 何首乌 20 克，女贞子 15 克，墨旱莲 15 克，桑椹子 15 克，杜仲 15 克，菟丝子 15 克，白蒺藜 10 克，僵蚕 10 克，蝉蜕 10 克，豨莶草 10 克，丹参 10 克，山茱萸 15 克，金银花藤 10 克，灵芝 30 克。

【制用方法】 水煎服。

【临证方解】 方中何首乌、杜仲、菟丝子、桑椹子、女贞子、墨旱莲、山茱萸补肝肾，益精血，强筋骨；蝉蜕、僵蚕、白蒺藜祛风定惊；豨莶草利筋骨，治疗肝肾风气，四肢麻痹；丹参、金银花藤活血通络；灵芝扶正固本。

气血亏虚

眩晕，心悸而烦，动则气短懒言，头摇肢颤，纳呆，乏力，畏寒肢冷，汗出，舌淡红，苔薄白，脉沉濡无力或沉细。

停颤汤

【药物组成】 黄芪 30 克，龟甲 15 克，白芍 10 克，当归 12 克，丹参 15 克，川芎 12 克，地龙 15 克，全蝎 6 克，珍珠母 20 克，白花蛇 15 克，僵蚕 10 克，秦艽 10 克，白蒺藜 10 克，甘草 5 克。

【制用方法】 水煎服。

【临证方解】 黄芪补气升阳；龟甲、珍珠母滋阴潜阳；白芍、当归补血；丹参、川芎补血行血，补而不腻；地龙、全蝎、白花蛇、僵蚕为血肉有情之品，息风止颤；秦艽祛风除湿，和血舒筋；白蒺藜平肝；甘草解毒和中，调和诸药。全方共奏补益气血之功。

阳亢风动

头晕目眩，头摇，肢麻震颤，手不能持物，甚至四肢不知痛痒，胸闷泛恶，舌体胖大，苔白腻或黄腻，脉沉滑或沉濡。

经验方

【药物组成】 羚羊角粉 3 克，钩藤 15 克，全蝎 3 克，蜈蚣 3 条，地龙 30 克，川芎 15 克，白芍 10 克，甘草 6 克。

【制用方法】 水煎服。

【临证方解】 羚羊角粉平肝息风；钩藤清热平肝息风；地龙、全蝎、蜈蚣为血肉有情之品，搜风活血通络；白芍、川芎补血活血；甘草和中解毒，调和诸药。

十九、面 瘫

面瘫，又称"口僻"、"口眼㖞斜"，系面神经的炎性病变，常因感冒、吹风受凉等引发。临床症状常见一侧面部麻木、表情障碍、额纹消失、眼裂增宽、口角歪向健侧等，部分患者有患侧耳后疼痛、味觉减退及听觉过敏。面瘫乃因络脉空虚，风寒、风热侵袭，客于面部，络虚经实，气血失和，面部筋肉弛缓不用而致。

风邪入中

每于晚间受风寒或受潮湿之后，次日晨起即发现面瘫，口眼㖞斜，患侧目不能瞬，或有头痛，苔薄白，脉浮。

逐风汤

【药物组成】 生黄芪 18 克，当归 12 克，羌活 6 克，独活 6 克，全蝎 6 克，全蜈蚣 2 条。

【制用方法】 水煎服。

【临证方解】 黄芪益胃固表，配以当归补血，羌活、独活散风祛湿，全蝎搜剔络中，蜈蚣搜风。全方共奏祛风通络之功。

肝胆湿热

忽然口角㖞斜，右眼及右耳根俱痛，右颊浮肿，舌红，苔黄腻，脉弦或弦滑。

经验方

【药物组成】 紫苏子 18 克，广橘红 18 克，瓜蒌根 18 克，贝母 25 克，天冬 18 克，麦冬 30 克，白芍 25 克，甘草 6 克，鲜沙参 18 克，天麻 6 克，甘菊花 18 克，连翘 12 克。

【制用方法】 水煎服，饭前服。

【临证方解】 紫苏子下气清痰，橘红消痰利气、宽中散结，瓜蒌根祛风止痛，贝母散结解毒，天冬、麦冬、沙参滋阴润燥，白芍养血柔肝、缓中止痛，天麻息风，菊花、连翘疏散风热、清热解毒，甘草调和诸药。

风痰阻络

口眼㖞斜，面肌麻木，形体肥胖，舌肥大，苔白滑或腻。

43

稀涎散

【药物组成】 猪牙皂 15 克，明矾 15 克。

【制用方法】 二味研为细末，分次温水送下。

【临证方解】 猪牙皂开窍、豁痰、解毒，佐明矾以加强开窍、豁痰之功。

风寒袭络

突然口眼㖞斜，眼睑闭合不全，伴恶风寒，发热，肢体拘紧，或有肌肉关节酸痛，舌质淡红，苔薄白，脉浮紧或浮缓。

荆防败毒散加减

【药物组成】 荆芥 10 克，防风 10 克，羌活 6 克，独活 6 克，白芷 10 克，桔梗 12 克，川芎 10 克，茯苓 15 克，柴胡 6 克，贯众 12 克，重楼 12 克，薏苡仁 15 克，炒苍术 10 克，炙甘草 6 克，白术 12 克。

【制用方法】 水煎服。

【临证方解】 方中荆芥、防风祛风解表，共为君药；川芎、羌活、独活、白芷祛风解表散寒为臣药；贯众、重楼清热解毒，亦为臣药；茯苓、薏苡仁、白术、炙甘草健脾和中，以顾护脾胃，使祛邪而不伤正，为佐药；炒苍术燥湿健脾，祛风散寒，既助茯苓、薏苡仁健脾，又助荆防祛风散寒，为佐助药；桔梗、柴胡载药上行，为使药。全方共奏祛风散寒解毒之效，并且祛邪亦不伤正，临床常获良效。

其 他

口眼㖞斜，头痛或身痛，关节不适，鼻塞，或有耳后痛，耳鸣重听。

正容膏

【药物组成】 蓖麻子 15 克，冰片 18 克。

【制用方法】 共捣成泥，敷于患处，左侧口眼㖞斜敷右侧，右侧口眼㖞斜敷左侧。

【临证方解】 蓖麻子消肿拔毒，冰片消肿止痛。

二十、癫 痫

癫痫是不同病因引起的一种慢性脑病疾患，临床以抽搐为主要特征。中医学认为痰阻气道，气血郁滞为其主要病因。由于痰在膈间，阻塞脾之大络，痰邪上逆，阻塞窍道，绝其脏腑气机升降之道路，阴阳不相顺接，清阳蔽蒙所致。

风痰上逆

发作前如羊叫，旋即仆倒，昏不知人，口吐白沫，四肢抽搐，舌淡红，苔白腻，脉细滑而数。

定痫清脑汤

【药物组成】 茯苓 15 克，白术 10 克，半夏、橘红、远志各 12 克，石菖蒲 15 克，全蝎 6 克，蜈蚣 3 条，磁石 15 克，胆南星 6 克，郁金 12 克，僵蚕 10 克，天竺黄 6 克，珍珠母 30 克，炒酸枣仁 20 克，栀子、甘草各 10 克。

【制用方法】 水煎服。

【临证方解】 方中半夏、胆南星、天竺黄、橘红、远志、石菖蒲、郁金祛痰化浊，醒脑开窍；全蝎、蜈蚣、僵蚕化痰通络息风；珍珠母、酸枣仁、磁石重镇潜阳解痉；栀子清热除烦；茯苓、白术健脾益气，绝生痰之源。

痰浊阻滞

1. 痰浊阻滞

发作时昏仆抽搐吐涎，平日情绪急躁，心烦失眠，咳痰不爽，口苦而干，便秘，舌红苔黄腻，脉弦滑数。

宁痫汤

【药物组成】 僵蚕 15 克，蝉蜕 10 克，姜黄 10 克，竹茹 10 克，半夏 10 克，三七叶 10 克，大黄 6 克。

【制用方法】 水煎服。

【临证方解】 方中僵蚕气味俱薄，可散逆浊结滞之痰；蝉蜕质轻气寒，能祛风胜湿散热；姜黄苦平，利血中之气而散郁；大黄苦寒，荡涤瘀浊，推陈出新；竹茹、半夏相配，清利痰浊而调畅气机；三七叶行血以增和血调气之功。全方配伍注重升降并施，内外通和，故能奏调畅气机、升清降浊之功，使痰、瘀、风、热等致病之浊邪得除，元神得养，而获治痫之良效。

2. 痰浊蒙蔽心窍

发作性四肢抽搐，口吐涎沫，双目上视，醒后头痛剧烈，左侧肢体麻木，身困嗜睡，伴头痛失眠，心烦便结，脉弦数，舌红。

愈痫散

【药物组成】 全蝎 60 克，蜈蚣 30 条，僵蚕 60 克，野天麻 60 克，生没药 12 克，天竺黄 30 克，生半夏（姜制）60 克，胆南星 30 克，广木香 30 克，南沉香 15 克，琥珀 24 克，朱砂（水飞）24 克，天然牛黄 12 克。

【制用方法】 上药均须选择上品药物，去净杂质，分别研为细末，再称准药量混合均匀，装瓶备用。成人每次 6 克，儿童酌减（1～3 岁每次 1.5～2

克，4～6 岁 2～3 克，7～14 岁 3～4 克，15～20 岁 4～5 克）。每日服 2 次，早晚各服一份，用铁锈水 100 毫升送服。发作频繁者可日服 3 次（铁锈水制法：取 2 块生有锈的铁洗净加水磨之，下面以容器收纳，再将此水熬沸装瓶备用，服药时将此水摇荡后加温即可服用）。

【临证方解】 方中天竺黄、胆南星、半夏、僵蚕祛风通络，为止痉之要药；没药活血化瘀，理气止痛，兼有化痰之功；朱砂、琥珀镇心定志；牛黄清心利窍。诸药合用，豁痰理气，祛风通络，镇惊安神，标本兼治，故痫症可愈而不复发矣。

3. 虚寒，痰入心包

一时跌倒，口中作牛马叫，四肢抽搐，舌淡红，苔白腻，脉滑。

济难汤

【药物组成】 白术 30 克，人参 30 克，茯神 18 克，石菖蒲 3 克，远志 6 克，柏子仁 18 克，半夏 12 克，天花粉 6 克，胆南星 6 克，炮附子 6 克，神曲 6 克。

【制用方法】 水煎服，附子先煎半小时，尝无麻辣感为要。

【临证方解】 人参补脾益肺，生津安神，配以白术增强人参益气补脾之功效，共为君药；茯神健脾安神，石菖蒲开窍豁痰，远志祛痰安神，柏子仁养心安神，半夏、胆南星豁痰开窍，天花粉清热生津，炮附子回阳救逆，神曲健脾和胃、消食调中。

二十一、头 痛

头痛病因不外外感和内伤两大类。外感头痛一般发病较急，痛势较剧；内伤头痛一般起病缓慢，痛势较缓。

外感头痛

1. 风寒头痛

头痛时作，痛连项背，恶风畏寒，遇风尤剧，苔薄白，脉浮。

茶调散

【药物组成】 小川芎 30 克，香白芷 15 克，细芽茶 9 克，片黄芩 60 克，荆芥穗 12 克，薄荷叶 9 克。

【制用方法】 片黄芩酒拌炒，再拌再炒，同样方法炒三次，不可令焦。上药研为细末，每次服用 6～9 克，清茶送服。

【临证方解】 方中川芎、白芷疏风止痛，其中川芎长于止痛，善治少阳

国医特效方治百病（第 2 版）

经、厥阴经头痛，白芷善治阳明经头痛；黄芩泻实火，除湿热；荆芥穗疏散上部风邪；薄荷叶清利头目，搜风散热。用时以清茶调下，即可上清头目，又能制约风药的过于温燥与升降。

2. 风入太阳经的头痛

头痛连项背，恶风畏寒，口不渴，苔薄白，脉浮。

经验方

【药物组成】 川芎9克，细辛2克，白芷9克，柴胡9克，赤芍18克，半夏9克，甘草9克。

【制用方法】 水煎服。

【临证方解】 本方用白芷、川芎、细辛三味以散风邪，又用赤芍、甘草、柴胡以清肝胆之火，以上数味共奏散风去火之功。又加半夏去痰，甘草和中，相济而有成也。

3. 风热上壅

头痛而胀，甚则头痛如裂，发热或恶风，面红目赤，口渴欲饮，便秘溲黄，舌质红，苔黄，脉浮数。

清空膏

【药物组成】 川芎、防风、羌活、黄芩、柴胡、黄连适量等份。

【制用方法】 上药为末，每次3克，用清茶调如膏，临睡前以抹口内，用开水送服。

【临证方解】 本方用川芎、防风、羌活辛温以疏风，柴胡、黄芩、黄连苦寒以清热。

4. 一切风头痛

头痛，发热或恶寒或恶风，舌质红或淡红，苔黄或薄白，脉浮。

彻清膏

【药物组成】 川芎6克，细辛3克，藁本10克，薄荷9克，蔓荆子10克，生甘草5克。

【制用方法】 水煎服，1日3次。

【临证方解】 本方用川芎、细辛、藁本、薄荷、蔓荆子温散风以止痛，少佐以生甘草泻火并调和诸药。全方共奏散风清热止痛之功，使头目清利而不痛。

5. 风热眉棱骨痛

眉棱骨痛，发热或恶风，面红目赤，口渴欲饮，便秘溲黄，舌质红，苔黄，脉浮数。

选奇方

【药物组成】 防风 15 克，羌活 10 克，黄芩（酒炙）9 克，甘草 6 克。

【制用方法】 水煎服。

【临证方解】 本方用防风、羌活以疏风，用黄芩（酒炙）以清热，佐以甘草调和诸药。全方共奏疏风清热止痛之功。

内伤头痛

1. 肝火上炎

头痛，或左或右，或左右皆痛，剧时甚至呻吟。心中常有发热，时有烦躁，间有眩晕之时，其大便燥结，不服药则不能解。脉左右皆弦而长，重取实。

经验方

【药物组成】 生赭石 25 克，怀牛膝 12 克，生山药 9 克，生地黄 9 克，天冬 9 克，玄参 5 克，杭白芍 5 克，生龙骨 15 克，生石决明 15 克，茵陈 3 克，甘草 3 克。

【制用方法】 生赭石、生龙骨和生石决明捣碎先煎 30 分钟再与余药同水煎服。

【临证方解】 赭石能降胃气、平肝镇逆，其下行之力，又善通大便燥结而毫无开破之弊。牛膝为治腿疾要药，能引气血下行也。而《名医别录》和《千金翼方》，皆谓其除脑中痛，盖以其能引气血下行，即可减轻脑之充血也。玄参、天冬、白芍既善退热又能滋阴也。用龙骨、石决明者，以其皆为肝家之药，其性皆能敛肝火，镇息肝风，以缓其上升之势也。山药、甘草二药皆善和胃，能调和金石之药与胃相宜，且山药善滋阴，甘草善缓肝也。茵陈能顺肝木之性，善治头痛。诸药汇集，久服之自有良效。

2. 肾水不足

巅顶若晕而头重似痛不痛，昏昏欲睡，头重不可抬，其症朝轻暮重，身体又不觉十分重。

平颠化晕汤

【药物组成】 熟地黄 20 克，麦冬 20 克，细辛 2 克，山茱萸 15 克，川芎 15 克，当归 9 克，白芍 9 克，五味子 3 克，白芥子 9 克，桔梗 3 克。

【制用方法】 水煎服。

【临证方解】 本方熟地黄补血，川芎入血分理血中之气，当归补血活血，白芍敛阴养血，麦冬养阴生津，山茱萸补益肝肾而平肝，五味子益气生津，白芥子散结通络止痛。妙在用桔梗、细辛于补阴之中，解头之晕，是顾阴为本而散邪为标也。

国医特效方治百病（第2版）

3. 阳虚头痛

其痛不定于一方，而痛连齿牙，或痛连于项背，彻夜不寐。

解痛神丹

【药物组成】 川芎 20 克，辛夷 3 克，黄芩 9 克，蔓荆子 3 克，细辛 2 克，麦冬 15 克，甘草 3 克，天冬 15 克，桔梗 9 克，天花粉 6 克。

【制用方法】 水煎服。

【临证方解】 此方用川芎祛风止痛，辛夷祛风、通窍、止头痛，黄芩清热泻火，蔓荆子善治太阳经之头痛，细辛治风冷头痛，天花粉清热生津。而又佐以天冬、麦冬，纯是补阴之味，补其阴而阳自旺，阳旺而邪自衰。桔梗引药上行，使诸药作用于头目而止头痛。甘草调和诸药。

二十二、失 眠

失眠是指经常不能获得正常睡眠为特征的一种病症。轻者有入睡困难，入睡后易醒，醒后难以再入睡或时寐时醒，严重者彻夜不眠。失眠原因很多，但与心、脾、肝、肾及阴血不足有关。辨证首先要分清虚实，虚证多属阴血不足，则在心、脾、肝、肾。实证多属肝郁化火、痰热内扰。

虚 证

1. 阴血不足

失眠，服一切安眠药都没有效果，精神疲惫，心中常有发热，不思饮食，勉强进食就觉饮食停于胃脘不下行。大便干燥，不服药不能解出。左脉浮弦，右脉弦硬。

经验方

【药物组成】 生怀山药 25 克，枸杞子 18 克，生赭石 20 克，玄参 15 克，沙参 15 克，生白芍 15 克，酸枣仁 12 克，生麦芽 9 克，生鸡内金 6 克，茵陈 3 克，甘草 6 克。

【制用方法】 生赭石轧细先煎 20～30 分钟后与余药同水煎服。

【临证方解】 方中重用生赭石以降胃镇肝，且其色赤质重，能入心中引心阳下降以成寐。怀山药补脾肺肾，枸杞子补肝肾、益精血，玄参、沙参养阴生津，白芍养血柔肝，酸枣仁宁心安神，生麦芽、鸡内金消食和胃，少量茵陈清湿热，甘草调和诸药。

2. 心胆气虚

不寐多梦，易于惊醒，胆怯心悸，遇事善惊，气短倦怠，小便清长，舌淡，脉弦细。

熟枣汤

【药物组成】 酸枣仁、竹叶适量

【制用方法】 酸枣仁为末，用竹叶煎汤调服酸枣仁末。

【临证方解】 酸枣仁养心安神，竹叶清心安神。二者共奏安神之功而获效。

3. 肝肾阴虚

失眠日久，精神不振，面色少华，头晕耳鸣，气短乏力，心烦易怒，心悸健忘，腰酸腿软，每夜睡眠在2～3小时，不能坚持正常工作。舌苔薄白，质淡红，脉沉细缓。

安神汤

【药物组成】 生地黄、熟地黄各10克，黄精15克，枸杞子10克，沙苑子9克，龙眼肉9克，炙远志9克，合欢皮9克，炒酸枣仁20克，炒柏子仁12克，龙齿10克，泽泻9克，菊花9克，黄柏10克，西洋参6克，白芍9克，当归10克。

【制用方法】 水煎服。

【临证方解】 安神汤拟方宗六味地黄汤之义，以滋养肝肾之阴之品如生地黄、熟地黄、黄精、龙眼肉、枸杞子、沙苑子等为主，辅以健脑安神镇静之药如炙远志、合欢皮、炒酸枣仁、炒柏子仁、龙齿等品，泽泻、菊花、黄柏泻肝肾之虚热，西洋参、白芍、当归酸甘化阴、益气生津、和血调气。全方重在滋补肝肾之阴，健脑安神，调整阴阳，使阴阳相交，神安志宁而能获效。本方具有标本兼治之义，临床运用时只要辨证属于肝肾阴虚为主，无论失眠轻重，均可以服此药，中老年不寐患者以肝肾阴虚为主时，服之尤为显效。

4. 心脾两虚

夜不安寐，多梦易醒，肢倦神疲，腰膝酸软，健忘，双目畏光干涩，易感冒，面色少华，饮食无味，舌质淡、苔白，脉细弱。

归脾汤合杞菊地黄丸加减

【药物组成】 党参12克，炒白术9克，黄芪15克，当归9克，茯神12克，远志6克，木香6克，炒酸枣仁12克，山药15克，山茱萸9克，五味子3克，熟地黄5克，枸杞子12克，菊花12克，炙甘草5克。

【制用方法】 水煎服。

【临证方解】 方中党参、黄芪、白术、甘草甘温补脾益气，当归甘辛温养肝而生心血，茯神、酸枣仁甘平养心安神，远志交通心肾而定志宁心，熟地黄滋肾阴、益精髓，山茱萸滋益肝肾，山药滋肾补脾，五味子补肾宁心，木香理气醒脾以防益气补血药滋腻滞气，加枸杞子、菊花养阴滋水平肝。全方共奏补益心脾而宁心安神之功。

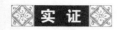 **实 证**

1. 痰热内扰

夜梦纷纭，且梦多不详，终夜不能安寐，稍受惊恐则心胆俱怯，心中惕惕，惊悸不安，神疲乏力，食欲渐减，舌质淡、苔白腻，脉濡细弱。

十味温胆汤

【药物组成】 党参9克，当归9克，川芎6克，淮小麦15克，茯神12克，远志6克，炒酸枣仁12克，枳实6克，炒竹茹9克，制半夏9克，陈皮6克，北秫米9克（包煎），夜交藤15克。

【制用方法】 水煎服。北秫米包煎。

【临证方解】 方中远志、川芎与酸枣仁相配，是以振心气而开郁痰，此为张仲景酸枣仁汤法。

俞氏加减十味温胆汤

【药物组成】 太子参、生地黄、北秫米各15克，清半夏、枳壳、远志各6克，竹茹、酸枣仁、麦冬各12克，茯苓10克，五味子、炙甘草各3克，鸡子黄1个。

【制用方法】 水煎服。北秫米包煎；鸡子黄冲服。

【临证方解】 方中温胆汤清化痰热，酸枣仁、远志以养心安神，太子参、五味子以益气生津，再加北秫米、鸡子黄以增强安神之效。方证合拍，故获效彰显。

2. 肝郁化火

因劳累、情志不畅出现不寐，多梦易醒，醒后难以入眠，心烦不安，伴有胃脘胀满，纳呆，嗳气，大便溏薄，舌淡红、苔黄腻，脉弦滑。

清痰安神汤

【药物组成】 钩藤15克，胆南星6克，白附子10克，黄连6克，陈皮12克，清半夏10克，炒酸枣仁30克，夜交藤30克，合欢皮30克。

【制用方法】 水煎服。

【临证方解】 方中钩藤味甘性微寒，入肝、心包经，可息风平肝清热；胆南星味苦性凉，入肝、脾经，可清热化痰、息风定惊；白附子味辛甘性温，入脾胃经，善除顽痰。三味合用，清热化痰平肝，直指病机，为方中主药。现代药理研究也证实，上述三药均有良好的镇静作用。辅以陈皮、清半夏健脾燥湿化痰，黄连清心除烦，炒酸枣仁、夜交藤、合欢皮养心血安心神，与主药共奏清热化痰、平肝安神之功。

二十三、便 秘

便秘是大便秘结不通，排便时间延长，或欲大便而艰涩不畅的一种病症。本病可分为热秘、气秘、虚秘、冷秘四类。

热 秘

大便干结，小便短赤，面红身热，或兼有腹胀腹痛，口干口臭，舌红苔黄或黄燥，脉滑数。

润燥至神汤

【药物组成】 熟地黄30克，玄参30克，火麻仁6克，升麻12克，牛奶一碗。

【制用方法】 水煎服，与牛奶同调一碗服用。

【临证方解】 此方之妙，全在不润大肠而补肾，不止补肾而且补肺，更妙不止补肺而且升肺。

气 秘

呕吐，大便燥结，数天没有大便，数次服药都吐出，脉数，关脉洪。

镇逆承气汤

【药物组成】 芒硝3克，赭石30克，生石膏30克，党参5克。

【制用方法】 上四味，先煎赭石、生石膏和党参，快煎好时加入芒硝。取汤两碗，先服一碗，过3小时如果仍没有便意者再服一碗。

【临证方解】 党参补助胃中元气，与凉润的石膏并用能滋胃津。胃中气足则液生，自能运转药力下至魄门以通达便也。

虚 秘

大便秘结，面色无华，头晕目眩，心悸，唇舌淡，脉细涩。

硝菔通结汤

【药物组成】 芒硝12克，鲜莱菔100克。

【制用方法】 将莱菔切片，同芒硝和水煮，初次煮，用莱菔片20克、水100克，煮至莱菔烂熟捞出。就其剩余的汤，再加入莱菔20克，如此煮5次，得浓汁约1大碗，1次顿服。若不能顿服，先服一半，停1小时，再服一半，大便即通。

【临证方解】 软坚通结，芒硝之所长，但其味咸性寒，其人或素有劳疾或

国医特效方治百病（第2版）

下元虚寒者不宜服用，唯有与莱菔同煎数次，芒硝之咸味被莱菔提出。莱菔味甘，性微温，取其汁与芒硝同用，其甘温可化芒硝之咸寒，其补益之力，可缓芒硝之攻破。师有节制，虽猛悍可以用也。

东垣活血润燥丸

【药物组成】 防风 18 克，羌活 15 克，皂角 15 克，桃仁 15 克，火麻仁 40 克，当归 50 克，大黄 20 克。

【制用方法】 上药炼蜜为丸，如梧桐子大，每次空腹开水送服 5～10 丸。可常用火麻仁煮粥服用。

【临证方解】 本方用防风、羌活疏风，皂角通关窍，当归、桃仁调血泻火，火麻仁润燥，大黄通大便、下结热。

冷 秘

大便艰涩，腹痛拘急，胀满拒按，手足不温，喜热怕冷，舌苔白腻，脉弦紧。

济川煎加减

【药物组成】 当归 15 克，肉苁蓉 20 克，牛膝 10 克，泽泻 10 克，升麻 10 克，枳壳 10 克。

【制用方法】 水煎服。

【临证方解】 方中肉苁蓉温阳补肾，并能润肠以通便；当归辛甘而润，养血和血，又能润肠；牛膝强腰肾，善于下行；泽泻性降而润，配牛膝引药下行；枳壳宽肠下气；升麻轻宣升阳，与当归、肉苁蓉相配亦可通便润燥；升麻与泽泻、枳壳相合，能升清降浊。气虚者加黄芪。

二十四、泄 泻

泄泻是指排便增多，粪便稀薄，甚至泻出如水样。泄泻的主要病变在于脾胃与大肠。外因与湿邪关系最大，内因与脾虚关系密切。辨证需分清寒热虚实。

实 证

1. 湿热

夏月感受湿热，而作腹痛，泄泻。治宜燥湿清热为主。

苍术芍药汤

【药物组成】 苍术 30 克，黄芩 12 克，白芍 6 克，桂枝 6 克。

【制用方法】 水煎服。

【临证方解】 苍术燥湿，黄芩清热，白芍敛阴以止腹痛，桂枝和荣卫以通血脉。

2. 寒泄

泄泻清稀，甚至如水样，腹痛肠鸣，苔白，脉缓。

八味汤

【药物组成】 吴茱萸 20 克，干姜 20 克，肉桂 3 克，人参 30 克，丁香 10 克，陈皮 6 克，木香 10 克，当归 10 克。

【制用方法】 水煎服。

【临证方解】 寒邪，辛以散之，热可以盛寒。此方用吴茱萸、干姜、肉桂、丁香以散寒，陈皮、木香行郁，人参补气，当归益血，诸药共奏散寒之功。

3. 热泻

一日一夜泻至数百遍，倾肠而出，完谷不化，肛门肿痛，泻下如火之热。

截泄汤

【药物组成】 薏苡仁 30 克，车前子 10 克，人参 9 克，白芍 6 克，黄连 3 克，茯苓 12 克，肉桂 3 克。

【制用方法】 水煎服。

【临证方解】 薏苡仁健脾利湿止泻为君药，配以茯苓增强健脾利湿止泻之功，车前子消上焦火热、止水泻，人参补益元气，白芍养血柔肝、缓中止痛，黄连泻火燥湿，佐以肉桂温中和胃，使全方凉而不寒。

4. 肝木乘土

平时多有胸胁胀闷，嗳气食少，每因抑郁恼怒或情绪紧张之时，发生腹痛泄泻，舌淡红，脉弦。

平泻汤

【药物组成】 芍药 18 克，茯苓 9 克，白术 18 克。

【制用方法】 水煎服。

【临证方解】 此方用芍药以平肝，用白术、茯苓健脾以祛湿，肝气既平，不去刑土，而脾得养，无畏于木气之克。况湿去则土燥，无波可兴，何能作泻？

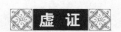 **虚　证**

1. 肾阳虚衰

泄泻多在黎明之前，腹部作痛，肠鸣即泻，泻后则安，形寒肢冷，腰膝酸软，舌淡苔白，脉细沉。

肉豆蔻丸

【药物组成】　肉豆蔻、补骨脂等份适量。

【制用方法】　上药为末，用枣肉捣成膏状，做成丸如梧桐子大，每次空腹服用 5～7 丸。

【临证方解】　肾虚不能摄水，以成泄泻。此方用肉豆蔻温补脾胃，补骨脂补肾摄水。

2. 脾胃虚弱

（1）脾虚湿盛

泄泻无度，不思饮食，肠鸣腹痛，四肢无力，此乃中气亏败，脾湿壅盛，抑遏阳气不得上升所致。法当补中、疏壅湿，升阳气。

升阳除湿汤

【药物组成】　白术 30 克，陈皮 10 克，炙甘草 6 克，麦芽 6 克，神曲 6 克，益智 9 克，防风 9 克，羌活 6 克，苍术 10 克，升麻 6 克，柴胡 6 克，猪苓 10 克，泽泻 10 克，半夏 9 克。

【制用方法】　水煎服。

【临证方解】　白术、陈皮、炙甘草、麦芽、神曲、益智补中健脾，和胃化宿食；防风、羌活、苍术以疏壅湿；升麻、柴胡升引清阳之气；猪苓、泽泻利小便渗湿，导浊阴之气下降；半夏以降逆气。

（2）脾胃虚寒

体素瘦弱，久患脾胃湿寒，胃脘时觉疼痛，饮食减少，常作泄泻，完谷不化。

益脾饼

【药物组成】　白术 18 克，干姜 6 克，鸡内金 6 克，大枣 6 枚。

【制用方法】　白术、鸡内金生用，每味各自轧细焙熟。干姜轧细，共与枣肉同捣如泥，做小饼。

【临证方解】　方中白术健脾，配以干姜温中和胃，鸡内金健脾消食，大枣补脾和胃。

（3）脾虚泄泻日久

漏疮后兼泄泻不止，为肠滑不固，脉弱，已成痨。

薯蓣鸡子黄粥

【药物组成】　生怀山药 500 克，熟鸡蛋黄 3 枚。

【制用方法】　与凉水调入锅内，置炉上，煮成粥。

【临证方解】　方中山药补脾肺肾，鸡蛋黄补中益气、养肾益阴。

（4）阴虚脾泄

泄泻多年不愈，或时而不能化，或化而溏泄。

生阴汤

【药物组成】　熟地黄30克，山茱萸30克，五味子6克，白术40克，山药18克，车前子6克，肉桂3克，茯苓18克，升麻3克。

【制用方法】　水煎服。

【临证方解】　此方之妙，纯是补阴之药，惟加升麻3克，以提阴中之气，阴气升而泻自止；乃又有温热之味，以暖命门而健脾土，又何至再行溏泄哉。

二十五、慢性胃炎

慢性胃炎归属于中医学"胃脘痛"的范畴，因其性质和发作特征不同，有许多分型。中医上可见脾胃虚弱、肝胃不和、湿热内蕴、肝郁气滞、瘀血阻滞等多种分型。无论何种证型的胃脘痛，均以脾胃虚弱为其根本。现代医学有胆汁反流性胃炎、慢性糜烂性胃炎、慢性萎缩性胃炎等。胆汁反流性胃炎是因十二指肠液反流入胃所致的胃黏膜炎症，是慢性胃炎的一种特殊类型。慢性糜烂性胃炎具有反复发作的特点，与饮食及情绪影响有关，且部分患者合并Hp感染。慢性萎缩性胃炎是胃黏膜固有腺体萎缩，胃酸及胃蛋白酶分泌减少的慢性疾病。

肝胃气滞

胃脘疼痛，连及胁肋，胀闷不适，食后尤甚，嗳气嘈杂，呕恶泛酸，口苦。舌质淡红，苔薄白，脉弦。或临床表现均有胃脘部或右胁部闷痛，伴嗳气、泛酸、饱胀或胃脘部灼热感，反复发作，多因饮食及情绪诱发。

半夏泻心汤加味

【药物组成】　半夏15克，黄连12克，黄芩12克，枳实15克，砂仁15克，干姜6克，吴茱萸6克，沉香6克，五灵脂15克，熟大黄9克，炙甘草6克。

【制用方法】　水煎服。

【临证方解】　半夏、黄芩和解少阳，止胆逆；吴茱萸、黄连辛开苦降，泻肝胆之火；砂仁、干姜和胃止呕；枳实、沉香、熟大黄、五灵脂和胃降逆。诸药合用，共奏利胆和胃之功效。

丹栀逍遥散加减

【药物组成】　牡丹皮10克，栀子10克，柴胡9克，当归9克，茯苓12克，白芍10克，甘草6克，川楝子9克，海螵蛸15克，蒲公英12克。

【制用方法】　水煎服。

【临证方解】　方中牡丹皮、栀子活血清热止痛；柴胡、川楝子疏肝理气解郁；白芍、当归养阴和血以加强止痛；茯苓健脾和胃；海螵蛸制酸和胃；蒲公英清热解毒；甘草调和诸药。诸药合用，共奏疏肝理气、清热和胃之功。

虚实相兼、寒热错杂

反复胃脘部疼痛多年，每因饮食不当、烦劳发作或加重，伴纳差，嗳气，头晕乏力，身体消瘦，大便不调。

加味左金丸煎液

【药物组成】 黄连6克，吴茱萸6克，党参10克，茯苓10克，醋柴胡10克，白芍15克，法半夏10克，三七粉3克（冲），莪术10克，白花蛇舌草15克，百合10克，炙甘草6克。

【制用方法】 水煎服。

【临证方解】 黄连苦寒，可降泄除热，吴茱萸辛温，能开结散寒，辛与苦、寒与热配伍组方，能行能散，能泄能坚，相辅相成；醋柴胡、白芍、茯苓、炙甘草疏肝理气、健脾化湿，以达调和肝脾之用；党参既温中健脾、扶助正气，又可防止苦寒药物对脾胃的损害，攻补兼施、扶正驱邪两相兼顾；法半夏和胃降逆，散结消痞；三七活血祛瘀；莪术行气止痛，祛瘀生新，开胃行脾；白花蛇舌草清热解毒散结；百合味甘性微寒，入心、肺二经，使肺金得补，脾土受益，益金抑木，清心安神。

湿热互结

胃脘部疼痛，伴胃胀满、嘈杂、嗳气、呃逆、泛酸，偶有恶心欲吐。

自拟启脾和胃汤

【药物组成】 黄芪15～30克，党参15～30克，白术15克，山药15克，砂仁6克，厚朴10克，茯苓10克，半夏10克，炙甘草6克，鸡内金6克，丁香6克，建曲10克。

【制用方法】 水煎服。

【临证方解】 方中黄芪、党参、白术、山药、砂仁、半夏、茯苓均温中散寒，启脾阳健脾气，使脾气足而健运，而运化自强；厚朴、鸡内金、建曲又能温助胃气，使其消化力增强，寒散而痛止；丁香散寒而痛止。脾胃升降功能得以恢复，疼痛自消。

二十六、胃溃疡

中医学认为本病由于情志抑郁，饮食不节，或因外邪侵扰，药物刺激，导致脾失健运，胃络受损而出现溃疡。以经常性胃脘疼痛为主要表现的内疡类疾病。祖国医学认为，脾胃为后天之本，气血生化之源。脾胃阳气亏虚，失去温煦健运及化生气血之能，故诸症丛生。胃溃疡属中医"胃脘痛"、"反酸"、"嘈杂"、"痞满"范畴。本病病位在胃（脾），易涉及肝脏。因足阳明为多气多血之经，胃为水谷之海，寒温并蓄，五味兼收，故病因复杂，证候多端。

脾胃虚寒

　　胃脘部疼痛反复发作或骤然剧痛。多有饮食失调、劳累、感寒等病史。常伴嗳气、吞酸、脘腹胀满、大便不爽或大便褐黑色。

　　加味补中益气汤

　　【药物组成】　炙黄芪15克，生黄芪15克，炙甘草12克，红参10克，当归15克，陈皮12克，升麻10克，柴胡10克，白术15克，白芍12克，白及15克，仙鹤草12克，蒲公英15克。

　　【制用方法】　水煎服，红参蒸兑服。

　　【临证方解】　方中以炙黄芪、生黄芪为君，炙黄芪补虚益气壮脾胃；生黄芪去肌热、活血生血，并有敛疮之功。干姜温中阳去里寒，能引血分药入血中气分而生血；红参补气健脾，能增强免疫功能和对有害因素的抵抗力；白术健脾益气生血，有升高白细胞和增强抗病能力的作用；炙甘草健脾益气解痉、抗溃疡活性，共为臣。佐以陈皮理气和胃，并可避免红参、白术、黄芪产生胸闷、中满、食欲不振之副作用；当归既可补血，又可活血，并有抑菌之功；白芍扶脾抑肝，养血荣筋，缓急止痛；蒲公英入肝、胃二经，消肿散结；白及质黏而涩，功专收敛止血，又能消肿生肌；仙鹤草味苦辛而涩，涩则能止，辛则能行，有"止血而不留瘀，瘀血去则新血生"之功；升麻、柴胡升下陷清阳，为方中之使药。全方合用，共奏补中益气、扶正驱邪、敛溃生肌、保护胃黏膜之功。

湿热痰瘀互结

　　胃脘部疼痛或胀满呈周期性、节律性发作，伴嗳气、反酸、恶心呕吐等症状。

　　加味半夏泻心汤

　　【药物组成】　黄芩10克，黄连3克，半夏6克，干姜3克，木香6克，砂仁4克，白芍15克，蒲公英12克，三七粉2克，白及10克，海螵蛸10克。

　　【制用方法】　水煎服，三七粉冲服。

　　【临证方解】　方中半夏降逆除痞；黄连、黄芩清热燥湿；干姜温胃散寒；木香、砂仁加强和胃理气之功；白芍与甘草相配，缓急止痛、养血柔肝；蒲公英入胃，清热解毒，消痈散结又疏肝，寓治胃不忘疏肝之意；白及、海螵蛸收涩止血、敛疮生肌、制酸止痛，可抑制胃酸分泌、增强胃黏膜防御屏障、促进溃疡愈合；三七活血又能止血，可促进黏膜组织血液循环，消除溃疡及其周围组织的炎症，促进黏膜再生。

肝胃不和

胃脘部不适，疼痛呈规律性发作，嘈杂，吞酸呕逆，食欲改变。

钟乳石方

【药物组成】 钟乳石 30 克，黄柏 10 克，肉桂 5 克，蒲公英 30 克，甘草 6 克。

【制用方法】 水煎服。

【临证方解】 方中钟乳石甘温入肾，温阳以暖脾，安五脏，补虚损；肉桂辛甘大热，入脾、胃两经，温肾阳，暖脾土，除冷积，通血脉；黄柏苦寒，入肾、膀胱、大肠经，清热燥湿，滋肾降火；蒲公英苦甘寒，入肝、胃二经，清热解毒且有健胃作用；甘草甘平，补中健脾，缓急止痛，调和诸药。诸药合用，苦寒泻热，辛甘散寒，寒热并调，补虚扶正，以达到阴阳调和的目的。

肝郁脾虚

上腹胀痛，纳谷不香，时而嗳气，略有泛酸，肢体乏力，面色暗滞，形体消瘦，大便溏薄。脉沉细而弦，舌质淡红，边有瘀点，舌苔薄白。

自拟疏肝健脾方

【药物组成】 柴胡 10 克，白芍 15 克，延胡索 10 克，郁金 10 克，枳实 6 克，陈皮 10 克，怀山药 20 克，炒白术 20 克，石斛 10 克，海螵蛸 30 克，砂仁 10 克，焦三仙各 15 克，甘草 5 克。

【制用方法】 水煎服，海螵蛸先煎。

【临证方解】 方用柴胡、白芍、延胡索、郁金疏肝理气，怀山药、炒白术、石斛健运脾胃，枳实、陈皮、砂仁理气和胃，海螵蛸制酸，焦三仙消食开胃，甘草调和诸药。诸药共奏疏肝健脾和胃之功。

二十七、食管癌

食管癌是较常见的一种恶性肿瘤，祖国医学称之为"噎隔"。轻症有痰气交阻、胃津亏虚、痰瘀互结，重症则为阴损阳衰（需强调的是，由于病人本已吞咽不利或兼呕恶，服药时注意勿一次性服完，以少量频服药汁纳胃为佳。毕竟本法亦属"姑息治疗"范畴，若能与其他方法配合运用，则更为适宜）。

瘀血内结、阴亏血虚

面色暗滞，肌肤枯燥，形体消瘦，频频嗳气，便秘结块如珠，舌质青紫，苔薄黄少津，脉细涩。或胸膈疼痛，食不得下而复吐出，甚至水饮难下，大便坚如羊屎，或吐出物如赤豆汁，面色晦暗，形体消瘦，舌红少津，或带青紫，脉细涩。

加味通幽汤

【药物组成】 生地黄 30 克，熟地黄 30 克，桃仁 12 克，红花 12 克，当归 30 克，甘草 10 克，升麻 10 克，法半夏 10 克，厚朴 10 克，制附片 30 克，麦冬 15 克，吴茱萸 10 克，竹茹 15 克，白花蛇舌草 50 克。

【制用方法】 水煎服，制附片另包，先煎两小时，以不麻为度。

【临证方解】 方用大剂量生地黄、熟地黄、当归、麦冬以滋阴养血固其本；桃仁、红花破结行瘀，半夏、厚朴、甘草行气降逆化痰治其标；升麻、吴茱萸、竹茹升清降浊，升降相因；制附片鼓舞阳气，温通食管而兼制寒药之弊；白花蛇舌草清热解毒而抗癌。诸药合之，共奏滋阴养血、破结行瘀、行气化痰、降逆通管之功效，与病机相符，故收较好疗效。

自拟方

【药物组成】 红参、黄芪各 20 克，白术、当归、生地黄各 15 克，红花、桃仁、蜈蚣、全蝎各 10 克，厚朴、砂仁各 15 克。

【制用方法】 水煎服。

【临证方解】 治法当以益气活血为主，方中用红参、黄芪补其气，桃仁、红花活其血。同时考虑到食管癌绝非一般血瘀可比，再添蜈蚣、全蝎共奏破血祛瘀之功。

肝郁气滞

进食时觉心窝不适，常有烧灼感，频频嗳气，泛吐清涎，始则能进软食，继则勉进流食。体重逐日下降，舌苔薄黄，脉弦细。

健脾滋肾汤

【药物组成】 党参、白术、枸杞子、制何首乌各 15 克，熟地黄、山茱萸、茯苓各 12 克。

【制用方法】 水煎服。

【临证方解】 方用党参、白术、茯苓健脾燥湿，温养脾胃；熟地黄、山茱萸、枸杞子、制何首乌滋阴补肾。

痰浊瘀血

吞咽困难，胸膈痞闷，口干咽燥，肌肤枯燥，舌红或有瘀斑，脉弦或涩。

开道汤组成

【药物组成】 生南星 10～15 克，生半夏 10～30 克，威灵仙 10 克，旋覆花 6～10 克，赭石 30 克，白茯苓 15 克，生薏苡仁 10～30 克，山豆根 10～15 克，大贝母 10～15 克，陈皮 5 克，半枝莲 15 克，白花蛇舌草 15 克，郁金 10 克，枳壳 6～10 克，降香 6～10 克，全瓜蒌 15 克，天龙 5～10 克，太子参 15～30 克。

【制用方法】 水煎服。

【临证方解】 方中生半夏、生南星、天龙、半枝莲、白花蛇舌草、威灵仙、山豆根等药豁痰散结、荡涤癌毒，辅用旋覆花、赭石、降香、郁金、贝母、全瓜蒌等清热祛瘀、化痰降逆。同时，不忘应用太子参、茯苓、薏苡仁等健脾利湿。

二十八、高脂血症

高脂血症是血浆脂质代谢异常所致，是形成动脉粥样硬化进而形成心脑血管疾病的危险因素之一。高脂血症属中医学"痰浊"、"血瘀"、"肥胖"之范畴，与饮食肥甘厚味、生活紧张导致运动量减少等有关。其主要病机是脾失健运，清浊升降反常，而致脂膏内停形成痰浊之变。

痰瘀互阻

眩晕，头重，胸闷，心慌，气短乏力，或腹胀、纳呆，口中黏腻或呕恶，舌质红有瘀斑，苔黄腻，脉弦或弦滑。或头晕、胸胁胀闷、纳呆，或心悸不宁，舌质紫暗，脉沉涩或弦滑。

自拟化痰活血方

【药物组成】 法半夏 15 克，陈皮 20 克，茯苓 25 克，枳实 15 克，山楂 10 克，丹参 30 克，红花 10 克。

【制用方法】 水煎服。

【临证方解】 以法半夏、陈皮、茯苓燥湿化痰，山楂健脾消食，以恢复脾之运化与传输功能；复以丹参、红花活血化瘀，以达到祛除因脂膏停聚过久而致气滞血瘀之病理变化。

舒脂饮

【药物组成】 黄芪 25 克，丹参 15 克，法半夏 10 克，生蒲黄（布包）12 克，草决明 12 克，生大黄 5 克，麦芽 12 克，山楂 12 克，苦荞根 12 克，甘草 5 克。

【制用方法】 水煎服。

【临证方解】　方中黄芪益气扶正，升清降浊，促进气化，气旺则血行；草决明清肝利胆，通畅腑道；蒲黄、丹参活血化瘀，软坚通脉；法半夏化湿导滞，祛痰降脂；大黄泄下蕴热，荡涤肠胃，祛除沉脂；山楂、麦芽消积导滞；苦荞根利湿健脾；甘草调和诸药。诸药合用，共奏健脾祛湿、化痰祛浊、活血化瘀之功，使正气盛，脉络通，痰浊除，血脂降，从而达到治愈本病的目的。

肾虚为本，痰浊血瘀为标

头晕，胸胁胀闷，肢冷畏寒，纳呆，困倦乏力，舌质暗红。

自拟降脂汤

【药物组成】　黄精、何首乌、枸杞子、桑寄生、丹参、生山楂、茯苓各30克，灵芝、炒莱菔子各15克。

【制用方法】　水煎服。

【临证方解】　何首乌、枸杞子、桑寄生调补肝肾，丹参、山楂活血化瘀，茯苓健脾利湿化浊，黄精补脾益精，灵芝健胃祛痰活血，莱菔子理气消胀。诸药相合，补而不腻，祛瘀而无克伐之弊，达到了标本兼治、补泻并施、行滞通脉之效。

肝肾亏虚、脾胃失调

眩晕，头重，心慌，气短乏力，或呕恶吞酸，腰膝酸软，遗精，耳鸣，舌质淡，脉沉细无力。

首乌降脂汤

【药物组成】　何首乌、生山楂各30克，党参20克，白术、茯苓、神曲各15克，砂仁、青皮、陈皮各5克，猪苓、泽泻、丹参各10克，白蔻仁6克，木香3克。

【制用方法】　水煎服。

【临证方解】　方中何首乌滋补肝肾，润燥解毒；党参、白术、茯苓、神曲益气健脾和胃，消食化痰湿，以绝生痰之源；青皮、陈皮醒脾燥湿化痰；猪苓、泽泻利湿浊；白蔻仁、木香、砂仁芳香行气泄浊；生山楂消食导滞，合丹参活血化瘀。

二十九、脂肪肝

脂肪肝是各种原因引起的肝脏脂肪代谢功能发生障碍，脂类物质的动态平衡失调，致使肝细胞内脂肪蓄积过多的一种病理状态。当脂类在肝内蓄积超过肝重的 50%，或在组织学上 40％以上的肝实质脂肪化时，均可称为脂肪肝。脂肪肝多归属中医"胁痛"、"痰证"、"湿阻"、"积聚"等范畴。脂肪肝多因过食厚味、饮食失节、嗜酒无度、情志不调等，导致脾失健运、肝失疏泄、肾之气化无权，水湿、痰湿、瘀血内停，化生脂浊，留着肝络而成。

痰湿内阻

乏力，食欲不振，肝区胀闷和/或隐痛，或无症状，或有肝脾肿大。舌质暗红，苔白腻，脉弦滑。

参楂清浊汤

【药物组成】 制何首乌10克，丹参15克，泽泻10克，山楂15克，陈皮10克，郁金10克，柴胡10克，当归12克，生黄芪15克，决明子10克，荷叶10克，葛根15克，白术10克。

【制用方法】 水煎服。

【临证方解】 方中生黄芪、白术、陈皮健脾运湿化痰；荷叶利湿化浊；柴胡、郁金、决明子疏肝理气解郁；何首乌补血养肝；丹参、葛根、当归活血祛瘀，消除血流瘀滞；山楂消食化积；泽泻淡渗利湿。诸药合用，共奏祛湿活血化痰、健脾疏肝之功。

痰瘀互结

肝区隐痛或钝痛，甚则刺痛。肝肋下可触及，边缘钝有压痛。伴有腹胀、纳差、乏力、腹泻等消化道症状，舌质红或暗红，舌苔腻或黄腻，脉弦滑或弦缓。

复方丹参养肝汤

【药物组成】 丹参30克，山楂15～30克，郁金、麦芽、黄精各12克，泽泻、白茅根各15克，茯苓、神曲、猪苓各10克，陈皮6克。

【制用方法】 水煎服。

【临证方解】 方中重用丹参、山楂活血化瘀，消食化积；泽泻、茯苓、猪苓、白茅根清热利湿，渗利湿热使其从小便出；郁金舒肝解郁，化瘀止痛；神曲、麦芽、陈皮健脾消食，醒脾导滞；黄精健脾养血，润肺生津。全方共奏活血化瘀、舒肝解郁、清热利湿、消食化积之功。

肝脉瘀阻

乏力，肝区或痛或胀等不适感，善叹息；恶心纳呆，并随着情志变化而增减，肝脏肿大或不肿，舌质暗红，苔薄白腻，脉弦细。

降脂理肝汤

【药物组成】 柴胡 10 克，茵陈 15 克，决明子 10 克，丹参 20 克，赤芍 10 克，生山楂 20 克，泽泻 10 克，陈皮 10 克，半夏 10 克，白术 10 克，茯苓 15 克，甘草 6 克。

【制用方法】 水煎服。

【临证方解】 柴胡、茵陈、决明子疏肝利胆，清利湿热，促进脂质降解；丹参、赤芍活血化瘀通络；生山楂消食化痰，散瘀行滞；泽泻甘淡渗湿，化浊降脂；陈皮、半夏理气化痰；白术、茯苓、甘草益气健脾，恢复中焦运化功能。诸药合用，共奏疏肝理气、活血化瘀、祛湿化痰之功。

脾虚失运

脘腹痞满，纳呆便溏，体倦乏力，面色萎黄，面目虚浮，舌体胖，舌苔润，脉细。

理气清脂汤

【药物组成】 柴胡 12 克，决明子 20 克，茵陈 30 克，黄芪 30 克，金钱草 30 克，虎杖 30 克，生山楂 30 克，何首乌 15 克，郁金 15 克，丹参 15 克，白术 10 克，泽泻 10 克。

【制用方法】 水煎服。

【临证方解】 方中柴胡、茵陈疏肝利胆，促进脂质降解；何首乌、决明子、金钱草养血柔肝，清泄肝火，利湿不伤阴，活血不耗血，有利于肝脾功能复常；黄芪、丹参可理气、行气、祛瘀、养阴；山楂活血化瘀，消积；白术健脾益气，运化湿浊；郁金、虎杖、泽泻甘淡渗湿，化浊降脂。诸药合用，使肝木条达，脾土健运，气机宣通，血脉畅行，除瘀祛脂，则其病可除。

三十、病毒性肝炎

病毒性肝炎祖国医学以黄疸划分为阳黄、阴黄。发病机制以"毒、热、湿、瘀"概括，且能夹杂疫疠之气，也可由饮食不洁，经口而入。现代医学认为病毒性肝炎有甲型肝炎、乙型肝炎、丙型肝炎等多种。因篇幅有限，这里我们仅介绍其中几种类型的方药。从慢性乙型肝炎的临床表现来看，中医认为，本病初期多为湿热中阻，中期多为肝郁脾虚，后期多为肝肾阴虚。但湿热病机贯穿整个疾病过程，是本病的主要致病因素。黄疸型肝炎在其发病过程中，湿、热、毒是其致病因素，而湿与毒为主邪，郁是主要的病理机制，积是主要的病理产物。丙型肝炎主要由丙型肝炎病毒（HCV）感染所致，其病因病机：一是毒邪直入营血，二是湿热疫毒。

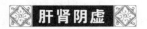 **肝肾阴虚**

乏力，腹胀，纳呆，恶心，尿黄、目黄及胁痛，眩晕耳鸣，五心烦热，低热颧红，胁痛，腰膝酸软，舌红少苔，脉细数。

养阴解毒汤

【药物组成】 北沙参 20 克，生地黄 35 克，黄精 15 克，枸杞子 15 克，麦冬 15 克，当归 12 克，墨旱莲 15 克，柴胡 9 克，枳壳 10 克，川楝子 9 克，丹参 15 克，白花蛇舌草 30 克，虎杖 20 克，田基黄 15，地耳草 15 克。

【制用方法】 水煎服。

【临证方解】 方中重用生地黄滋阴养血，以补肝肾，辅以黄精、北沙参、麦冬、当归、枸杞子、墨旱莲益阴柔肝，共奏滋阴养血生津之效；重用白花蛇舌草、田基黄、地耳草、虎杖清热利湿解毒，配以柴胡、枳壳、川楝子疏肝利胆，宣畅三焦气机；丹参活血。

湿毒郁结

消瘦，乏力，腹胀，胁痛，伴困倦，低热，纳呆，厌食，大便不爽，巩膜、皮肤重度黄染，牙龈出血，舌淡红，苔薄黄微腻或腻，脉沉细或滑数。

自拟扶正退黄复肝汤

【药物组成】 党参 50 克，焦白术、云茯苓各 10 克，甘草 6 克，山药 30 克，大枣 12 枚，生姜汁 10 滴，女贞子、枸杞子、何首乌、山茱萸各 10 克，蒲公英、大黄各 20 克，龙胆 3 克，金银花 15 克，车前子、茵陈各 10 克，郁金 10 克，栀子 6 克，川芎 5 克，当归、牡丹皮各 10 克，丹参 30 克。

【制用方法】 水煎服。

【临证方解】 方中党参、白术、云茯苓、山药、大枣、生姜健脾开胃壮后天；女贞子、枸杞子、何首乌、山茱萸滋阴益肾补先天，固本扶正，助修复再生之力，以治病之本；蒲公英、大黄、龙胆、金银花清热解毒；车前子、茵陈利湿降浊；郁金、栀子消瘀退黄；川芎、当归、牡丹皮、丹参活血通经，为"吐故生新，邪去正安"之法，以治病之标；甘草调和诸药。

湿热未净

全身乏力，食欲不振，厌油，恶心，甚或呕吐，常有上腹部不适、腹胀、便秘或腹泻。

自拟肝炎解毒汤

【药物组成】 茵陈 20 克，虎杖 15 克，白花蛇舌草 15 克，贯众 10 克，茯苓 15 克，炒白术 12 克，丹参 10 克，大黄（久煎）8 克，甘草 3 克。

【制用方法】 水煎服。急性重症肝炎每日 3 服，上午、下午 4 时以后及晚上各服 1 次，宜凉服。慢性、活动性、迁延性肝炎宜下午、晚上温服。急、慢性甲型肝炎，1 个月为 1 个疗程，乙型肝炎 1～3 个月为 1 个疗程。

【临证方解】 方中茵陈、虎杖、白花蛇舌草、贯众解毒清热，为君药。大黄助君药解毒清热，茯苓清热利湿，二药共助君药泄热毒、通大便，清湿热、利小便，使毒热有路可循。炒白术健胃，丹参活血，甘草调和诸药。诸药合用，邪毒除，热邪清，湿可利，健脾活血，肝功自复。

肝脾肾虚弱，气血瘀阻

头晕，耳鸣，身软痛，乏力，纳差，厌油，腹泻，肝区疼痛，腰膝酸痛，有极个别患者肝脾肿大。

自拟鱼胆草活络化瘀汤

【药物组成】 鱼胆草 6 克，半枝莲 20 克，白花蛇舌草 20 克，蒲公英 15 克，橘络 10 克，苦参 15 克，赤芍 15 克，鳖甲 15 克，穿山甲 15 克，白蔻 15 克，大枣皮 15 克，枸杞子 20 克，甘草 6 克。

【制用方法】 水煎服。

【临证方解】 鱼胆草性寒、味苦，清热除湿、泻火解毒；半枝莲、白花蛇舌草、蒲公英、苦参清热解毒、去除病因，抑制体液免疫反应；橘络、赤芍、鳖甲、穿山甲活血祛瘀通络，消除肝内瘀血，促进体内新陈代谢和肝炎病毒排除；白蔻健脾利湿，体现《金匮要略》"治肝当先实脾"的原理；大枣皮、枸杞子培补肾阴，扶正排毒，使邪去肝安；甘草调和诸药。诸药合用，热得清，湿得利，脾得健，肝得和，瘀得祛，血得生，气得调，肾得补，阴得复，肝炎病毒得去，肝炎自愈。

三十一、肝硬化

中医学认为，肝炎肝硬化患者多为感受疫毒之邪，侵及于肝，蕴于体内，久致肝肾阴虚，肝失疏泄，乘于脾土，导致脾虚，脾失健运，水湿生成；病久入于络脉，肝络瘀阻而可出现"臌胀"、"积聚"等病证。

肝郁脾虚

乏力，食欲不振，胸腹闷胀，食后脘胀加重，两胁胀痛，恶心，大便溏。舌淡红，边有齿痕，苔薄白，脉弦或濡。

调肝方

【药物组成】 茯苓 20 克，泽泻、青皮、当归各 9 克，茵陈、郁金、丹参各

12 克，生白术、佛手、炙鳖甲（先煎）、败酱草各 15 克，生薏苡仁 30 克。

【制用方法】 水煎服。

【临证方解】 茯苓、泽泻、白术、薏苡仁益气健脾补虚；当归、丹参、郁金养血活血，符合"肝藏血"的生理特点；佛手、青皮既可疏肝气以开肝郁，又能行气而助化瘀；茵陈、败酱草利湿清热解毒；炙鳖甲可滋阴潜阳，软肝散结。全方共奏益气健脾、化瘀通络、利湿解毒、软肝散结的功效。

❖ 血瘀阻络 ❖

腹大坚满，脉络怒张，胁腹刺痛，面色暗黑，面、颈、胸、臂有血痣，呈丝纹状，手掌赤痕，唇色紫褐，口渴，饮水不能下，大便色黑，舌质紫红，脉细涩。

臌胀复原汤

【药物组成】 柴胡 10 克，茵陈 10 克，黄芪 40 克，丹参 30 克，炒白术 20 克，党参 15 克，茯苓 30 克，猪苓 20 克，泽泻 20 克，大腹皮 20 克，郁金 15 克，当归 10 克，醋鳖甲 20 克，炒山药 20 克，砂仁 6 克，三七粉 5 克。

【制用方法】 水煎服。

【临证方解】 方中用黄芪、白术、党参、山药健脾益气；用丹参、三七、当归以达到温阳化津、祛瘀利水的目的。同时活血祛瘀之品亦有消癥散结、回缩肝脾肿大的功效。在此基础上用理气利水的大腹皮、茯苓、猪苓、泽泻有利于消除臌胀腹水。用柴胡、茵陈、郁金通达肝气，清除湿毒；鳖甲软坚散结以加强回缩肝脾之功；砂仁振奋脾胃及芳香化湿、引药入肝。各药合用，共奏消瘀利水、恢复肝功能之功效。

❖ 脾虚湿盛 ❖

右胁胀满，嗳气恶心，食少纳呆，倦怠乏力，大便溏薄，舌质淡红，苔厚白腻，脉濡缓。

五香软肝散

【药物组成】 沉香 30 克，香附 30 克，二丑 30 克，五灵脂 30 克，杏仁 30 克，土鳖虫 30 克，制大黄 15 克，桃仁 60 克，三七参 30 克，生鳖甲 60 克，连翘 60 克，女贞子 60 克，红参 30 克，黄芪 60 克，白术 60 克。

【制用方法】 上药为末，过 200 目筛，消毒，每包 9 克，每次 1 包，每日 3 次，1 个月为 1 个疗程。

【临证方解】 以沉香、香附、二丑、五灵脂理气活血，消痰利水，升清降浊；土鳖虫、桃仁、三七参、生鳖甲可增强活血化瘀、软坚之功；连翘、制大黄清热解毒泄浊；女贞子养肝柔肝；红参、黄芪、白术补气健脾；杏仁宣肃气机，并具软坚化瘀之功。全方相配，疏肝理气，补气健脾，养血化瘀，使气得疏，血得养，瘀得化，痰得消，水得利，毒得清，三焦气化正常，清升浊降，邪气除而气血复，故病获愈。

湿热内蕴

皮目黄染，黄色鲜明，脘闷纳呆，腹胀，恶心或呕吐，口干苦或口臭，胁肋灼痛，小便黄赤，大便秘结或黏滞不畅，舌苔黄腻，脉弦滑或滑数。

加味补阳还五汤

【药物组成】 黄芪 30～100 克，当归 15 克，川芎 10 克，桃仁 10 克，红花 10 克，赤芍 30～60 克，大枣 5 枚，地龙 10 克，丝瓜络 10 克，桑枝 10 克，柴胡 10 克，茵陈 15～40 克。

【制用方法】 水煎服。

【临证方解】 方中黄芪、当归益气补血；桃仁、川芎、红花、赤芍活血化瘀，配以柴胡疏肝，茵陈利胆退黄，地龙、桑枝、丝瓜络寒凉通络，促进胆汁排泄，减轻肝内小胆管渐进性的破坏和炎症反应。

三十二、肾 炎

肾炎属于中医学"水肿"、"虚劳"、"腰痛"等范畴，临床多表现为本虚标实。其体禀赋不足，素而虚弱是发生本病的根本原因。体虚外邪入袭，致肺脾肾功能失调，而致水湿内停、阻遏气机，血行不畅则瘀于肾，使肾气化功能失司，出现水肿等症。因而本病以肾虚为本，外邪、湿热、瘀血为标。其为本虚标实、虚实夹杂之证。

湿气入肾

腰痛，两腿酸痛，甚则腰痛不能下俯。

泻湿仙丹

【药物组成】 柴胡 6 克，防己 12 克，泽泻 6 克，猪苓 9 克，肉桂 3 克，白术 18 克，山药 12 克，甘草 6 克，白芥子 3 克。

【制用方法】 水煎服。

【临证方解】 柴胡和解表里，防己泻下焦湿热，泽泻、猪苓利水渗湿，白术补脾燥湿，山药补脾肺肾，白芥子温中散寒，甘草调和诸药。

脾肾两虚

慢性肾炎，下肢水肿，心悸，气促，腰部冷痛酸重，四肢厥冷，怯寒神疲，舌质淡胖，苔白，脉沉细。或慢性肾炎，尿蛋白反复不已。神倦乏力，微有低热，纳食不振，苔白，脉弦细。

润河汤

【药物组成】 黄芪 30 克，熟地黄 30 克，山茱萸 12 克，麦冬 12 克，五味子 6 克，白术 15 克，防风 3 克，茯苓 9 克，附子 3 克。

【制用方法】 附子先煎 2 小时后再与其他药共同水煎服。

【临证方解】 黄芪、白术补脾气，熟地黄、山茱萸补肾水，茯苓祛湿，防风祛风，附子引药归经，再用麦冬以生肾水之母，自然金旺水生，病愈。

经验方

【药物组成】 丹参、茯苓各 15 克，白茅根 10 克，枸杞子、炒杜仲、狗脊、炒川断、桑寄生各 12 克，炒薏苡仁、大枣各 20 克，麦冬、银柴胡、生白芍、地骨皮各 9 克。

【制用方法】 水煎服。

【临证方解】 本方投枸杞子、杜仲、狗脊、川断、桑寄生益肾固本以和其正，银柴胡、白芍、地骨皮、麦冬、白茅根、丹参和其气阴、安其阴阳。既有膀胱气化不利，则必有湿浊内阻，故再以茯苓、薏苡仁以化其浊；大枣乃调和之品。

阳虚毒盛

小便有时不舒，腰酸乏力，少数下肢轻浮，神情萎靡，面色晦滞，舌质淡胖，脉沉偏细或沉迟无力。

清补活血汤

【药物组成】 金银花 20 克，连翘 10 克，野菊花 15 克，蒲公英 10 克，墨旱莲 20 克，牡丹皮 10 克，白茅根 30 克，滑石 30 克，小蓟 15 克，黄芪 30 克，山茱萸 15 克。

【制用方法】 水煎服。

【临证方解】 白茅根、金银花、连翘、野菊花、蒲公英清热解毒，凉血止血；黄芪、墨旱莲、山茱萸益气健脾，滋阴清热；滑石利湿通利消肿；牡丹皮、小蓟入肾经，清热活血。

三十三、尿路感染

尿路感染是指由细菌及其他微生物侵入尿路所引起的感染，属中医"淋证"范畴。本病主要病机是膀胱湿热。病延日久，郁热伤阴，阻遏阳气，致阴阳失调，气阴不足，脾肾两虚。女性患者比男性患者更易出现下尿路感染。老年人由于机体各器官功能减退，防御能力下降而易发生尿路感染。妊娠期尿路感染属于中医学"子淋"、"妊娠小便淋痛"等范畴，主要病机为肾虚、膀胱积热，气化失司。

湿热型

小便短数，灼热刺痛，溺色黄赤，少腹拘急胀痛，或有寒热、口苦、呕恶，或有腰痛拒按，苔黄腻，脉濡数。

金蒲饮

【药物组成】 金银花 20 克，蒲公英 15 克，滑石 30 克，甘草 6 克。

【制用方法】 水煎服。

【临证方解】 方中金银花清热解毒；滑石利水通淋，清解暑热；蒲公英清热解毒，利湿；甘草具有泻火解毒、缓急及调和诸药的作用。全方具有清热解毒、利尿通淋的功效。

下焦湿热证

突然尿频、尿急、尿道灼热刺痛，下腹不适或疼痛，可伴有尿色黄赤，少腹压痛，舌质红，苔黄腻或白腻，脉弦数或滑数。

参芪通淋汤

【药物组成】 黄芪 30 克，党参 15 克，茯苓 15 克，炒杜仲 12 克，山药 15 克，续断 15 克，菟丝子 15 克，生地黄 12 克，泽泻 12 克，白茅根 15 克，白花蛇舌草 15 克，车前子 15 克（包煎），石韦 12 克。

【制用方法】 水煎服。

【临证方解】 方中黄芪、党参、茯苓益气扶正；炒杜仲、山药、续断、菟丝子补肾坚阴；生地黄、泽泻、白茅根、石韦、车前子、白花蛇舌草清热利湿。全方共奏补肾益气、清热利湿之功。

湿热下注膀胱

小便艰涩，尿道窘迫疼痛，少腹拘急，舌红，苔薄黄，脉弦带数。

自拟方

【药物组成】 杜仲、川断、当归各 12 克，白芍、生地黄各 15 克，黄芩、黄柏各 10 克，金银花 30 克，苦参 15 克，乌药 10 克，益智 12 克，车前子、金钱草各 30 克。

【制用方法】 水煎服。

【临证方解】 本方可用于妊娠期尿路感染。方中黄芩、黄柏、金银花、苦参清热解毒；杜仲、川断益肾安胎；当归、白芍、生地黄养血安胎，使

国医特效方治百病（第2版）

邪去而不伤正，治病而不动胎；乌药、益智专为膀胱症候而设，有引经作用，合用车前子对减轻尿路刺激症状有良好作用；金钱草有明显的利尿消炎和预防草酸钙结石形成及碱化尿液的作用。全方共奏益肾养血、清热通淋之功。

热毒蕴结下焦

多因感冒发热后出现尿急、尿频、尿痛，伴腰部酸痛，肾区压痛，肋脊角叩痛明显，小便呈红褐色，舌红苔黄，脉弦数或滑数。

自拟清淋合剂

【药物组成】 蒲公英30克，白茅根20克，板蓝根、紫花地丁、泽泻、车前子（布包煎）、桃仁各15克，红花10克，生甘草6克。

【制用方法】 水煎服。

【临证方解】 白茅根甘寒，入膀胱经，利水导热下行；板蓝根、蒲公英、紫花地丁清热解毒利湿；桃仁、红花活血化瘀，改善肾脏微循环；泽泻、车前子泻肾经之火，祛膀胱之湿；甘草调和诸药。诸药相伍，共奏清热解毒、利水通淋之功。

三十四、肾 衰

慢性肾功能衰竭是在各种慢性肾实质疾病的基础上，缓慢地出现肾功能减退而至衰竭时所表现出的一种临床综合征。慢性肾衰竭属于中医"水肿"、"癃闭"、"关格"、"虚劳"等范畴。由于疾病迁延反复不愈、脏腑功能虚损所致。病机为脾肾衰败，湿毒内生，弥漫三焦，气机逆乱。

脾肾两虚

疲乏无力、腰酸腿软、纳少腹胀、恶心呕吐、夜尿频多等。舌淡有齿痕，脉沉弱。

补肾祛毒汤

【药物组成】 桑寄生15克，杜仲12克，生地黄15克，山茱萸10克，党参、黄芪各30克，当归12克，丹参、牛膝各20克，鳖甲9克，炮穿山甲6克，三七粉（冲）2克，土茯苓30克，生大黄9克。

【制用方法】 水煎服。

【临证方解】 以桑寄生、杜仲、生地黄、山茱萸补肾填精温阳；党参、黄芪健脾益气，促进脾胃运化和恢复气机升降；当归为血中圣药，味甘而重，专能补血，气轻而辛，专能行血，当归香气入脾，能舒醒脾气，又能养血润肠通便；土茯苓味甘淡、性平，解毒除湿，能入络，搜剔湿热之蕴毒；鳖甲、炮穿山甲有很强的软坚散结、通瘀活络的功效；三七和丹参配合牛膝活血化瘀，可疏通血管，减轻肾组织纤维化，为延缓肾衰竭的要药。大黄是治疗肾衰的要药，因其能通腑泻浊、行瘀解毒、推陈致新、安和五脏，故能延缓肾衰竭的进展。

湿热浊毒壅盛

口中秽臭，口黏口苦，胸脘痞闷，腹胀纳呆，发热烦躁，舌苔黄腻，脉滑而数。

黄槐温胆汤

【药物组成】 制大黄6克，生槐花5克，半夏10克，陈皮10克，茯苓15克，竹茹10克，白花蛇舌草15克，生姜3片，大枣3枚，甘草6克。

【制用方法】 水煎服。

【临证方解】 方中大黄苦寒泻下，通腑泻浊，清热解毒，活血祛瘀；生槐花、白花蛇舌草清热利湿，解毒消肿；半夏燥湿健脾，和胃降逆；陈皮理气燥湿；茯苓健脾渗湿，以杜绝生痰之源；竹茹清热化痰，止吐除烦；另以甘草、生姜、大枣健脾和胃，调和诸药。

脾肾阳虚

不同程度的水肿，恶心呕吐，头晕乏力，腰膝酸软，皮肤瘙痒，贫血，舌质淡，边尖红，中有瘀斑，舌体胖有齿痕，苔薄白，脉沉细而弦。

益肾利湿排毒汤

【药物组成】 怀牛膝、茯苓、泽泻、陈皮、法半夏、山茱萸各12克，丹参、益母草各12~15克，生地黄、淫羊藿各15克，白术、黄芪各15~30克，鹿衔草20~30克。

【制用方法】 水煎服。

【临证方解】 方中生地黄益肾养阴生津，更能入血分，凉血散血，《本草疏注》谓其："乃补肾之要药，养阴血之上品。"合山茱萸、怀牛膝有补肝肾之阴，滋阴而不助湿，涩精利尿，壮腰膝，平补肝肾等作用。鹿衔草、淫羊藿、白术、茯苓、泽泻、法半夏、陈皮具有健脾温肾、利湿降浊之功；丹参、益母草活血化瘀，凉血利湿；黄芪性温味苦，补气健脾，利水消肿。诸药合用，扶正祛邪、平补平泄，共奏益肾、利湿之功，使水液之毒从小便而排，达到补脾肾、利湿浊、排毒活血之效。

❖ 气阴两虚 ❖

神疲乏力，面色少华、晦暗，腰膝酸软，恶心纳差，皮肤瘙痒，肌肤甲错，腰部固定痛，皮肤瘀斑，舌紫暗，脉细涩、沉弦或结代。

补虚活血方

【药物组成】 黄芪60克，党参24克，枸杞子15克，女贞子18克，当归15克，川芎12克，桃仁12克，红花9克，赤芍12克，地龙6克，益母草12克，大黄9克。

【制用方法】 水煎服。

【临证方解】 黄芪利尿消肿，党参补中益气，枸杞子、女贞子补肝肾、强腰膝，当归补血，川芎、桃仁、红花、赤芍活血，地龙清热利尿，益母草活血利水，大黄泻火凉血、逐瘀通经。

三十五、近 视

近视眼属中医"能近怯远"的范畴。假性近视中药有一定疗效，但若已发展为真性近视，中药疗效并不显著。

❖ 肝肾亏虚 ❖

视近怯远，眼前时有黑花，头晕、耳鸣，夜眠多梦，腰膝酸软，舌淡、苔白，脉沉细。

防近1号

【药物组成】 熟地黄20克，桑椹、白芍、枸杞子各15克，升麻、石菖蒲、五味子、菊花各10克，冰片0.3克，炙甘草6克。

【制用方法】 研成细末。每日3次，每次7克冲服，30天为1个疗程。

【临证方解】 熟地黄滋阴补血，桑椹滋阴养血，白芍养血柔肝，枸杞子滋肾补肝明目，升麻升阳，石菖蒲补肝益心，五味子、菊花清肝明目，冰片去翳明目，炙甘草调和诸药。

❖ 肾虚血瘀 ❖

视远不清，形寒肢冷，眼前有黑花，头晕，腰膝酸软，小便清长，舌淡苔白，脉弦细。

防近2号

【药物组成】 桑椹、五味子、升麻、青风藤、当归、红花、鹿茸、石菖浦、密蒙花、潼蒺藜各 10 克，鸡血藤 15 克，冰片 0.5 克。

【制用方法】 研成细末。每日 3 次，每次 7 克冲服，30 天为 1 个疗程。

【临证方解】 桑椹滋阴养血，五味子清肝明目，升麻升阳，青风藤、鸡血藤祛风通络，当归补血，红花活血，鹿茸壮元阳、补气血、益精髓，石菖蒲补肝益心，密蒙花凉血、润肝、明目，潼蒺藜散风明目，冰片去翳明目。

经络阻塞，肾阳不足，肝气郁结

视远不清，眼前黑影飘动，两胁不适，头晕舌淡苔白，脉弦细。

防近 3 号

【药物组成】 制附子 7 克，五味子、川芎、白蒺藜、红花、石菖蒲、黄芪、升麻各 10 克，菟丝子 15 克，丹参 30 克，冰片 0.7 克。

【制用方法】 研成细末。每日 3 次，每次 7 克冲服，30 天为 1 个疗程。

【临证方解】 方中制附子补火助阳、散寒除湿，黄芪补气升阳，升麻升举阳气，川芎行气补血，红花活血化瘀，石菖蒲开窍活血，丹参活血祛瘀，五味子滋肾明目，白蒺藜平肝明目，菟丝子补肝肾明目，冰片去翳明目。

三十六、白内障

老年性白内障属中医"圆翳内障"或"如银内障"范畴，中医学认为本病多因年老体衰，肝肾两亏，精血不足，或脾虚失运，精气不能上荣于目所致。

脾肾两虚

视物模糊，眼前有暗影，头晕耳鸣，腰膝酸软，失眠健忘，舌质淡，苔薄白，脉沉细或弦细。

自拟利眼方

【药物组成】 党参 25 克，熟地黄 15 克，枸杞子 15 克，山药 15 克，刺蒺藜 15 克，何首乌 15 克，白芍 12 克，女贞子 12 克。

【制用方法】 水煎服。

【临证方解】 方中党参、山药益气健脾，养阴生津；熟地黄、白芍、何首乌养血滋阴；枸杞子、女贞子滋补肝肾，养阴明目；刺蒺藜平肝祛风明目。

肝肾亏虚

视物模糊，眼前有暗影，头晕耳鸣，少寐多梦，舌质红，脉沉细或弦细。

明目地黄汤加减

【药物组成】 生地黄、熟地黄各 20 克，石决明 20 克，山药 15 克，当归、白芍、枸杞子、山茱萸、茯苓、菊花、白蒺藜、决明子、牡丹皮、泽泻各 12 克。

【制用方法】 水煎服。

【临证方解】 生地黄、熟地黄滋阴养血凉血，石决明平肝明目，山药补脾肺肾，当归补血，白芍养血柔肝，枸杞子养肝明目，山茱萸补肝肾，茯苓补益脾胃，菊花清肝明目，决明子平肝明目，牡丹皮凉血活血，泽泻渗湿泄热。全方共奏养肝补血明目之功。

三十七、青光眼

青光眼在祖国医学中属"青风内障"范畴。按照内眼组织与六经相属学说，睫状体属肝，房水属胆，其病位在肝胆。本病多发于青壮年，中医辨证属肝经实热的实证居多，属肝肾阴虚的虚证较少。

肝经实热

眼胀痛，视力下降，口苦，舌红，苔黄，脉弦。

龙胆泻肝汤加石决明

【药物组成】 石决明 25 克，龙胆 15 克，栀子、黄芩、泽泻、生地黄、车前子、柴胡各 10 克，当归、木通、炙甘草各 6 克。

【制用方法】 水煎服。

【临证方解】 方中龙胆、栀子、黄芩泻肝胆实火；泽泻、木通、车前子清热利湿，引火下行；当归、生地黄养血滋阴，以防火热伤阴；柴胡疏肝理气；石决明性味咸寒，入肝经，平肝潜阳；甘草调和诸药。诸药合用，共奏清热泻火明目之功效。

肝肾阴虚，气血不足

瞳神气色浑蒙或散大，眼干涩昏花，口苦咽干，耳鸣耳聋，牙齿松动，失眠多梦，遗精腰酸，五心烦热，颧红盗汗。舌红少苔，脉细数。

石斛夜光丸

【药物组成】 熟地黄 200 克，枸杞子 100 克，天冬 100 克，石斛 100 克，肉苁蓉 100 克，菟丝子 50 克，生地黄 100 克，五味子 30 克，麦冬 50 克，牛膝 50 克，白人参 50 克，淮山药 200 克，茯苓 150 克，甘草 30 克，水牛角粉

100 克，黄连 30 克，白菊花 30 克，青葙子 30 克，决明子 50 克，白蒺藜 30 克，苦杏仁 30 克，川芎 50 克，枳壳 30 克，防风 30 克。

【制用方法】 以上药炼蜜为丸，每日服 3 次，每次 10 克，连服 1 个月为 1 个疗程，服 3 个疗程以上。

【临证方解】 方中熟地黄、枸杞子、天冬、石斛、肉苁蓉、菟丝子、生地黄、五味子、麦冬、牛膝补肝肾，生精血，为君；人参、淮山药、茯苓、甘草补元气，有阳生阴长之功，为臣；水牛角、黄连、菊花、青葙子、决明子、白蒺藜等清热消火，疏肝解郁祛风，为佐；苦杏仁、川芎、枳壳、防风行气导滞，升发精气上注于目，为之使。全方配伍，补泻并用，既可益气填精、滋补肝肾，又可平肝潜阳、调和阴阳、化瘀解郁，使肝肾之气得充，从而使目窍神采光明。

 肝邪脾虚

头痛或偏头痛，头重如裹，睛珠胀硬疼痛，瞳神散大，视力下降，伴有眩晕，纳呆，溲赤便结，舌红、苔黄腻，脉弦滑而数。

青目汤Ⅱ号方

【药物组成】 党参 18 克，白术 10 克，白蒺藜 20 克，五味子 12 克，车前子 10 克，半夏 10 克，桔梗 12 克，陈皮 10 克，黄芩 10 克，茯苓 10 克，薄荷 10 克，菊花 12 克，山楂 10 克，栀子 12 克，酒大黄 3 克。

【制用方法】 水煎服。

【临证方解】 方中以党参、白术健脾利湿，以助正气；桔梗、半夏、陈皮燥湿化痰；白蒺藜、菊花、黄芩、栀子清热明目；茯苓、车前子利水明目，降低眼压；薄荷清利头目；五味子缩瞳降眼压；山楂、酒大黄消食化积，润肠通便。诸药相合共奏化痰明目、降低眼压之效。

肝经风热

头痛，眼珠胀痛，白睛混赤，抱轮红赤尤甚，黑睛浑浊，瞳神散大，伴恶心呕吐，面红口苦，恶寒发热。舌苔薄白或黄，脉弦数或弦硬。

青目汤Ⅲ号方

【药物组成】 石决明 20 克，菊花 10 克，五味子 10 克，车前子 10 克，知母 6 克，黄柏 6 克，山茱萸 6 克，牡丹皮 10 克，钩藤 10 克，白芍 10 克，生地黄 10 克，麦冬 10 克，生牡蛎 25 克。

【制用方法】 水煎服。

【临证方解】 该方以石决明、生牡蛎平肝潜阳，清肝明目；知母、黄柏滋肾阴，泻肾火；钩藤、牡丹皮、生地黄、麦冬养阴生津，清热除烦；车前子、菊花清热明目；白芍、山茱萸补益肝肾，养血敛阴；五味子利水缩瞳降眼压。诸药合用，收滋阴降火、缩瞳降压之功。

三十八、耳 聋

耳聋是指由多种原因引起的单侧或双侧耳有不同程度的听力下降。临床上按耳聋性质分为3类，即感音性神经性耳聋、传导性耳聋、混合性耳聋。神经性耳聋属中医“暴聋”或“久聋”范畴，临床上常合并血瘀症状。

血 瘀

双耳听力突然下降或逐渐下降，伴有耳内蝉鸣，夜间较甚，兼见舌暗或有瘀斑，苔白或黄，脉结代。

自拟活血复聪汤

【药物组成】 柴胡10克，香附10克，当归15克，石菖蒲10克，赤芍10克，川芎10克，桃仁15克，红花10克，麝香0.05克。

【制用方法】 水煎服。麝香冲服。

【临证方解】 方中以川芎、当归、桃仁、红花、赤芍养血活血，加用麝香辛香通窍，主治头面部瘀阻之证。《本草纲目》：“川芎，血中气药也，肝苦急以辛补之，故血虚者宜之；辛以散之，故气郁者宜之。”“香附入肝、三焦经，乃气病之总司，疏肝之要药；柴胡入少阳耳之所居，直达病所，疏肝解郁，升举阳气，通气开窍”。以上诸药合用，上行耳窍，活血散瘀，通达气血，促使内耳微循环改善，以达治疗耳聋之目的。

痰 湿

耳闭塞感，耳聋、眩晕，舌红苔薄腻，脉弦滑。

苍菖芪术汤

【药物组成】 泽泻6克，白术10克，生黄芪30克，苍耳子6克，石菖蒲8克，蒲公英30克，水牛角30克，赤芍15克，地龙8克，姜半夏8克。

【制用方法】 水煎服。

【临证方解】 方中苍耳子、石菖蒲透脑开窍。黄芪益气，升阳，利湿，排水。白术、泽泻健脾利湿，此二味药为《金匮》泽泻汤，治水气上乘清阳之位。地龙、赤芍、水牛角、蒲公英清热解毒，活血化瘀。诸药合用有清热益气、利湿通窍之功。

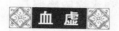 **血虚**

耳聋、耳鸣，肌肤麻木，唇舌无华，舌淡红苔薄，脉细弱。

耳聋开窍丸

【药物组成】 骨碎补、黄芪、葛根、丹参各 200 克，川芎、当归、路路通、黄精、泽泻各 100 克，藏红花 30 克，麝香 1 克。

【制用方法】 做成丸剂，每丸 6 克。

【临证方解】 方中藏红花、川芎、当归、丹参可活血补血、化瘀通络，配黄芪以助气血运行；骨碎补补肾益精；路路通、麝香通络开窍；葛根、黄精、泽泻养血柔肝，升清降浊。诸药配合具有补益气血、升清降浊、醒脑通神、通络开窍之神效。

 气滞

耳鸣憋胀，听力差，心烦失眠，注意力不集中，舌质淡、苔薄黄，脉弦细。

通气散

【药物组成】 柴胡 60 克，香附 100 克，川芎 100 克，远志 60 克，甘草 60 克，煅磁石 200 克。

【制用方法】 上药共研为细面。

【临证方解】 方中柴胡入少阳耳之所居，直达病所，疏肝解郁，升举阳气，通气开窍；香附乃气病之总司，疏肝之要药；配以川芎血中气药，上行耳窍，活血散瘀，通达气血。另神经性耳聋多是骤然而起，患者必心烦意乱，失眠，久则心血暗耗，虚阳不潜，故配以远志宁心安神、祛痰开窍，配磁石以益肾补肝、潜阳安神，使坎离交济则聚气以司聪善听；甘草调和诸药。

三十九、耳 鸣

耳鸣即耳中鸣响，是听觉神经功能紊乱的表现，病因复杂。中医认为，气机不利则气郁，血行不畅则血滞，津液停聚则为湿阻，气虚血滞湿停，耳窍失其清净之常，而生耳鸣。中医根据"肾主耳"，"耳者肾之官也"等论述，常从肾的虚实来论述耳鸣。

 脾阳不振

耳鸣头晕，精神差，疲乏无力，劳累后症状加重，纳差，舌质淡，苔薄白或厚，脉弱。

补中益气汤加味

【药物组成】 黄芪 20 克，党参 20 克，炙甘草 9 克，当归 10 克，白术 10 克，升麻 6 克，橘皮 6 克，柴胡 6 克，蔓荆子 9 克，葛根 10 克。

【制用方法】 水煎服。

【临证方解】 方中以黄芪为君，补中益气，升阳举陷；臣以党参、炙甘草、白术益气健脾以助君药；佐以当归补血养血，橘皮理气和胃；又用升麻、柴胡为使，引黄芪、党参、炙甘草甘温之气升清，再加蔓荆子升清通窍，葛根升举清气。纵观全方，诸药合用，使脾胃强健，中气充足，气陷得升，直达清窍，脉之竭得以解除。

气血亏虚

耳鸣低沉而细微，持续不断，夜间明显，伴失眠，头晕目眩，体倦乏力，听力下降明显。舌淡红，苔薄白，脉沉细无力。

通窍聪明汤

【药物组成】 黄芪、党参、当归各 15 克，熟地黄、丹参、怀牛膝各 20 克，葛根、煅牡蛎各 30 克，川芎、石菖蒲、远志各 10 克，磁石 40 克。

【制用方法】 水煎服。

【临证方解】 方中黄芪、党参、熟地黄、当归养血益气，丹参活血祛瘀，为君药。臣以葛根升阳通窍；川芎行气化瘀，增强行气活血效力；石菖蒲祛除湿浊以开窍闭；牡蛎、远志、磁石重镇安神。诸药或直接开通闭塞之清窍，或通过宣畅气血津液而促使耳窍畅达，可令气血津液齐通，营血上升有路，耳窍有养，耳鸣得除。全方以通为主，兼顾扶正。

肾阴亏虚

耳鸣头晕，鸣声如潮，伴头痛，面红耳赤，心烦易怒，神情倦怠。舌红苔黄，脉细弦数。

龙丹黄芩汤

【药物组成】 龙胆 15 克，牡丹皮 15 克，黄芩 15 克，熟地黄 12 克，山药 12 克，茯苓 12 克，川芎 12 克，泽泻 12 克，山茱萸 10 克，半夏 9 克，甘草 9 克。

【制用方法】 水煎服。

【临证方解】 方中龙胆、黄芩清肝泻火；熟地黄、山茱萸为滋阴补肾要药，山药、茯苓、泽泻有健脾利湿之功；伍以牡丹皮、川芎活血化瘀，改善耳内血液循环，半夏、甘草化痰利气。综观本方，组方精要，配伍严谨，药性平和，不寒不热，不温不燥，标本兼治，疗效明显，无副作用，不易复发，不失为治疗中老年耳鸣的良方。

四十、甲 亢

甲状腺功能亢进症（简称甲亢），属于中医学瘿瘤、中消范畴。中医学认为本病多由精神刺激，情志不调所致。情志内伤致肝气郁结，郁久化火，火盛伤阴，表现为烦躁、心悸、汗多等阴虚阳亢之症；热灼胃津而见善食消瘦之象；肝为刚脏，体阴而用阳，阴虚肝旺，肝火上炎而见手震、心跳、眼球突出；火盛灼津为痰，痰随肝气上逆，凝结于颈，故见瘿肿。

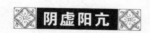

气郁痰瘀

易兴奋，乏力，眼胀不适，心悸心烦，肢体颤抖，失眠多梦，大便次数多，怕热多汗，多食善饥，月经不调。舌红、苔薄黄，脉弦滑数。

甲亢平汤

【药物组成】 玄参、生地黄、穿山甲（先煎）、丹参、夏枯草、浙贝母各15克，猫爪草18克，三棱、麦冬、莪术各12克，黄药子10克。

【制用方法】 水煎服。

【临证方解】 方中玄参、生地黄滋阴降火；浙贝母化痰止咳；黄药子、猫爪草、丹参、三棱、莪术、夏枯草、穿山甲活血软坚，消瘿散结。黄药子软坚散结的作用较强，对甲状腺瘤及甲亢均有较好的疗效。黄药子有微毒，据报道易造成肝脏损害，可能与药物用量和配伍有关。

阴虚阳亢

甲状腺肿大，目突，心烦失眠，心悸怔忡，腰酸乏力，怕热多汗，面红升火，急躁易怒，手指震颤，多食易饥，口渴，消瘦，舌质偏红或边光红，脉弦数或细数。

甲亢汤

【药物组成】 黄芪45克，淫羊藿15克，当归15克，黄芩15克，黄连6克，黄柏15克，生地黄15克，熟地黄15克，白芍12克，夏枯草12克。

【制用方法】 水煎服。

【临证方解】 方中黄芪益气；淫羊藿补命门，益精气，使黄芪得命火之助而补气力著；当归、生地黄、熟地黄、白芍养阴生津；黄芩、黄连、黄柏泻火坚阴；夏枯草清热散结。

气阴两伤

心悸，气短，胸憋，自汗盗汗，手颤，烦躁易怒，食欲亢进，体重明显减轻，舌边尖红苔白，脉细数或有结代。部分患者伴有眼珠突出、甲状腺肿大、月经紊乱、腹泻便溏等。

玉液汤

【药物组成】 葛根 30 克，生黄芪 30 克，生山药 30 克，天花粉 15 克，知母 12 克，五味子 6 克，生鸡内金 6 克。

【制用方法】 水煎服。

【临证方解】 本方重用葛根可以升脾之清阳，引诸药至病所；生黄芪益气，为君药。配五味子可敛阴固摄；知母、天花粉补益真阴，使阳升而阴应；山药补脾固肾；鸡内金消导化收，使水谷精微能正常吸收输布，气血得其濡养，精气得以固摄。

阴虚火旺

乏力消瘦，心悸心烦，口干而渴，多汗易饥，手足心热，失眠多梦，伴有心动过速，手颤，体重下降。

自拟方

【药物组成】 党参 15 克，黄芪 20 克，茯苓 12 克，五味子 10 克，生地黄 15 克，龟甲 20 克，鳖甲 15 克，夏枯草 10 克，白芍 10 克，玉竹 15 克，知母 12 克。

【制用方法】 水煎服。

【临证方解】 党参补中益气生津，黄芪补气升阳，茯苓益脾和胃、宁心安神，五味子滋肾生津、收汗涩精，生地黄清热凉血、养血生津，龟甲补阴虚、滋肾水，鳖甲软坚散结，夏枯草清肝散结，白芍养血柔肝、敛阴收汗，玉竹养阴润燥、除烦止渴，知母滋阴降火。全方共奏清热养阴之功。

四十一、类风湿关节炎

类风湿关节炎（RA）是一种以周围关节骨质损害为特征的全身性自身免疫性疾病。属中医学"痹证"、"历节"等范畴。本病以缓慢、隐袭的方式发病，初发病时可能 1～2 个小关节受累，后逐渐发展为对称性多关节炎。长期不愈可出现关节畸形、强直和功能障碍，甚至生活不能自理。痹证总由于感受风、寒、湿、热所致，有热痹、风寒湿痹以及痹证日久出现虚损表现之分，风寒湿痹又有行痹、痛痹、着痹之分。

热痹

关节红肿疼痛，触之略热，颞颌关节疼痛，张口困难，咀嚼时疼痛加剧，晨僵，午后潮热，身体困倦，大便溏薄，小便清长，舌质红、苔白腻，脉滑数。

四妙散加味

【药物组成】 苍术、黄柏、连翘、蚕沙、茵陈、生地黄、木瓜、丝瓜络各10克，薏苡仁30克，牛膝、茯苓各15克，穿山龙20克。

【制用方法】 水煎服。蚕沙包煎。

【临证方解】 方中黄柏、茵陈、连翘清热解毒利湿，薏苡仁、茯苓利水渗湿，苍术燥湿健脾，蚕沙、牛膝祛风除湿、活血定痛，木瓜、丝瓜络去湿舒筋，生地黄清热生津，穿山甲祛瘀散结。

风寒湿痹

1. 行痹

受凉后肢体时常觉凉，且有时疼痛。

姜胶膏

【药物组成】 鲜姜汁100克，明亮水胶40克。

【制用方法】 上2味同熬成稀膏，摊铺于布上，贴患处，一日一换。

【临证方解】 鲜姜辛辣开通，热而能散，故能温暖肌肉，深透筋骨，以除其凝寒痼冷，而如冰释。用水胶者，借其黏滞之力，可熬之成膏。

2. 痛痹

四肢关节疼痛甚剧，两肩臂部位疼痛尤为剧烈，常欲令人以拳猛击，方觉稍舒。畏寒甚，两手冰冷。舌苔白腻，脉象沉细。

经验方

【药物组成】 炙甘草5克，炮附子、炒白术、全当归、炒白芍各12克，桂枝、片姜黄各9克，细辛3克，粉防己15克，生姜3片。

【制用方法】 水煎服。附子先煎半小时。

【临证方解】 在甘草附子汤的基础上，加当归、白芍活血通络、和营止痛，可以增强调和营卫与疏导气血的作用。附子与当归相配，则镇痛的力量更为显著。其他如防己、威灵仙、防风、细辛等可随证加入，以增强祛风通络、温经散寒、利水渗湿的作用。

3. 着痹

湿气胜者为着痹。双手近端指间关节及腕、膝和踝关节均肿痛，恶风怕冷，关节肿胀，皮肤不红，触之不热，喜热敷，双手近端指间关节呈梭形改变，活动受限，晨僵，乏力，纳食尚可，二便正常，舌质淡、苔白微腻，脉沉弦。

乌头汤合当归四逆汤加减

【药物组成】 制附子、防风、麻黄、桂枝、防己、生地黄、熟地黄各10克，当归、威灵仙各20克，白芍、片姜黄、老鹳草各15克，细辛4克。

【制用方法】 水煎服。制附子先煎2小时，以口尝无麻辣感为要。

【临证方解】 制附子大辛大热，祛风除湿，温经散寒；麻黄温阳散寒止痛；白芍养血；当归苦辛甘温，补血和血，与白芍合而补血虚；桂枝温经散寒，与细辛相配除内外之寒；防风、防己祛风胜湿止痛；生地黄、熟地黄养阴生津；威灵仙祛风湿，通经络；片姜黄行气通经止痛；老鹳草祛风，活血，清热解毒。全方共奏祛风除湿、温经散寒止痛之效。

痹证日久

1. 痹证日久气血不足

痹证日久，肢体麻木，疼痛时轻时重，关节肿大，面色少华，舌质淡，脉虚或沉或细。

发机汤

【药物组成】 人参6克，黄芪18克，当归6克，白芍6克，茯苓18克，薏苡仁30克，白术30克，半夏5克，陈皮5克，肉桂3克。

【制用方法】 水煎服。

【临证方解】 人参大补元气、固脱生津，黄芪补气升阳，当归补血和血，白芍养血柔肝，茯苓渗湿利水、益脾和胃，薏苡仁健脾补肺、清热利湿，白术补脾益胃、燥湿和中，半夏燥湿化痰、消痞散结，陈皮理气健脾、燥湿化痰，肉桂补元阳、暖脾胃。此方妙在补药之中，有行湿之味，使补而不腻。

2. 气虚风湿外乘

浑身顽痹麻木，皮肤瘙痒，筋脉挛急，言语謇涩，手足不遂。

黄芪酒

【药物组成】 人参40克，黄芪80克，白术40克，炙甘草20克，白芍20克，当归40克，肉桂10克，木香10克，防风10克，天麻10克，草薢10克，石斛10克，威灵仙10克，云母粉10克，茵芋叶10克，川续断10克。

【制用方法】 上药做成细末，纱布或绸缎袋装好，用酒适量，如是春天浸泡5天，夏天浸泡3天，秋天浸泡7天，冬天浸泡10天。再以慢火煮30分钟左右，每次服用1～2杯。

【临证方解】 上方用人参、黄芪、白术、甘草以补气，白芍、当归以养血，肉桂和荣卫以通血脉，木香行滞气，防风、天麻、萆薢、石斛、威灵仙、云母粉、茵芋叶祛风胜湿，川续断壮筋骨。上药共奏养血行气、祛风胜湿之功。

其他

1. 诸类风湿关节炎

全身关节疼痛，手足肿胀，不能屈伸，舌质红，苔白腻，舌边有瘀点，脉滑数。

上下通用痛风方

【药物组成】 苍术 12 克，黄柏 12 克，白芷 6 克，羌活 6 克，防己 9 克，川芎 6 克，桃仁 9 克，龙胆 6 克，威灵仙 9 克，神曲 6 克，红花 6 克，胆南星 9 克，桂枝 9 克。

【制用方法】 水煎服。

【临证方解】 方中苍术燥湿，黄柏清热，即二妙散，此二味所以治湿与热也；胆南星燥痰散风，桃仁、红花活血祛瘀，川芎为血中之气药，此四味所以治痰与瘀也；羌活、白芷、威灵仙祛风通络、宣痹止痛，此三味所以祛其风也；桂枝温经通络，兼治其寒，且能引诸药上行手臂；防己、龙胆性苦降，能引诸药下达足胫；用神曲者，既能防止诸药损伤胃气，又有助于脾胃运化，以杜生痰生湿之源。全方诸法并施，故能兼顾风寒湿热痰瘀诸因。

2. 瘀血闭阻

手足关节疼痛 7 年，双手近端指间关节呈梭形改变，痛如锥刺，腕关节肿胀疼痛、活动受限，双足跗趾间关节疼痛变形，晨僵，痛及腰、背及周身关节，舌质暗边有瘀点，苔薄白，脉沉涩。

身痛逐瘀汤加减

【药物组成】 羌活、独活、秦艽、桃仁、红花、地龙、甘草、牛膝、防己各 10 克，川芎 15 克，当归 20 克，威灵仙 30 克，制没药、制香附各 6 克。

【制用方法】 水煎服。

【临证方解】 方中秦艽祛风湿，退虚热；羌活、独活、防己祛风湿，散寒邪；桃仁、红花、当归、川芎活血祛瘀，以散血络之瘀；没药、香附行气活血止痛；牛膝、地龙、威灵仙疏通经络以利关节；甘草调和诸药。各药相配，合奏活血祛瘀疏风除湿、通痹止痛之作用。

四十二、遗 尿

遗尿是指在睡眠中小便自遗，醒后方知。也称尿床。其病因常见于先天禀

国医特效方治百病（第2版）

赋不足，后天摄养失调，生化之源不够充足，导致脾气亏虚，中气下陷，肺气虚弱，治节失司，肾虚下寒，不能温化水液，膀胱失约，固摄无权。遗尿一症，其发病机制，多为肺、脾、肾三脏虚损所致。肺虚治节失司，则膀胱失约；如脾气不足、中气下陷，脾土虚寒，水液无制而自遗；肾虚下寒，不能温化水液，膀胱固摄无权则遗尿。故治疗上多采用益气、补肾、固涩三者相结合的治疗原则。遗尿是夜间睡中排尿，其病因虽不同，但都有肾气不足，以致膀胱之气不固，属虚证。

肾气亏损

遗尿，常伴有头晕，肢倦，记忆力减退，气短乏力，腰膝酸软，怕冷懒言，面色㿠白、无华，胃纳欠佳，舌淡，苔白，脉沉细弱。

自拟韭子猪黄汤

【药物组成】 猪脬（即猪的膀胱）30～50克，巴戟天3～10克，益智3～9克，黄芪10～20克，潼蒺藜5～9克，桑螵蛸3～10克，韭菜子3～6克，山药10～15克，五味子5～10克。

【制用方法】 水煎服。

【临证方解】 方中猪脬是血肉有情之品，以强化后天，补气升提。配黄芪、山药健脾益肺；五味子上敛肺气，益气宁神；韭菜子、巴戟天辛温，共走足少阴肾经，为补肾助阳之妙品；桑螵蛸、潼蒺藜、益智温脾肾之寒，以固摄下元。诸药合用，则肾阳得温，肺气得宣，脾气得升，心神宁，肾气足，而膀胱之约有权，机体的升降出入得以调节，遗尿之症随之可愈。

遗尿汤

【药物组成】 桑螵蛸10克，益智10克，山茱萸10克，升麻6克，菟丝子10克，淫羊藿6克，肉桂5克，乌药5克，甘草6克；另有猪膀胱一个装白胡椒面2克煮熟，每日吃一个，不喝汤。

【制用方法】 水煎服。

【临证方解】 其中桑螵蛸、益智补肾固精而缩小便，两药合用固涩之力更强；山茱萸、菟丝子、淫羊藿补肝肾、益精髓，均有壮元阳之功；乌药温肾散寒而行气，肉桂味辛性大热，补命门火，能温补脾肾阳气；升麻升阳以防诸药不振。猪膀胱以腑补腑；白胡椒性热祛下元之寒；甘草调和诸药。

脾肾阳虚

睡眠中小便自遗，或有梦而遗，兼有畏寒肢冷，小便清长，或纳差便溏，舌质淡，苔白，脉沉无力。或遗尿，常伴头晕，肢倦，记忆力减退，神疲乏力，腰膝酸软，形寒肢冷，面色㿠白无华，食欲不振，舌淡苔白，脉沉细弱等。

四神丸加味

【药物组成】 补骨脂 10 克，肉豆蔻 6 克，吴茱萸 6 克，五味子 4 克，益智 10 克，桑螵蛸 9 克，覆盆子 6 克，大枣 3 枚，黄芪 10 克。

【制用方法】 水煎服。

【临证方解】 方中补骨脂温补肾阳，吴茱萸、肉豆蔻温中散寒，黄芪、大枣益气补中，五味子、益智、桑螵蛸、覆盆子固涩止遗。诸药合用，共奏温补脾肾、益气固涩之功。

自拟益智猪脬汤

【药物组成】 猪脬（即猪的膀胱）30～50 克，益智 3～10 克，桑螵蛸 3～10 克，补骨脂 5～10 克，金樱子 5～10 克，菟丝子 3～10 克，党参 10～15 克，大枣 10～15 克，淮山药 10～20 克，五味子 3～5 克，糯米 30～50 克。

【制用方法】 将糯米纳入猪脬扎好缺口，加清水 800 毫升、食盐适量，与诸药共炖，煎取药液至 200 毫升即可，每日 2 次，与猪脬及糯米同服。

【临证方解】 方中猪脬是血肉有情之品，以强化后天，补气升提，且作引经之药；配党参、山药、糯米、大枣健脾益肺；五味子敛肺气，益气宁神；益智、菟丝子温肾壮阳，温化下焦之寒气；补骨脂、桑螵蛸、金樱子补肾阳，固精缩泉。诸药合用则肾阳得温，肺气得宣，脾气得升，心神宁，肾气足而膀胱可以制约，机体升降出入功能得以调节，遗尿随之可愈。

四十三、白癜风

白癜风是一种常见的后天性表皮色素脱失性皮肤病，中医称为"白癜"或"白驳风"。在皮肤上可出现大小不等的圆形或椭圆形白斑，边界清晰，边缘色素较深。好发于皱褶及暴露部位，易诊断、难治疗，且影响美观。白癜风的病机在于风邪内袭，导致气机运行不畅，气滞则血瘀，血瘀则脏腑功能失调；加之其风邪炽盛，易生寒邪，寒凝血脉，血不养肤，导致皮肤失荣失养，终致此病，欲愈须扶正也。

营卫失和

病人气血不调，营卫失和兼风邪外袭。多属白癜风稳定期，主要表现为白斑浅淡，圆形、椭圆形，边缘整齐，随时间增长而增大，伴神疲乏力，面色㿠白，舌质淡，脉浮缓。

当归乌梅酊

【药物组成】 乌梅 30 克，当归 30 克，75％酒精 150 毫升。

【制用方法】　将乌梅、当归，浸泡于75％酒精150毫升中，2周后过滤去渣，即得当归乌梅酊。用时以棉签蘸药液搽患处，每日3～4次，2个月为1个疗程，连续用2～3个疗程。

【临证方解】　本病多因风血相搏，气血失和，血不荣肤而成。方中当归养血活血，乌梅酸敛收涩、生津，酒精促进血液循环，加快药物吸收。

祛湿补血方

【药物组成】　豨莶草9克，苍耳草9克，浮萍9克，补骨脂12克，川芎9克，红花9克，白芷4.5克，桂枝3克，赤芍12克。

【制用方法】　水煎服。

【临证方解】　白癜风由风湿搏于肌肤，久而不去，以致气血失和所致。豨莶草、苍耳草祛风湿，清热解毒；浮萍祛风止痒；补骨脂温补脾肾；川芎、红花、赤芍养血活血，调畅气血；桂枝温运脾阳，祛风解表；白芷祛风胜湿。

肝肾亏虚

病人肝肾阴虚，兼气血失和，肌肤失养。病程较长，白斑局限或泛发，毛发变白，皮肤干燥，伴头晕耳鸣，腰膝酸软，舌淡红少苔，脉细弱。

祛白酊

【药物组成】　墨旱莲、补骨脂各30克，马齿苋25克，紫草20克，红花、生姜、白芷各15克。

【制用方法】　上药粉碎放入容器，加入75％酒精500毫升，二苯亚枫100毫升，浸泡10天，过滤使用。用法：每日擦患处3次，日光照射，2个月为1个疗程。用药前配合梅花针叩刺患处表皮，以皮肤红润、不出血为度，每日1次。

【临证方解】　白癜风治宜疏风祛湿，通络达表，调和气血，辅以补肝肾。方中生姜、白芷疏风达表；马齿苋祛湿解毒；紫草、红花调和气血，消斑；补骨脂、墨旱莲补肝肾、调气血；辅以梅花针刺，加强局部药物吸收及血液循环。

风湿外袭

病人因风湿外侵，经脉不利，肌肤失养。发病及蔓延快，白斑多发于头面或泛发全身，局部常有痒感，苔薄白，脉浮。

复方补骨脂酊

【药物组成】　补骨脂40克，白芷15克，红花10克，白蒺藜5克，血竭10克。

【制用方法】　上药微火焙干，共研细末，置密封瓶中，入75％酒精160

毫升浸泡7昼夜，过滤去渣，即得复方补骨脂酊。入瓶密封待用。用时以棉球蘸药液涂擦患部，每日3~4次，以患处皮肤微微发红为度。

【临证方解】 复方补骨脂酊功能活血祛风，可改善皮肤局部血循环。方中白芷、白蒺藜疏风解表，外散风邪；红花、血竭活血化瘀；补骨脂补肾壮阳，益精填髓。酒精行气活血，药物浸泡后更易吸收。

气滞血瘀

临床表现为大小不等的斑点或片状，边缘清楚、光滑，伴肢体困重而痛，舌质紫暗，或有瘀点，脉弦涩。

消白灵

【药物组成】 红花、白蒺藜、菟丝子、补骨脂各10克，草乌、川乌、蝉蜕、雄黄、蛇蜕各5克，当归、乌梅各30克，轻粉4.5克。

【制用方法】 上药研成粗粉，加75％酒精或白酒500毫升，密封于容器中，浸泡7天即可使用。用前将药液摇匀，用棉签蘸药水涂擦患处约10分钟，然后紫外线或日光照射10分钟，以增强效果。

【临证方解】 方中红花、当归活血祛瘀；白蒺藜、川乌、草乌祛风除湿；补骨脂、菟丝子补肾益精，促进皮肤色素新生；蝉蜕、蛇蜕疏散风热，祛风止痒；雄黄、轻粉解毒，杀虫，止痒；乌梅酸敛生津。

血热生风

风湿入里化热，气滞血瘀。白斑渐扩大，边缘模糊，色偏红，痒、麻、疼痛不适，口干，苔黄，脉数。

凉血地黄汤

【药物组成】 生地黄30克，赤芍、丹参、当归尾、川芎、桃仁、黄芩、生地榆、荆芥、防风、豨莶草、白鲜皮、地肤子、乌梢蛇各9克，生甘草3克。

【制用方法】 水煎服，每日1剂，分2次服。

【临证方解】 生地黄、黄芩、豨莶草清热解毒；赤芍、丹参、当归尾、川芎、桃仁、生地榆清热凉血，活血祛瘀；荆芥、防风、白鲜皮、乌梢蛇、地肤子祛风止痒；甘草固护脾胃，调和诸药。

肝阳上亢

病人多为肝郁气滞化热，水不涵木，肝阳上亢。临床表现为白斑无固定好发部位，色泽时明时暗，微痒，常随情绪变化而加剧，女性多见，常伴胸闷嗳气、性急易怒、头晕、头痛、耳鸣等，苔黄，脉弦数。

活血祛风汤

【药物组成】　内服药组成：制何首乌 30 克，当归、丹参、白花蛇舌草、防风、荆芥、白芷、桃仁各 15 克，桑椹、黑芝麻、补骨脂、白蒺藜、百合各 20 克，红花、浮萍各 10 克，西红花 1 克（另煎）。

【制用方法】　水煎服，每日 1 剂，分 2 次服。

【临证方解】　制何首乌、桑椹、黑芝麻、补骨脂补肾益精；当归、丹参、桃仁、红花、西红花养血活血，祛瘀通络；防风、荆芥、白芷、白蒺藜、浮萍祛风止痒；白花蛇舌草清热解毒止痒；百合清心除烦。

四十四、银屑病

中医称白疕、疕风、松皮癣，是一种皮损状如松皮，形如疹疥，搔起白皮的红斑鳞屑性皮肤病。由营血亏损，化燥生风，肌肤失养而成。

风热血燥

患者营血亏损，化燥生风，肌肤失养而成。临床表现：皮损鲜红，皮疹不断出现，红斑增多，刮去鳞屑可见发亮薄膜，点状出血，瘙痒明显，伴心烦，口渴，大便干，尿黄，舌红，苔黄或腻，脉弦滑或数。

清热解毒汤

【药物组成】　生地黄 15 克，玄参 15 克，当归 10 克，栀子 12 克，板蓝根 15 克，蒲公英 10 克，紫花地丁 12 克，野菊花 10 克，贝母 12 克，土茯苓 12 克，桔梗 10 克，赤芍 10 克，天花粉 10 克，甘草 6 克。

【制用方法】　每日 1 剂，水煎服。

【临证方解】　患者毒热伏于营血，致血热内盛，外受风热，毒伏血络，伤血化燥而成本病。方中栀子、板蓝根、蒲公英、紫花地丁、野菊花、土茯苓清热凉血；生地黄、玄参、天花粉养阴解毒；当归、赤芍活血养血，祛风润燥；贝母、桔梗清热散结；甘草解毒生津，调和诸药。

清热凉血方

【药物组成】　生地黄 18 克，赤芍 12 克，牡丹皮 9 克，草河车 15 克，蒲公英 30 克，山豆根 9 克，紫草 12 克，淫羊藿、补骨脂、菝葜各 30 克，生甘草 9 克。

【制用方法】　水煎服。

【临证方解】　生地黄、赤芍、牡丹皮、紫草清热养阴，凉血活血；草河车、蒲公英、山豆根清热解毒；菝葜解毒祛风；淫羊藿、补骨脂温补脾肾；生甘草解毒，调和诸药。

解毒汤

【药物组成】 白茅根30克，生地黄30克，大青叶30克，板蓝根30克，白花蛇舌草30克，生薏苡仁30克，鸡血藤30克，紫草根15克，生槐花15克，丹参10克，当归10克，赤芍10克，川芎6克，陈皮6克。

【制用方法】 水煎服。

【临证方解】 患者血热炽盛，方用清热解毒、活血凉血之品。白茅根、生地黄清热凉血，养阴生津；大青叶、板蓝根、白花蛇舌草清热解毒；生槐花、丹参、紫草根入血分而凉血解毒；鸡血藤、当归、赤芍、川芎养血活血；生薏苡仁、陈皮利湿。

养阴解毒汤

【药物组成】 生地黄30克，白花蛇舌草30克，大青叶30克，板蓝根30克，生薏苡仁30克，丹参15克，鸡血藤15克，当归10克，麦冬10克，赤芍10克，川芎6克，陈皮6克。

【制用方法】 水煎服。

【临证方解】 患者阴血耗伤，肌肤失养，方用滋阴润燥、养血活血之品。生地黄、麦冬清热凉血，养阴生津；大青叶、板蓝根、白花蛇舌草清热解毒；丹参、鸡血藤、当归、赤芍、川芎养血活血；生薏苡仁、陈皮利湿。

乌蛇消疮饮

【药物组成】 乌梢蛇20～30克，全蝎5～10克，露蜂房10克，蝉蜕10克，苦参15克，白鲜皮15克，金银花15克，牡丹皮15克，赤芍15克，生何首乌15～30克，生甘草10克。

【制用方法】 将乌梢蛇碎成小段，放入铁锅内，加少许香油，微火烘焙，稍见黄脆即好，碾细末备用；全蝎亦同法制用。余药水煎分三次服，送服乌梢蛇、全蝎粉。

【临证方解】 本方重用虫类药，取乌梢蛇、全蝎、露蜂房、蝉蜕之毒性以毒攻毒、入络剔毒；苦参、白鲜皮清热解毒，除湿止痒；金银花、生何首乌清热解毒；牡丹皮、赤芍养血活血；生甘草既有解毒之效，又有缓和诸药之功。

凉血汤

【药物组成】 生槐花30克，白茅根15克，生地黄15克，牡丹皮10克，赤芍10克，金银花15克，连翘10克，竹叶10克。

【制用方法】 每日1剂，水煎服。

【临证方解】 其中生槐花、白茅根、生地黄、牡丹皮、赤芍取犀角地黄汤之意，以清热凉血为主；火性炎上，故以金银花、连翘解散浮游之火；以竹叶清热，且载药上行，以达皮肤；重用生槐花，旨在取其清热凉血、清泻大肠之功。

解毒凉血汤

【药物组成】 水牛角片（先煎）30克，生地黄10克，紫草10克，土大黄 10 克，土茯苓 15 克，金钱草 30 克，大青叶 10 克，板蓝根 10 克，丹参 30 克，知母 10 克，玄参 20 克，莪术 10 克，苦参 10 克，生黄芪 20 克，炒麦芽 10 克。

【制用方法】 每日 1 剂，水煎服。

【临证方解】 水牛角片、生地黄、紫草清热凉血消斑；板蓝根、大青叶清热解毒利咽；土茯苓、土大黄清解深入营血之毒热；金钱草清热利湿通淋，使热毒从小便而解；知母清热泻火、滋阴润燥，同时增强清气分热之力，防止热入营血；玄参益阴解毒消斑；苦参燥湿止痒；佐以丹参清心除烦、凉血活血，莪术行气活血，两药配合以软坚消斑块；生黄芪益气扶正；炒麦芽顾护脾胃。诸药合用，以清热解毒凉血消斑为主，佐以活血、滋阴、健脾益气，祛邪兼顾扶正，使邪去而正不伤。

凉血散瘀解毒汤

【药物组成】 水牛角粉 10 克，生地黄 12 克，牡丹皮 12 克，赤芍 25 克，土茯苓 30 克，苦参 12 克，白鲜皮 12 克，地肤子 12 克，红芽大戟 10 克，重楼 15 克，山慈菇 15 克，半边莲 15 克，半枝莲 15 克。辨证加味：伴瘙痒明显者加蝉蜕 10 克，沙苑蒺藜 12 克，白蒺藜 12 克，防风 10 克；伴皮肤潮红者加紫草 15 克，大青叶 25 克，白茅根 30 克；伴湿邪偏盛者加炒薏苡仁 30 克，苍术 10 克，白术 10 克；伴便秘者加炒莱菔子 25 克，大黄 10 克。

【制用方法】 每日 1 剂，水煎服。

【临证方解】 水牛角为君药，清热凉血解毒，且能散瘀；生地黄为臣，清热凉血、滋阴生津，助水牛角清热凉血，又能止血；赤芍、牡丹皮清热凉血，活血祛瘀；土茯苓、苦参、白鲜皮、地肤子清热燥湿、祛风解毒止痒，使湿热得清、风邪得散、血脉调和，则痒止疹消，为治疗皮肤病常用之品；重楼、山慈菇、半边莲、半枝莲清热解毒止血，消痈散结；红芽大戟，又名红大戟，有大毒，性味苦寒，可攻下泻热、散结消肿。

表寒里热

患者由于风寒之邪侵袭肌肤，以致营卫失和，气血不畅，阻于肌表而生。临床表现：皮损色淡，瘙痒明显，鳞屑较多，汗出不畅，全身憋胀，烦躁不安，头痛目赤，伴口干，便结，舌红，苔黄，脉浮紧滑。

葛根汤加味

【药物组成】 葛根 30～60 克，麻黄 15～30 克，桂枝 10 克，白芍 10 克，甘草 10 克，生姜 10 克，大枣 7 枚，生石膏 15～30 克。

【制用方法】 水煎服。

【临证方解】 表寒重者取葛根汤解肌发表，调和营卫。葛根发表解肌、升阳透疹，生石膏清热解肌，麻黄、桂枝解肌发表祛表寒，白芍、甘草、生姜、大枣助桂、麻祛表寒，又补脾和胃。

防风通圣散加味

【药物组成】 防风10克，大黄3～6克，荆芥10克，麻黄10克，赤芍10克，连翘10克，甘草10克，桔梗10克，川芎10克，当归10克，石膏15克，滑石10克，薄荷10克，黄芩10克，苍术10克。便秘重者加芒硝3克。

【制用方法】 水煎服。

【临证方解】 实热重者取防风通圣散解在表之风热邪气，又清在内之实热积滞，麻黄、荆芥、防风、薄荷疏风解表，大黄、芒硝泻热通便，滑石清热利湿，黄芩、石膏、连翘、桔梗清肺胃之热、泻火解毒，苍术健脾燥湿，当归、川芎、赤芍养血和血，甘草益气和中、调和诸药。

瘀滞肌肤

患者日久气血耗伤，营血不足，气血循环受阻，以致瘀阻肌表而成。临床表现：皮损肥厚浸润，颜色暗红，经久不退，表面覆盖灰白色鳞屑，形如砺壳，舌紫暗或有瘀斑，脉涩或细缓。

银屑化瘀汤

【药物组成】 莪术20克，三棱10克，鸡血藤40克，赤芍15克，红花10克，大蜈蚣3条（研末服），威灵仙15克，蝉蜕10克，生黄芪40克，生地黄30克，生甘草10克，白鲜皮20克。皮损头部甚者，加川芎、全蝎、藁本；皮肤干燥或皲裂者，加黄精、生何首乌、当归、芍药；瘙痒严重者，加乌梢蛇、刺蒺藜、地肤子；气血亏虚者，重用黄芪，加党参、太子参；脘闷纳呆者，加白术、鸡内金、焦三仙；合并肝经湿热者，加板蓝根、黄芩、茵陈。

【制用方法】 水煎服。

【临证方解】 方中莪术、三棱、鸡血藤、赤芍、红花活血行气，祛瘀生新；大蜈蚣、蝉蜕等虫类药搜风止痒；生黄芪、生地黄益气生血；白鲜皮燥湿止痒；生甘草解毒，调和诸药；威灵仙性善走，祛风湿，通经络。

自拟丹蛇解毒汤

【药物组成】 丹参、白花蛇舌草、土茯苓各30克，赤芍、白芍、石斛、草河车各15克，郁金、乌梢蛇、茯苓各10克，苍术12克，甘草6克。

【制用方法】 每日1剂，水煎服。

【临证方解】 方中丹参、乌梢蛇为君药，丹参活血化瘀而专入血分，乌梢蛇祛风通络。土茯苓、草河车、白花蛇舌草、赤芍清热解毒，除湿止痒，为臣药。白芍、石斛养血敛阴；郁金、赤芍活血行气，以助君药活血解毒搜风之功，苍术燥湿祛风止痒，为佐药。茯苓健脾益气，甘草调和诸药，两药合用顾护胃气，以防诸药久服伤胃，为使药。

四十五、脱 发

脱发是头发脱落的现象。分为生理性脱发和病理性脱发。病理性脱发是指头发异常或过度脱落，其原因很多。中医学认为肾藏精，主生殖，其华在发，发为血之余，认为肾为先天之本，头发为血液的产物。肾藏精，肝藏血，精血同源相互转化，两者缺一不可。

血热风燥

因过食辛辣或情志抑郁，化火损阴耗血，血热生风，风热上窜巅顶。症见突然成片脱发，偶有头皮瘙痒，或伴头部烘热，心烦易怒，急躁不安，口干，大便秘结，小便短赤，苔薄黄，脉弦。

三黄粉

【药物组成】 雄黄、硫黄、密陀僧、朱砂各20克、雌黄15克，白附子30克，白及30克，麝香、冰片各5克。

【制用方法】 治白癜风，用茄蒂或茄皮蘸药外涂；治圆形脱发，用生姜蘸药外涂；治面部色素沉着，用牛奶或蜂蜜水调敷外涂。

【临证方解】 方中雄黄燥湿杀虫解毒；硫黄杀虫；密陀僧消肿杀虫，收敛防腐；雌黄燥湿杀虫解毒；麝香芳香开窍，行气活血；冰片芳香走窜，引药透入；朱砂解毒；白及消肿，生肌敛疮。共用有和营血、生毛发、消斑痣之功。

摩发膏

【药物组成】 细辛、防风（去芦头）、川续断、川芎、皂角、辛夷各100克，侧柏叶、白芷各200克，桑寄生300克，泽兰、零陵香各250克，蔓荆子400克，竹叶（切）100克，松叶（切）100克，乌麻油4升。

【制用方法】 上药细锉，以桑白皮半斤，加水800毫升，煮取200毫升，又取韭根汁100克相和，浸药一宿，以绵裹入油中，微火煮，三上三下，候白芷色黄，去滓，以瓷器盛之，用其涂摩头发，日夜二至三次。

【临证方解】 方中蔓荆子疏风清热、清利头目，桑白皮、韭根清肺浮热，三药均为古人常用之重要生发药，为君药；细辛、防风祛风散寒通窍，白芷祛风燥湿止痒，川芎行气活血，辛夷祛风通窍，侧柏叶、松叶祛风燥湿、杀虫止痒，泽兰活血行水，竹叶清热生津，川续断补肝肾、益精血以助生发，皂角祛风痰、除湿毒、开窍杀虫，共为臣佐药；乌麻油气味芳香，一可作溶剂以吸收各种药中的挥发油成分，二可赋予头发以润泽和芳香，共用可以生发。

气血两虚

多在病后或产后，气血亏虚，发无生长之源。症见头发呈斑块状脱落，并呈渐进性加重，范围由小而大，毛发稀疏枯槁，触摸易脱。伴唇白，心悸，气短懒言，倦怠乏力，舌质淡，脉细弱。

异功散加味

【药物组成】 黄芪45克，陈皮6克，甘草9克，党参15克，白术12克，茯苓12克。加减：舌质红绛者加墨旱莲30克；舌苔白腻者加藿香9克；脱发区瘙痒、有麻木感者加鸡血藤19克，天麻9克，熟地黄20克；伴头晕、耳鸣、失眠、苔剥舌淡、脉细等症状者，属肝肾不足之证，加何首乌25克，当归12克，枸杞子12克，怀牛膝12克；伴头痛、胸胁疼痛、舌有瘀斑、脉象沉细等症状者，属气滞血瘀且病程较长者，加赤芍12克，川芎15克，桃仁15克。

【制用方法】 每日1剂，水煎取汁600毫升，分2次服用，一般都在饭前1小时服用。另用50%酒精1000毫升将上述原方浸泡1周后，取汁兑入5%斑蝥酊，外搽脱发区，每70毫升异功散酊兑30毫升5%斑蝥酊，每日2次。

【临证方解】 异功散具有补益气血之功效。黄芪、党参、白术、甘草补中益气，互生气血；陈皮、茯苓健脾和中，脾为后天之本，气血生化之源，故健脾同样能达到补益气血之目的。全方合配，实乃补益见长。

肝肾不足

病程日久，肝肾不足，精不化血，血不养发。平素头发焦黄、干枯或花白，发病时呈大片均匀脱落，甚或全身毛发脱落，头晕，耳鸣，目眩，腰膝酸软，多梦，夜尿多，舌淡，苔剥，脉细。

扶元养荣汤

【药物组成】 五爪龙30克，牛大力30克，千斤拔20克，黄精10克，茯苓15克，枸杞子10克，天麻20克，远志10克，麦芽30克，谷芽30克，白蒺藜20克，石菖蒲10克，淮山药30克，夜交藤30克，白术20克。加减：血虚者加何首乌，血热者加黄芩，肾虚者加杜仲、怀牛膝。

【制用方法】 水煎服，每日1剂，14天为1个疗程，以长出新发为止。

【临证方解】 本方选用岭南中草药五爪龙、千斤拔、牛大力，三者为补气药，且药性平和，不温不燥，味道芳香；黄精、枸杞子滋补肾精；茯苓、谷芽、麦芽、淮山药、白术健脾胃以滋生化之源；天麻、白蒺藜平肝疏肝；远志、石菖蒲豁痰开窍；夜交藤滋阴养血，宁心安神。

乌黑生发丸

【药物组成】 制何首乌、黑芝麻、熟地黄、生地黄各120克，玄参、麦

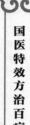

国医特效方治百病（第2版）

冬、墨旱莲、川芎、当归各 60 克，菊花 15 克。肝郁加柴胡、木香、香附；血瘀加桃仁、红花；湿重加薏苡仁。

【制用方法】　将上药烘干粉碎为细末，炼蜜为丸，每丸 10 克，早晚各服 1 丸，连服 3～6 周，期间不能间断。

【临证方解】　方中制何首乌、黑芝麻补益精血，善治须发早白；熟地黄、墨旱莲养血，滋阴益肾；生地黄、玄参、麦冬清热凉血，养阴生津；当归补血，活血；川芎行气，上行头目，引药入经；菊花疏肝清热，引药上行头部，直达病所。全方配合具有养血祛风、理气活血、补益肝肾之功。

三子养发汤

【药物组成】　内服方：枸杞子 25 克，何首乌 25 克，当归 20 克，女贞子 15 克，菟丝子 15 克，熟地黄 15 克，黄芪 10 克，防风 10 克。若失眠多梦加夜交藤、炒酸枣仁；胸腹闷满加陈皮、半夏；腰酸、腰痛加杜仲、川续断。

外搽药：滑石粉 30 克，雄黄 15 克，硫黄 20 克，地肤子 15 克，苦参 10 克。

【制用方法】　内服方：水煎服，每日 1 剂，分 2 次服。外搽剂：将药研极细末，用凡士林调和后用纱布包之搽患处，一剂分 4 包，每包搽 2 天，每日 2 次。

【临证方解】　内服方枸杞子、女贞子、菟丝子、熟地黄养阴补肾，益精填髓；何首乌、当归养血生发；黄芪、防风祛风固表。

外搽方：雄黄、硫黄杀虫止痒；滑石粉、地肤子、苦参清热燥湿止痒。诸药合用，外搽患处，刺激毛囊新生。

乌须生发汤

【药物组成】　侧柏叶 30 克，制何首乌 30 克，女贞子 15 克，墨旱莲 30 克，当归头 15 克，丹参 30 克。加减：血热生风证，加牡丹皮 15 克、生地黄 30 克、紫草 12 克、白蒺藜 15 克、黄连 6 克、百部 15 克；血瘀毛窍证，加赤芍 15 克、川芎 15 克、桃仁 12 克、红花 12 克、益母草 30 克、鸡血藤 30 克；脾胃湿热证，加萆薢 15 克、泽泻 15 克、土茯苓 30 克、白鲜皮 15 克、蒲公英 30 克、薏苡仁 30 克、栀子 12 克、茵陈蒿 30 克；肝肾不足证，加山茱萸 15 克、枸杞子 30 克、菟丝子 30 克、黄精 20 克、熟地黄 30 克、桑椹 30 克；血虚失荣证，加炙黄芪 30 克、黑芝麻 50 克、桑椹 30 克、黄精 20 克、熟地黄 30 克。

外用方：侧柏叶、制何首乌、墨旱莲各 100 克，当归 50 克。

【制用方法】　内服方：1 剂 3 煎，加水 600 毫升，煎取 300 毫升，每日 1 剂，每次 100 毫升，每日 3 服，1 个月为 1 个疗程。外用方：每日 1 剂，水煎，加水适量，早晚各熏洗头部一次。

【临证方解】　乌须生发汤以生发乌发之要药侧柏叶、制何首乌为君药。发为血之余，肝肾同源，精血同源，女贞子、墨旱莲补肝肾、乌须发，为臣药。

当归、丹参养血活血、祛瘀通滞，为佐使药。诸药合用，共奏乌须生发之功。临证时辨证施治，血热生风证，辅以黄连、生地黄、牡丹皮、紫草、百部、白蒺藜清热凉血祛风；血瘀毛窍证，辅以赤芍、川芎、桃仁、红花、益母草、鸡血藤活血祛瘀通窍；脾胃湿热证，辅以栀子、茵陈蒿、薏苡仁、萆薢、土茯苓、泽泻、白鲜皮、蒲公英清热除湿运脾；肝肾不足证，辅以枸杞子、菟丝子、熟地、桑椹、黄精、山茱萸补益肝益；血虚失荣证辅以炙黄芪、黑芝麻、桑椹、黄精、熟地养血生发。外用熏洗方仍以侧柏叶、制何首乌乌须生发，为君药；墨旱莲补益肝肾，为臣药；当归活血祛瘀通滞，为佐使药。

四十六、椎间盘突出症

国医特效方治百病（第2版）

主要是因为椎间盘各部分（髓核、纤维环及软骨板），尤其是髓核，有不同程度的退行性改变后，在外界因素的作用下，椎间盘的纤维环破裂，髓核组织从破裂之处突出（或脱出）于后方或椎管内，导致相邻的组织，如脊神经根、脊髓等遭受刺激或压迫，从而产生麻木、疼痛等一系列临床症状。中医学典籍中无"腰椎间盘突出症"之名，根据该病的临床表现，可归于"腰痛"、"痹证"等范畴。

初 期

因跌仆损伤、劳累、外邪侵袭致局部气滞血瘀，筋络阻滞。临床表现为疼痛剧烈，搀扶行走，不能仰、俯卧，行走、久坐和夜间痛觉加重。舌紫暗，脉沉紧。

血府逐瘀汤加味

【药物组成】 牛膝25克，赤芍20克，枳壳15克，甘草15克，当归20克，川芎15克，桃仁15克，红花15克，没药15克，乳香15克，续断25克。

【制用方法】 水煎服，每日2次。

【临证方解】 方中川芎、当归、桃仁、红花、赤芍均有活血化瘀、通经止痛之效；枳壳行气；牛膝引瘀血下行；乳香、没药活血止痛，消肿生肌；续断强筋骨，通利血脉，有接骨疗伤的作用；甘草调和诸药。现代研究表明，血府逐瘀汤能及时清除机体促凝物质和纤维蛋白降解产物，抑制血小板聚集和抗组织缺氧，可解除微循环障碍，有利于组织器官的血液供应。对瘀血状态的改善、消除起到了积极的作用。

麻黄附子细辛汤加味

【药物组成】 麻黄10克，制附子15克（先煎），细辛6克（后下），黄柏10克，杜仲20克，炮穿山甲（冲）3克，蜈蚣1条，川牛膝15克，接骨木

15 克，威灵仙 30 克，乳香、没药各 15 克，薏苡仁 30 克，甘草 6 克。

【制用方法】 每日 1 剂，水煎服。

【临证方解】 方中麻黄辛温发汗散寒，制附子温肾助阳，共为君药，二味合用，可提振阳气，开泄皮毛，鼓邪外出，而无汗出伤阳之虑；细辛归肺、肾二经，性善走窜，通彻表里，既助麻黄散寒，又可鼓动肾中真阳之气，协附子温里，为臣药。此三味药，能使寒邪得以表散，里虚之阳得以回复，共奏助阳散寒之功。川牛膝、接骨木、杜仲、穿山甲、蜈蚣、威灵仙、乳香、没药补肾通经，活络止痛；黄柏为制辛热太过而用，甘草调和诸药，薏苡仁除湿。全方共奏散寒除湿、温通经络止痛之效。

牵正散

【药物组成】 丹参 30 克，鸡血藤、伸筋草各 20 克，红花、地龙、僵蚕各 10 克，全蝎、白附子、甘草各 6 克，蜈蚣 2 条。

【制用方法】 每日 1 剂，水煎早晚分服。连服 20 剂为 1 个疗程。

【临证方解】 方中牵正散（全蝎、白附子、僵蚕）驱风通络力强，蜈蚣、地龙搜风活血，改善血液循环。丹参、红花活血祛瘀，消肿止痛，改善腰部血液循环，消除椎间盘受压引起的肿胀；鸡血藤、伸筋草加强活血祛风、舒筋活络的作用，共奏驱风活血、舒筋通络镇痛的作用，改善腰部血液循环，消除突出之椎间盘受压引起的肿胀，有利于椎间盘复位。甘草调和诸药。

颈椎病方

【药物组成】 葛根、桂枝、赤芍、白芍、鹿角胶、桃仁、红花各 10 克，川芎、地龙、白芷、白蒺藜各 10 克，细辛、通草、吴茱萸、荜茇各 5 克，络石藤、青风藤各 15 克，乳香、没药各 12 克，水蛭胶囊 4 粒，土鳖虫（䗪虫）胶囊 4 粒。椎动脉型加天麻、钩藤，脊髓型加熟地黄、补骨脂，神经根型加威灵仙、木瓜。

【制用方法】 水煎服，每日 1 剂，分 2 次服。

【临证方解】 本方赤芍、白芍、川芎散瘀止痛，补血养筋；桂枝、白芷温经通络；葛根与桂枝、白芍配伍升阳解痉；桃仁、红花、乳香、没药活血化瘀止痛；地龙、水蛭、䗪虫破血逐瘀，搜风通络；细辛、荜茇、吴茱萸祛风湿，散寒止痛；络石藤、青风藤祛风通络；鹿角胶、补骨脂、熟地黄益精补髓，补肾壮督；白蒺藜、天麻、钩藤平肝疏风；通草清热利水；威灵仙、木瓜祛风湿，通经络。

后 期

素体虚弱，肝肾不足，正气亏虚，外邪乘虚而入，瘀阻经络形成痹证。表现为病程较长，腰腿麻木，疼痛难忍，昼轻夜重，咳嗽、打喷嚏或大便、屈颈时疼痛加重。舌质暗红，舌苔薄白，脉象弦细。

活血强骨汤

【药物组成】 白芍 30 克，甘草 8 克，牛膝 10 克，狗脊 10 克，川楝子 10 克，延胡索 6 克，威灵仙 10 克，土鳖虫 10 克，地龙 10 克，金樱子 15 克，杜仲 10 克，黄柏 10 克，田七 5 克。

【制用方法】 每日 1 次，水煎 2 次，分 2 次空腹温服。

【临证方解】 本着"肝主筋，肾主骨"和"通则不痛"的理论，重用白芍、甘草以养肝柔筋，缓解腰肌挛急，为君药。牛膝、狗脊作为引经药，使药性直达腰部。川楝子、延胡索、威灵仙、土鳖虫、地龙、田七行气活血止痛，通腰部经脉之瘀；腰痛久则伤肾阴肾阳，以金樱子、杜仲补之，均为辅助药。再加黄柏清下焦湿热及缓和上药的温性，为佐药。全方标本兼治，共奏养肝柔筋、行气止痛、活血祛瘀及壮腰补肾之功。

活血通络方

【药物组成】 乳香、没药、甘草各 6 克，丹参、川续断、杜仲、桑寄生、菟丝子、伸筋草、炒麦芽各 15 克，鸡血藤 30 克，红花、地龙各 10 克。

【制用方法】 每日水煎 1 剂，取汁 400 毫升，分早晚 2 次饭后温服，6 剂为 1 个疗程，一般服 1～3 个疗程。

【临证方解】 活血通络方仿《医学衷中参西录》活络效灵丹之意，取丹参、乳香、没药活血祛瘀，行气止痛；红花、鸡血藤、伸筋草、地龙活血通络，消肿利关节；两组药物相配促进瘀血吸收，使水肿消散，以减轻局部病变对神经根的压迫，并有利于突出的髓核还纳。方中杜仲、川续断、菟丝子补肾壮腰以治其本；甘草调和诸药并能补脾气；炒麦芽消食护胃，以防乳香、没药伤胃而引起呕、恶之弊。诸药相配，标本兼顾，活血祛瘀，通络止痛，补肾壮腰，针对病机，疗效显著。

阳和汤加味

【药物组成】 炒白芥子、当归、桃仁、土鳖虫、肉桂、鹿角胶各 12 克，红花、独活各 10 克，熟地黄、木瓜各 15 克，川牛膝 20 克。

【制用方法】 每日 1 剂，水煎早晚分服。

【临证方解】 熟地黄滋补阴血，填精益髓；鹿角胶补肾助阳，强壮筋骨；肉桂温通血脉；白芥子祛寒痰湿滞；红花、桃仁、当归补血活血祛瘀；土鳖虫破血逐瘀；独活、木瓜祛风除湿，舒筋活络；川牛膝补肝肾，强筋骨。

增效乌头汤

【药物组成】 制川乌、制草乌、熟附子（上三味先煎 1 小时）、麻黄、当归、苏木、木瓜、炙甘草各 15～20 克，桂枝、黄芪、白芍各 30 克，细辛 6 克，红花 12 克，蜂蜜 30～50 毫升。畏寒重、局部凉甚者加干姜 15～20 克；肢体拘急者加地龙 15～20 克；肢体沉重，苔腻湿盛者加苍术、薏苡仁、茯苓各 30 克；有化热征象，体温偏高，苔黄或血沉加快者加知母 20 克，黄柏 10～15 克，地骨皮 15 克。

【制用方法】 水煎 600 毫升，分 2～3 次服，每次间隔 2～4 小时。

【临证方解】 增效乌头汤是在《金匮要略》乌头汤的基础上加味而成。方中集川乌、草乌、附子、细辛、麻黄、桂枝等辛热重剂，意在增强其散寒止痛之力；辅以当归、木瓜舒筋缓急，红花、当归活血通经，黄芪益气扶正，甘草、蜂蜜调和诸药而解乌、附之毒。方中乌头、附子、细辛毒性较大，麻黄、桂枝发汗力强，其用量应根据病情轻重、年龄大小、体质强弱以及用药后的反应等慎重增减。乌头、附子的用量，以痛减而无眩晕、恶心、肢体抽搐、脉律紊乱等不良反应为度，口唇或四肢轻微麻木为恰到好处。麻黄、桂枝的用量以汗出为度。为避免出现中毒或汗出伤正，务必多次分服，严密观察。

加味木金汤

【药物组成】 郁金、穿山龙、白芍、牛膝各 25 克，三棱、莪术、杜仲各 20 克，木香、僵蚕各 15 克。随证加减：血瘀型加鸡血藤、赤芍、红花；寒湿型加附子、骨碎补；肝肾亏虚型加熟地黄、山茱萸。

【制用方法】 每日 1 剂，水煎早晚分服，15 天为 1 个疗程。

【临证方解】 郁金能活血祛瘀，行气止痛；木香气味俱厚，能宣散上下一切气滞。二药合用治疗急性腰扭伤屡获良效。在临床运用中，加三棱、莪术增加活血化瘀之功；加穿山龙舒筋通络；佐以僵蚕、白芍解痉止痛，缓解筋肉挛急；取杜仲、牛膝用以引药至腰膝，且兼补肝益肾。诸药合用，相辅相成，共奏活血化瘀、舒筋通络、行气止痛之功。药切病机，疗效益彰。

四十七、骨质增生症

骨质增生症又称为增生性骨关节炎、骨性关节炎、退变性关节病、老年性关节炎、肥大性关节炎。骨质增生症是中老年常见病、多发病。是由于构成关节的软骨、椎间盘、韧带等软组织变性、退化，关节边缘形成骨刺，滑膜肥厚等变化，而出现骨破坏，引起继发性的骨质增生，导致关节变形，当受到异常载荷时，引起关节疼痛、活动受限等症状的一种疾病。分原发性骨质增生症和继发性骨质增生症两种。骨质增生是一种多发病、常见病。骨质增生症属中医的"痹证"范畴，亦称"骨痹"。中医学认为本病与外伤、劳损、瘀血阻络、感受风寒湿邪、痰湿内阻、肝肾亏虚等有关。中医在辨证分型上，一般主张分为虚实两大类，虚证包括肝肾阴虚和气血虚弱，实证包括风湿寒邪侵袭、痰湿内阻和气滞血瘀。

外邪痹阻

中年以后，肝肾不足，气血渐虚，卫外不固，风湿寒邪乘虚入侵，导致气血瘀滞，搏结于颈项筋骨，经脉不通，筋骨肌肉失于气血的温煦和濡养而致。症见肢体疼痛剧烈，恶风畏寒，肢体沉重活动不利，舌质淡，苔白腻，脉沉弦。

川麻散

【药物组成】 制川乌10克，麻黄5克，川牛膝15克。

【制用方法】 将上药粉碎过40目筛，加少量黄酒拌匀，置炒锅中炒热，趁热用纱布包好，敷于疼痛处，外用胶布固定，敷24小时后取掉，中间隔12小时再敷贴，不影响活动，连贴10次为1个疗程，共2个疗程。

【临证方解】 方中制川乌温经止痛、祛风除湿，麻黄辛温与其相伍，能搜剔入骨之伏邪；加之牛膝补肝肾、通经络，扶正祛邪，直达病所。风祛寒散，筋脉通畅则止痛，故收到满意效果。

气滞血瘀

由于外伤和劳损，使椎体缘组织间隙出血而成瘀，瘀血阻滞经络发为本病。症见肢体刺痛明显，畏寒怕冷，肌肤甲错，舌质紫暗苔白，脉沉涩。

活血化瘀汤

【药物组成】 内服方：生地黄18克，川芎、苏木、延胡索、炒香附各15克，桃仁12克，红花、牛膝、穿山甲、当归各10克。遇寒痛甚者加细辛、肉桂；腰痛重者加茯苓、五加皮；肾虚者加杜仲、续断；体虚乏力者加炙黄芪、党参。

外治方：乳香、没药各30克，细辛15克。

【制用方法】 内服方：每日1剂，水煎服。外治方：将三味药研细末，调醋热敷患处，睡前热敷半小时后，再将药末用纱布包扎敷贴于患部，次日解除。1剂药可敷2～3次，直至疼痛缓解为止。

【临证方解】 活血化瘀汤中，生地黄、川芎、桃仁、红花、苏木、穿山甲、牛膝、当归活血化瘀；延胡索、香附行气止痛，以利瘀血的消散。以乳香、没药、细辛研细末，调醋热敷，有温经活血、散瘀止痛之功，可使药物直达病所，促进组织修复，减少炎性刺激。诸药合用，以活血化瘀为主，对症治疗为辅，药证相宜，标本同治，故收效满意。

气血虚弱

年老体弱，气血衰少，气虚则腠理不密，风湿寒邪乘虚侵袭，经脉闭阻，气血运行不畅，血虚筋骨失去濡养皆可致病。症见肢体疼痛，全身倦怠乏力，头晕，恶风，纳差，舌质淡暗，苔白，脉沉细无力。

调和营卫汤

【药物组成】 党参20克，黄芪20克，当归20克，白芍20克，穿破石20

克，千斤拔 20 克，牛膝 15 克，透骨草 15 克，威灵仙 20 克，杜仲 15 克，淫羊藿 10 克，炙甘草 10 克。加减：阴寒内盛，腰部冷痛者，加制川乌 10 克、小茴香 15 克；湿气偏盛，腰部重着者，加薏苡仁 30 克、车前子 15 克；风邪偏盛，游走疼痛，加防风 15 克、独活 12 克；失眠多梦者，加炒酸枣仁 12 克、珍珠母 20 克；大便秘结者，加肉苁蓉 15 克、生何首乌 15 克、火麻仁 20 克。

【制用方法】 每日 1 剂，水煎分 2 次服。

【临证方解】 本方重用党参、黄芪、当归、白芍益气养血，补气生血，调和营卫；炙甘草甘温益气；白芍配炙甘草乃芍药甘草汤，有柔肝缓急止痛之功；穿破石、千斤拔活血散瘀止痛；牛膝补肾活血，且为引经药；杜仲、淫羊藿补肾祛风，除湿止痛；威灵仙祛风湿、善走窜、活络，透骨草舒筋活络、行气止痛，两药均有消骨刺之功。全方组方合理，药性平和，以调和营卫为主，佐以活血通络止痛，故能收到预期疗效。

肝肾亏虚

肾藏精、主髓；肝藏血、主筋。年老体弱，肝肾精血日渐亏少，筋骨失去滋荣而致。症见肢体关节麻木疼痛，下肢痿软无力，头晕耳鸣，舌质淡或红，脉弦细或沉细。

温肾化瘀汤

【药物组成】 熟附子 9～12 克（先煎），淫羊藿 9～12 克，三棱 9～12 克，莪术 9～12 克，熟地黄 15～20 克，金毛狗脊 15～20 克，骨碎补 15～20 克，土鳖虫 6～9 克，穿山甲 6～9 克，桂枝 10～20 克，怀牛膝 15～20 克。随证加减：颈肩痛甚者加葛根、姜黄、桑枝；腰膝痛甚者加桑寄生、独活、杜仲；骨质增生严重，关节僵硬者，加透骨草、寻骨风、自然铜（醋淬先煎）。

【制用方法】 每日 1 剂，分 2 次服。每剂药渣加食醋 500 毫升，浸泡 10 分钟后，文火煎至水汽蒸发，手挤不流水为度，装入布袋，热敷患处，药袋上面加盖暖水袋以保药温，每日 2 次，每次 30 分钟。每服 10 剂为 1 个疗程，一般 2～3 个疗程可治愈。

【临证方解】 方中附子、淫羊藿温肾壮阳，搜风祛寒；三棱、莪术破血逐瘀，行气止痛；熟地黄、骨碎补、金毛狗脊补肾填精，强筋壮骨；土鳖虫、穿山甲搜剔血积，散瘀通经；桂枝温通经络，通利血脉；牛膝引药入肾，直达病所。诸药合用共奏温肾散寒、破血化瘀之功。药渣加食醋之酸可加强软坚渗透功效，使原骨刺变软或抑制再生小骨刺，从而增强疗效。

补肾活血通痹汤

【药物组成】 熟地黄 20 克，杜仲 15 克，淫羊藿 12 克，桑寄生 12 克，骨碎补 15 克，当归 15 克，川芎 10 克，赤芍、白芍各 20 克，鸡血藤 30 克，威灵仙 15 克，桂枝 15 克，羌活 9 克，独活 9 克，防风 12 克，甘草 10 克。加减：颈项疼痛加葛根 30 克；腰痛加川续断 15 克，狗脊 15 克；下肢疼痛、麻木加牛膝 15 克，木瓜 12 克；病久缠绵不愈酌加虫类搜剔之品，如全蝎、蜈蚣、土鳖、穿山甲、乌梢蛇等。

【制用方法】 每日 1 剂，水煎分早晚 2 次温服。

【临证方解】 方中熟地黄补肾填精；杜仲补肝肾，强筋骨；淫羊藿温补肾阳，除冷风劳气；骨碎补补肾壮骨，活血疗伤；桑寄生祛风湿，补肝肾，强筋骨；当归补血活血；川芎、赤芍活血化瘀；鸡血藤补血行血，舒筋活络；白芍和血脉，缓筋急；威灵仙祛风胜湿，通络止痛；桂枝温经通脉；羌活散寒祛湿；独活搜肾经伏风；防风祛风散寒除湿；甘草调和诸药。诸药合用，可补肝肾、强筋骨、祛风湿、活血通络，故治疗骨质增生可收良好效果。

独活寄生汤加味

【药物组成】 桑寄生、川续断各 20 克，杜仲、山茱萸、牛膝、木瓜、白芍、延胡索各 15 克，独活、秦艽、当归、川芎、土鳖虫各 10 克，细辛、甘草各 6 克。偏肾阴虚者加生地黄、女贞子、墨旱莲；痛甚加地龙、全蝎；兼血瘀者加乳香、没药；骨质增生明显者加威灵仙。

【制用方法】 每日 1 剂，水煎分 2 次内服，15 天为 1 个疗程。

【临证方解】 方中川续断、桑寄生、杜仲、牛膝、山茱萸平补肝肾，强壮筋骨，可直达下部；当归、川芎、白芍、木瓜养血活血舒筋，缓解局部病变的拘挛状态；独活、细辛、秦艽、延胡索温经通痹止痛；通经活络非虫类药不可，故用土鳖虫加强通痹止痛之功；甘草调和诸药，缓急止痛。诸药合用，服以时日，肝肾得补，精血渐充，筋骨强健，脉络通畅而痹痛可止。

自拟灵芍汤

【药物组成】 白芍 30～60 克，威灵仙 15 克，川木瓜 15 克，鸡血藤 15 克，黄芪 30 克，牛膝 30 克，五灵脂 10 克，细辛 4 克，补骨脂 15 克，乌梢蛇 15 克，蜈蚣 3 条，当归 10 克，甘草 10 克。颈椎增生者加葛根 30 克，姜黄 10 克，桑枝 15 克；腰椎增生者加续断 30 克，狗脊 30 克；膝关节骨质增生者加牛膝 30 克；跟骨骨质增生者加牛膝 30 克，淫羊藿叶 15 克；阳虚甚者加鹿角霜 10 克，制川乌 15 克；阴虚甚者去当归、细辛，加枸杞子 15 克，熟地黄 15 克。

【制用方法】 上药加水 4 碗，文火煎至 1 碗，临睡前内服，每日 1 剂，药渣用来热敷患处或再煎水熏洗患处。

【临证方解】 灵芍汤中重用白芍及黄芪，白芍解痉镇痛祛瘀、滋阴补血、敛阴柔肝而缓急止痛，黄芪益气固表、补气升阳；威灵仙、木瓜、乌梢蛇、蜈蚣等祛风湿、通经络；补骨脂、牛膝等补益肝肾、强壮筋骨；当归、鸡血藤、五灵脂活血养血、舒筋活络；甘草调和诸药。上药共奏补益肝肾、益气补脾养血、舒筋通络而止痛之效。同时用上药熏洗，药物直接渗入，更加强舒筋通络、温经止痛之效。内服外洗以取得满意的效果。

骨质增生止痛丸

【药物组成】 熟地黄 300 克，鹿衔草 200 克，肉苁蓉 200 克，鸡血藤 200 克，淫羊藿 200 克，莱菔子 100 克，骨碎补 200 克。

【制用方法】 共为细面，炼蜜为丸，每丸重 10 克，每次 1 丸，每日 3 次，白开水送下。

【临证方解】 方中熟地黄补肾中之阴，淫羊藿补肾中之阳，为君药；肉苁蓉入肾充髓，为臣药；骨碎补、鸡血藤、鹿衔草有镇痛作用，为佐药；莱菔子可消食理气，以防补而滋腻之弊，是为佐药。诸药配伍，具有治疗腰椎骨质增生的功效。

骨痹汤

【药物组成】 杭白芍 30～60 克，木瓜 10 克，生甘草 10 克，威灵仙 15 克。颈椎骨质增生加葛根 15～30 克，姜黄 10 克；苔淡白或腻可加桂枝 6 克，薏苡仁 15 克，苍术 10 克；气虚加生黄芪 30 克；疼痛剧烈加桃仁、红花各 10 克；腰椎骨质增生加续断 30 克，桑寄生 30 克，狗脊 15 克；足跟骨质增生加牛膝 15 克，淫羊藿 10 克，熟地黄 15 克。

【制用方法】 取上药放水适量，煎 20 分钟左右，每日 1 剂，每剂煎 2 次，取药液混合后分早晚 2 次服完，疗程一般为 1～2 个月。

【临证方解】 方中白芍、甘草酸甘化阴以缓筋急，加入木瓜性味酸温、威灵仙之辛温，加强了柔筋缓解止痛作用，同时取其温通走窜的功效以达到祛寒、除湿、通络的目的。全方敛而不守，行而不燥，有阴阳兼顾之功。

四十八、骨质疏松

骨质疏松是多种原因引起的一组骨病，骨组织有正常的钙化，一般钙盐与基质呈正常比例。骨质疏松是以单位体积内骨组织量减少为特点的代谢性骨病变。中医学把骨质疏松归属于"虚劳"、"骨痿"范畴。骨质疏松因脾虚肾亏而发，故治疗上当以调补脾、肾为主。

脾肾两亏

饮食不节，损伤脾胃，影响气血生化之源。肾主骨，肾虚者骨无以充。症见腰背、四肢疼痛，酸软无力，四肢倦怠，纳呆，舌质淡，脉沉细无力。

补肾健脾活血方

【药物组成】 补骨脂 10 克，淫羊藿 12 克，肉苁蓉 12 克，熟地黄 12 克，白芍 10 克，黄芪 12 克，菟丝子 12 克，丹参 12 克，当归 8 克，大枣 6 克。

【制用方法】 水煎服，每日 1 剂。

【临证方解】 补肾健脾活血方以补骨脂补肾助阳壮骨，为君药；辅以肉苁蓉、淫羊藿、菟丝子、熟地黄、白芍补肾滋阴益精，为臣药；配以黄芪补中益气，丹参、当归活血通络，共为佐药；再以大枣调中和胃，为使药。全方共奏补肾壮骨、健脾益气、活血通络之功。

肾精不足

肾主藏精，患者病久，肾精不足则骨无以充。症见背、四肢酸痛麻木，下肢痿软无力，畏寒肢冷，头晕目眩，舌质淡，脉沉细。

左归丸加味

【药物组成】 熟地黄 240 克，山药 120 克，肉桂 120 克，制附子 90 克，川牛膝 90 克，菟丝子 120 克，鹿角胶 120 克，龟甲胶 120 克，陈皮 40 克，砂仁 40 克。

【制用方法】 以上诸药制为蜜丸，每丸重约 15 克，早晚空腹时各服 1 丸，鲜白茅根水送服。每个疗程 30 天。服用期间注意：①为引药归经充分发挥药效，须每日用白茅根 60 克，煎水 2 遍，约 1000 毫升当茶饮用。②此药应连续服用彻底治愈为佳，治愈后还需服用 2～3 个疗程以巩固疗效，防止反复。③忌刺激性食物、精神刺激，严禁性生活。④服药期间应注意钙、磷制剂的合理补充。连续服用 3～6 个疗程后判定疗效。

【临证方解】 重用熟地黄滋肾以填真阴；肉桂、附子均属温肾补阳之品，起填精补髓之用；龟甲胶、鹿角胶为血肉有情之品，鹿角胶偏于补阳，龟甲胶偏于滋阴，两者合力，沟通任督二脉，益精填髓；菟丝子配牛膝强腰膝，健筋骨；山药滋益脾肾，少加入陈皮、砂仁以理气而醒脾胃，以防本方滞脾碍胃之弊。诸药合用，共奏滋肾填阴、温阳益肾之功，双向调节免疫平衡，恢复再造肾功能，以达到治疗目的。

右归饮加味

【药物组成】 熟地黄、山药、枸杞子、炒杜仲各 20 克，山茱萸 10 克，制附子、肉桂各 3 克，炙甘草 5 克。肾阴虚加制龟甲、制黄精；腰腿痛较甚加桑寄生、川续断、巴戟天；血压偏高加仙茅、淫羊藿。

【制用方法】 水煎服，每日 1 剂，分 2 次服。

【临证方解】 熟地黄滋肾填精，为君药；山茱萸、枸杞子助君药滋肾养肝；山药、甘草补中养脾；杜仲补肾壮骨；附子、肉桂温补肾阳；龟甲、黄精益肾精补阴血，健肾填髓；桑寄生、川续断、巴戟天温阳益肾，壮骨强筋；仙茅、淫羊藿补肾强骨。

强骨汤

【药物组成】 淫羊藿、骨碎补各 20 克，黄芪、丹参各 10 克。

国医特效方治百病（第2版）

【制用方法】 加水 500 毫升，煎至 250 毫升，分早晚服，1 天 1 剂，连续服药 14 天为 1 个疗程。

【临证方解】 方中淫羊藿、骨碎补肾壮阳，祛风除湿，强筋健骨；丹参活血化瘀止痛；黄芪补益气血，推动气血运行，"气动则血动"。诸药合用共奏补肾填精、强骨生髓、滋补肝肾的作用。

肝肾气血亏虚

肝主筋，肾主骨，日久则气血亏虚，肝肾无以濡养，筋痿骨枯。症见腰背、下肢、足跟酸楚疼痛，痿软无力，发脱齿松，耳鸣耳聋，夜尿频数，倦怠，舌质淡，脉沉细。

二仙汤加味
【药物组成】 淫羊藿 15 克，仙茅 10 克，当归 12 克，巴戟天 15 克，黄柏 12 克，知母 10 克。加减：出汗多加龙骨 30 克，牡蛎 30 克；久痛夹瘀者加丹参 20 克，延胡索 12 克；四肢麻木者加蜈蚣 12 克；小便清长大便稀溏者，去黄柏、知母。

【制用方法】 水煎服，每日 1 剂，温分 3 服，每次 100 毫升，4 周为 1 个疗程。

【临证方解】 淫羊藿、仙茅、巴戟天补肝肾，强筋骨，祛风湿；当归活血化瘀止痛；知母、黄柏润肾燥而滋肾阴；丹参活血化瘀；延胡索行气止痛；蜈蚣祛风通络；龙骨、牡蛎收敛止汗。诸药合用，共奏补肾益精、壮骨增髓、活血补血之功。

益肾壮骨逐瘀汤
【药物组成】 胡桃肉、补骨脂、续断、狗脊各 20 克，熟地黄、何首乌各 30 克，淫羊藿、骨碎补、丹参各 15 克，甘草 10 克。

【制用方法】 每日 1 剂，分 3 次服，1 个月为 1 个疗程，连续服用 2～4 个疗程。另外，每天用酒吞服三七粉 0.3 克。

【临证方解】 本方为在补肾古方青娥丸基础上增加益肾壮骨化瘀药而成。补骨脂、胡桃肉补肾填精，强壮腰膝；淫羊藿滋肾精，壮肾阳；狗脊、续断益肾壮骨，强腰膝；熟地黄、何首乌、甘草滋阴养血，补精益髓，治疗肾虚内伤不足；骨碎补、丹参治疗肾虚血瘀，血行不畅，使肾精足，血循通畅，痛则不通；三七活血化瘀止痛，加上酒的辛散，可使瘀血去、气血通，不治痛而诸痛自止。诸药共奏益肾生髓壮骨、化瘀之功。

七宝美髯汤
【药物组成】 制何首乌 15 克，菟丝子 12 克，补骨脂 15 克，枸杞子 15 克，茯苓 12 克，当归 10 克，淮牛膝 10 克，黄芪 20 克，白术 10 克。有骨折者加骨碎补 12 克，三七 3 克；疼痛剧烈者加白芍 15 克，甘草 5 克。

【制用方法】 每日1剂，水煎至300毫升，分2次内服。

【临证方解】 本方为《医方集解》之七宝美髯丹由丹剂改为汤剂，加黄芪、白术而成，具有滋肾水、益肝血之功。方中制何首乌补肝肾，益精血，壮筋骨；枸杞子、菟丝子入肝肾，填精补肾以强腰膝；补骨脂温补肾阳；当归补血养肝；黄芪补气壮骨；白术健脾，与茯苓相伍，共奏健脾补气之功，有助于脾气的生发和运化。对于伴有骨折者，予以活血祛瘀、接骨续筋之品，加入三七、骨碎补之属。疼痛剧烈者加白芍、甘草以缓解止痛，且能酸甘化阴，更助滋补肝肾之功。全方组方严谨，具有滋肾水、益肝血之力，平补肝肾，补而不腻，长期服用，无虚虚实实之虞。

四十九、湿 疹

　　湿疹是一种常见的由多种内外因素引起的表皮及真皮浅层的炎症性皮肤病。其临床表现具有对称性、渗出性、瘙痒性、多形性和复发性等特点。可发生于任何年龄、任何部位、任何季节，但常在冬季复发或加剧，有渗出倾向，慢性病程，易反复发作。中医文献中记载的"浸淫疮"、"旋耳疮"、"绣球风"、"四弯风"、"奶癣"等类似西医学的急性湿疹、耳周湿疹、阴囊湿疹、异位性皮炎及婴儿湿疹等。

湿热浸淫

　　嗜酒或过食辛辣动风之品，损伤脾胃，脾失健运，内生湿热，兼外受湿邪，内外两邪相搏，风湿热邪浸淫肌肤所致。症见发病急，皮损潮红灼热，瘙痒无休，渗液流汁。伴身热，心烦，口渴，大便干，尿短赤。舌红，苔薄白或黄，脉滑或数。

黄柏苦参搽剂，黄柏止痒膏

【药物组成】 黄柏苦参搽剂：黄柏、苦参、大黄各20克，花椒、苍术、蛇床子、白芷各15克。黄柏止痒膏：黄柏、枯矾、冰片、煅石膏各等份。

【制用方法】 黄柏苦参搽剂：上药共为细末，布包，用5千克陈醋浸泡，密封3个月后弃渣取液，瓶装备用。黄柏止痒膏：将黄柏、枯矾、冰片、煅石膏等份为末，加入凡士林油以1∶4的比例调成膏状，备用。使用时先清洁患处，糜烂、渗液较多者，予黄柏苦参搽剂，每日3次。若皮肤粗糙肥厚、皲裂明显者，先用黄柏苦参搽剂抹患处，待干后，再涂黄柏止痒膏，早晚各1次，15天为1个疗程。

【临证方解】 黄柏苦参搽剂中的黄柏、苦参清热利湿，大黄泻火解毒，苍术、蛇床子、花椒燥湿杀虫止痒，白芷祛风止痒，以上药物经食醋浸泡，食醋

国医特效方治百病（第2版）

可将中药离子渗入皮肤以增强药力。黄柏止痒膏中黄柏清热利湿，煅石膏清热收敛生肌，枯矾燥湿杀虫止痒，冰片清热止痛，芳香走窜，可增强中药离子渗透皮肤。

加味四妙汤

【药物组成】　苍术 12 克，黄柏 12 克，薏苡仁 15 克，牛膝 12 克，白鲜皮 18 克，地肤子 15 克，土茯苓 12 克，蛇床子 12 克，苦参 12 克，野菊花 12 克，牡丹皮 15 克，蝉蜕 8 克。

【制用方法】　水煎，每次服 100 毫升，每日 3 次，7 天为 1 个疗程。

【临证方解】　方中苍术、黄柏清热燥湿，薏苡仁利水渗湿，牛膝引热下行，用于湿热下注之证。加用白鲜皮、地肤子、土茯苓、蛇床子以增强除湿止痒之功。苦参清热燥湿力强，野菊花清热解毒祛火，牡丹皮清热凉血，蝉蜕疏风清热、宣肺透疹。上药共用，具有较好的清热解毒、燥湿止痒之功效。

消风散

【药物组成】　蝉蜕、苍术、僵蚕、藿香、荆芥各 12 克，当归、苦参、知母各 18 克，生地黄 20 克，厚朴、木通 25 克。湿热重者，去当归、生地黄，加龙胆 30 克、车前子 20 克。

【制用方法】　每日 1 剂，水煎 30 分钟，分早晚 2 次温服。

【临证方解】　方中荆芥、藿香、蝉蜕开腠理，透解在表风邪；因湿热相搏而致水液流溢，用苍术以散风祛湿，苦参清热燥湿，木通渗利湿热；风热客于肌肤，用知母清热祛火；因血热瘀滞，以当归和营活血。诸药合用，有托毒外出、疏风清热、除湿消肿之功。

茵陈蒿汤加味

【药物组成】　茵陈 15 克，炒栀子 10 克，大黄 9 克，粉草薢 15 克，生薏苡仁 15 克，车前子 12 克，土茯苓 30 克，茯苓 9 克，生甘草 9 克。

【制用方法】　上药水煎服，每日 1 剂，分 2～3 次服，15～20 天为 1 个疗程。

【临证方解】　方中茵陈、草薢苦平，清利湿热，祛除湿浊；栀子苦寒，清热泻火，燥湿解毒；薏苡仁、茯苓、车前子甘、淡、微寒，利水渗湿，健脾通络；土茯苓、大黄清热燥湿解毒；甘草调和诸药，故而取得很好的疗效。

龙胆泻肝汤

【药物组成】　内服方：龙胆 15 克，木通 6 克，苦参、山栀子、当归、泽泻、柴胡、黄芩、生地黄、车前子（包煎）各 10 克。

外洗方：内服方加入苦参 30 克，苍术 20 克，枯矾 15 克，蝉蜕 10 克，赤芍 15 克。

【制用方法】　内服：每日 1 剂，水煎 2 次分服，7 天为 1 个疗程。外洗：上方药渣倒入搪瓷盆中，加水 5000 毫升，并加入外洗方诸药，煎熬 30 分钟。充分暴露肛门局部湿疹部位，先行蒸汽外熏，后去除药渣，坐浴 20 分钟，以感觉舒适为宜，每日 2 次，7 天为 1 个疗程。

【临证方解】　方中龙胆清肝火，除湿热；黄芩、山栀子、苦参、泽泻、木通、车前子协助龙胆清泻湿热为辅，同时泽泻、木通、车前子还能引湿热从小便而出；肝有热，易伤阴血，生地黄、当归凉血养阴；柴胡疏达肝经，使湿热易除。用本方治其根本。同时在上方加苦参、苍术、赤芍、枯矾、蝉蜕，熏洗坐浴，使药物直接作用于局部，加强局部清热燥湿、祛风止痒之效，使炎症易于吸收，渗出明显减少。标本同治，内外并用。

荆防苦参汤

【药物组成】　荆芥 12 克，防风 12 克，苦参 20 克，当归 15 克，炒白术 12克，石菖蒲 12 克，何首乌 15 克，威灵仙 12 克，蝉蜕 6 克，甘草 6 克。加减：血热明显者加生地黄、赤芍、牡丹皮、紫草；血虚明显者加生地黄、熟地黄、川芎；脾胃气虚者加山药、茯苓；湿热蕴阻者加黄柏、苍术、益母草；热毒盛者加蒲公英、金银花、重楼；皮肤糜烂、渗出较多者重用金银花、连翘、黄柏、苍术、重楼；瘙痒剧烈者加白鲜皮、地肤子、蛇床子、僵蚕；面部皮疹多者加桑叶、野菊花；上肢皮疹重者加桑枝；下肢皮疹重者加川牛膝、车前子、莪术；阴囊湿疹者加夏枯草、车前子；汗多夜痒者加生龙骨、生牡蛎、夜交藤。

【制用方法】　上述药物分 3 次煎，头两次取汁 300 毫升，分早晚 2 次口服，第三煎时加水适量，取汁外洗，每日洗 1～2 次。渗出较多时，纱布折叠四层用第三煎药汁浸湿外敷。每日 1 剂，20 天为 1 个疗程。

【临证方解】　方中荆芥、蝉蜕、防风祛风解毒，除湿止痒，可使外感之邪从表而解；苦参、威灵仙清热燥湿，使内生湿热从下而解；白术、石菖蒲健脾畅中，脾气健则湿无以生；当归、何首乌补血养血，血气不足则风无以化；甘草益气补中，调和诸药。以上诸药合用使外邪得解，湿热得清，脾虚得健，血燥得润而湿疹得愈。

脾虚湿盛

发病较缓，脾虚则水湿运化失常，湿邪浸淫皮肤。症见皮损潮红，瘙痒，抓后糜烂渗出，可见鳞屑。伴有纳少，神疲，腹胀便溏。舌淡胖，苔白或腻，脉弦缓。

冰黛散

【药物组成】　青黛 150 克，苦杏仁（煅存性）120 克，黄柏、地肤子各100 克，氯霉素 80 克，冰片 10 克。

【制用方法】　将黄柏、地肤子烘干，杏仁在锅里用文火煅黑，再把各种药物分别研成极细末，过 120 目筛，瓷瓶装，密封备用。渗出液多者（湿性），干撒患部，渗出液少或无渗出液者（干性），用小儿宝宝霜与药粉以 10：1 的

国医特效方治百病（第 2 版）

比例配制混匀，擦于患部，不需包扎。一日 2～3 次，连续用药 7 天为 1 个疗程。

【临证方解】 方中青黛味咸、性寒，有清热解毒、凉血散肿、促进结痂之功；冰片味辛苦、性微寒，有开窍醒神、清热止痛和防腐之用；黄柏味苦、性寒，具清热燥湿、泻火解毒之力；苦杏仁味苦、性微温，可杀虫，将苦杏仁煅存性用于外科疾病婴儿湿疹的治疗，是杏仁的妙用；地肤子味苦、性寒，有清热利水、止痒的功效；氯霉素为抗生素，具杀菌消炎、收敛滋液之力。诸药合用，共奏清热利湿、收敛止痒、解毒消炎之功效。

除湿胃苓汤加味

【药物组成】 炒苍术 10 克，厚朴 10 克，白术（土炒）10 克，陈皮 6 克，猪苓 10 克，茯苓 10 克，泽泻 10 克，苦参 10 克，黄柏 6 克，白鲜皮 15 克，地肤子 10 克，赤芍 10 克。

【制用方法】 每日 1 剂，水煎早晚 2 次温服。治疗期间禁食动物肉类及辛辣刺激食物，停用其他内服药。外用可将内服汤剂第 3 煎汤药凉后湿敷患处。

【临证方解】 方中苍术、厚朴、陈皮、白术健脾燥湿；猪苓、茯苓、泽泻健脾淡渗利湿；黄柏、苦参、白鲜皮、地肤子苦寒，清热燥湿。全方诸药共奏健脾利湿之功，标本兼治，故收获较佳。

茯苓汤

【药物组成】 茯苓 10 克，猪苓、泽泻、地肤子、白鲜皮各 6 克，蝉蜕 5 克。

【制用方法】 头煎加水约 100 毫升，浸泡 20 分钟，煎至 60 毫升，药汁分 2 次内服，复煎取汁擦洗患处，每日 1 次，每次 10 分钟，7 天为 1 个疗程。

【临证方解】 方中茯苓、猪苓、泽泻擅利水湿，地肤子、白鲜皮、蝉蜕能祛风止痒，内湿除，外湿自除，湿去则疹自消退。茯苓汤不仅能健运利湿，化气行水，且有健脾之功，临床疗效确切。

五十、痤 疮

也叫粉刺，是发生于颜面、胸、背等处的一种毛囊、皮脂腺的慢性炎症。因素体阳热偏盛，加上青春期生机旺盛，营血日渐偏热，血热外壅，气血郁滞，蕴阻肌肤，而发本病；或因过食辛辣肥甘之品，肺胃积热，循经上熏，血随热行，上壅于胸面。若病情日久不愈，气血郁滞，经脉失畅；或肺胃积热，久蕴不解，化湿生痰，痰瘀互结，致使粟疹日渐扩大，或局部出现结节，累累相连。

肺经风热

素体阳盛，过食辛热肥甘之品，肺胃积热，循经上熏，血热上于胸面。症见丘疹色红，或有痒痛，皮肤油腻，舌红，苔薄黄，脉浮数。

复方疏风清肺汤

【药物组成】 白花蛇舌草、鱼腥草各50克，桑白皮、枇杷叶（去毛）各30克，黄柏20克，太子参、赤芍各15克，黄连、知母、黄芩、牡丹皮各10克，生甘草6克。

【制用方法】 水煎服，每日1剂，3次分服。15天为1个疗程，多数服1个疗程，少数服2个疗程。

【临证方解】 方中太子参、枇杷叶、甘草、黄连、桑白皮、黄柏以疏风清肺为主；辅以白花蛇舌草、鱼腥草、知母、黄芩清热解毒；牡丹皮、赤芍活血。诸药合用，共奏疏风清肺、清热解毒、活血之功。

加减泻白散

【药物组成】 桑白皮、地骨皮各15克，黄芩、知母、麦冬、五味子各10克，桔梗6克。加减：热毒重者加蒲公英、山栀子各10克，黄连6克；大便干加大黄10克，生石膏30克；油脂多者加生山楂30克；有结节囊肿者加夏枯草、浙贝母、丹参各15克；女性月经不调者加益母草30克，当归10克。

【制用方法】 每天1剂，每天2次，水煎服，15天为1个疗程。同时禁止挤压皮疹；禁食油腻及辛辣食物；每日用温水洗脸或热敷面部；丘疹有白头者，酒精消毒后用粉刺专用针挑出。

【临证方解】 方中以桑白皮、黄芩清泻肺热而降气；地骨皮、知母清泄肺胃伏火兼能凉血滋阴；麦冬、五味子滋阴液敛肺气，以防热邪伤阴耗气之变；桔梗宣通肺气。诸药合用起清热泻肺宣气之功。

湿热蕴结

湿热日久，久蕴不化，气血瘀滞。症见皮疹红肿疼痛，或有脓疱，口臭，便秘，尿黄，舌红，苔黄腻，脉滑数。

加减茵陈蒿汤

【药物组成】 茵陈蒿15克，大黄（后下）10克，白花蛇舌草、丹参各30克，白鲜皮10克，生山楂15克，蝉蜕10克，甘草6克。

【制用方法】 水煎服。

【临证方解】 方中茵陈蒿、大黄、白花蛇舌草清热利湿；丹参、生山楂活血祛瘀，软坚散结；白鲜皮、蝉蜕祛风止痒；甘草调和诸药，健脾胃。

清热解毒方

【药物组成】 黄柏、栀子、赤芍、黄芩、连翘、泽泻、葛根、川芎、瓜蒌、生地黄各 10 克，丹参 20 克，生薏苡仁、蒲公英、白花蛇舌草各 30 克，生山楂 18 克，生甘草 5 克。

【制用方法】 水煎服，每日 1 剂，分 2 次服。

【临证方解】 方中黄芩清肺热；栀子清胃热，兼清三焦实火；连翘、蒲公英、白花蛇舌草、生甘草清热解毒；生薏苡仁清热利湿；黄柏、泽泻协同黄芩增强清热燥湿之功；生地黄、丹参、川芎、赤芍凉血活血；葛根清热生津养颜；生山楂活血散结；瓜蒌清热散结。

龙胆泻肝汤

【药物组成】 龙胆 10 克，山栀子 10 克，黄芩 10 克，泽泻 10 克，木通 10 克，车前子 10 克，当归 10 克，生地黄 10 克，柴胡 6 克，生甘草 6 克，生山楂 15 克，白花蛇舌草 15 克。如皮损结节、囊肿较重加夏枯草、三棱、莪术；月经不调加川芎、红花、益母草；便秘加生大黄。

【制用方法】 每日 1 剂，水煎 2 次，饭前服用，同时取其药渣加入芒硝 50 克，加水 1000 毫升煎水熏洗患处，每日 3～5 次，每次 15 分钟，20 天为 1 个疗程。

【临证方解】 方中龙胆味苦性寒，直折肝火，燥肝胆之湿；栀子味苦性寒，助龙胆清热燥湿之功；泽泻、木通、车前子引火下行使湿热从小便而解；佐以柴胡、当归行气活血以散郁滞瘀阻；生地黄凉血益阴以除血燥血热；白花蛇舌草、山楂解毒去脂；生甘草解毒，调和诸药。诸药合用，清肝泻火，利湿解毒，达到治愈痤疮的目的。

枳实导滞汤化裁

【药物组成】 生大黄 4 克，枳实 6 克，茯苓 9 克，黄芩 6 克，黄连 6 克，生白术 4 克，生山楂 15 克，连翘 9 克，防风 6 克，赤芍 9 克，川芎 9 克。结节暗红、坚硬、长期存在者，加三棱、莪术各 6 克；囊肿久不消退者加半夏 9 克，莱菔子 6 克，陈皮 6 克；月经不调者加香附 9 克，当归 6 克；若舌体胖大，舌淡边有齿痕，苔白腻或微黄腻者，黄芩减量为 3 克、黄连为 2 克，白术加量为 15 克，另加生薏苡仁 12 克、泽泻 6 克、陈皮 6 克。

【制用方法】 每日 1 剂，水煎 2 次，早晚分服，10 天为 1 个疗程。服完 1 个疗程后，停药 1 周，继服第 2 个疗程。

【临证方解】 方中连翘、防风清化宣散脾胃积热；枳实行气宽中；茯苓、白术健脾行气；黄芩、黄连清肺胃之热，清热解毒燥湿；赤芍、川芎行血散结，使湿瘀互结之丘疹、结节得化；方中大黄生用不必后下，主要取其清利湿热之功；山楂消油腻积滞，兼入血分，有活血散瘀之效。

痰湿凝结

湿热日久，炼液为痰，痰瘀互结。症见皮疹结成囊肿，或有纳呆，便溏，口渴喜冷饮，舌红苔黄厚腻，脉滑。

除湿化坚汤

【药物组成】 夏枯草 15 克，浙贝母 15 克，炒穿山甲 6 克，海藻 10 克，金银花 15 克，连翘 15 克，蒲公英 30 克，土茯苓 15 克，当归 10 克，赤芍 15 克，丹参 15 克，苦参 15 克，生石膏 30 克，生大黄 5 克。

【制用方法】 水煎服，每日 1 剂，分 2 次服。

【临证方解】 方中夏枯草、浙贝母、炒穿山甲、海藻祛痰软坚散结，生石膏、金银花、连翘、蒲公英清热解毒，当归、赤芍、丹参活血消斑，苦参、土茯苓清热燥湿解毒，生大黄泻热通便。

清热除湿汤

【药物组成】 金银花 30 克，蒲公英 30 克，黄芩 9 克，黄柏 9 克，栀子 9 克，桃仁 9 克，赤芍 15 克，薏苡仁 30 克，土茯苓 30 克，半夏 9 克，丹参 30 克，甘草 9 克。

【制用方法】 每日 1 剂，水煎 2 次，早晚分服。

【临证方解】 方中金银花、蒲公英清解外邪化热之热毒；黄芩、黄柏、栀子清脏腑蕴热之毒邪；桃仁、赤芍、丹参活血化瘀，行气散结；薏苡仁、土茯苓、半夏健脾利湿，化痰散结；甘草调和诸药。

热盛阴虚

热邪久蕴，损伤阴津，阴血不足。症见丘疹色红疼痛，夹有脓疱，口苦咽干、欲饮，心烦欲怒，腰膝酸软，尿黄，便秘，舌红苔黄，脉弦细数。

六味地黄丸加减

【药物组成】 生地黄 30 克，墨旱莲、云茯苓、泽泻、益母草、女贞子各 15 克，山萸肉、牡丹皮、栀子、石斛各 12 克，甘草 5 克。阴虚火盛加知母、黄柏各 12 克；血热较明显加赤芍、丹参各 15 克；眠差加夜交藤 15 克，远志 12 克；脓疱者加毛冬青、夏枯草、白花蛇舌草各 15 克；大便秘结者加火麻仁 20 克，桃仁 12 克；色素沉着明显加茜草根 12 克，川红花 6 克。

【制用方法】 水煎服，每日 1 剂，3 周为 1 个疗程。

【临证方解】 方中女贞子、墨旱莲、山萸肉滋补肾阴，填精益髓；生地黄、石斛清热养阴生津；云茯苓、泽泻健脾利湿；牡丹皮、益母草活血化瘀，清泄相火；栀子清热解毒；甘草调和诸药。

加减丹栀逍遥散

【药物组成】 牡丹皮、栀子、柴胡、茯苓、白术、赤芍、桑叶、黄芩各 10 克，丹参、紫草各 15 克，当归、甘草各 6 克。加减：若胸胁胀痛甚者，加郁金 15 克、枳壳 10 克；乳房胀痛甚者，加香附 10 克、青皮 6 克；少腹胀痛甚者，加川楝子、延胡索各 10 克；经血量多夹血块者，加炒地榆、益母草各

15 克；发热、有脓头者，加蒲公英、白花蛇舌草各 30 克；大便干结者，加大黄 10 克、生地黄 15 克；瘙痒甚者，加白鲜皮 15 克、地肤子 10 克。

【制用方法】 连服 5 剂为 1 个疗程，每天 1 剂，水煎 2 次混合，分 2 次服。

【临证方解】 方中柴胡疏肝解郁；牡丹皮、栀子、黄芩、桑叶清泄肝肺之热；茯苓、白术、甘草健脾祛湿和中；丹参、赤芍、紫草、当归活血养血，凉血解毒。诸药合用，共奏疏肝解郁、清热凉血、除湿化瘀之功，故能收取良效。

泻心汤加味

【药物组成】 生地黄 30 克，赤芍 9 克，牡丹皮 9 克，竹叶 9 克，黄芩 9 克，炙百部 9 克，丹参 30 克，白花蛇舌草 30 克，蒲公英 30 克，龙葵 30 克，生甘草 3 克。

【制用方法】 水煎服，每日 1 剂，分 2 次服。

【临证方解】 方中黄芩、百部、白花蛇舌草、蒲公英、生地黄、龙葵清热凉血，燥湿解毒；赤芍、牡丹皮、丹参凉血活血；竹叶清热除烦生津；生甘草既解毒又调和诸药。

五十一、强直性脊柱炎

强直性脊柱炎是一种主要侵犯脊柱，并可不同程度地累及骶髂关节和周围关节的慢性进行性炎性疾病。相当于中医的痹证。本病与机体肾虚督空、感受风寒湿等六淫邪气有关。

肾虚督空

先天禀赋不足，后天失于调养，皆可使肾精空虚，督脉失充，筋骨不得温养而发病。症见腰脊、下肢关节疼痛酸软，体倦乏力，舌质红或淡红，苔白，脉沉细。

强督汤

【药物组成】 巴戟天 15 克，狗脊 15 克，淫羊藿 10 克，徐长卿 15 克，萆薢 10 克，木瓜 15 克，川芎 15 克，延胡索 15 克，乌梢蛇 10 克，山茱萸 10 克，威灵仙 30 克，伸筋草 15 克，檀香 10 克，鸡血藤 30 克。

【制用方法】 水煎服，每日 1 剂，分 2 次服。

【临证方解】 方中巴戟天、狗脊、淫羊藿、山茱萸补肾益督，强壮腰膝；徐长卿、萆薢、木瓜、威灵仙、伸筋草、乌梢蛇祛风除湿通经络；川芎、鸡血藤养血活血，疏通经络；延胡索、檀香行气止痛。

补肾壮骨汤

【药物组成】 桑寄生 12 克，独活 6 克，续断 10 克，狗脊 12 克，菟丝子 12 克，鹿角胶 6 克（烊化），炒杜仲 10 克，制何首乌 15 克，女贞子 10 克，怀牛膝 12 克，熟地黄 10 克，白芍 15 克。

【制用方法】 水煎服，每日 1 剂，分 2 次服。

【临证方解】 方中桑寄生、独活补肝肾、祛风湿，为君；配以续断、狗脊、菟丝子、杜仲、鹿角胶温补肝肾、强筋健骨，为臣；佐以制何首乌、女贞子、熟地黄、白芍滋养肝肾，怀牛膝补肝肾，亦有引药下行之用。诸药相合，肝肾强，筋骨健，风湿去，故痹痛愈。

补肾除湿汤

【药物组成】 桑寄生 15 克，续断 20 克，牛膝、防己各 15 克，薏苡仁 30 克，车前子 20 克，赤芍 15 克，金银花、黄柏、知母各 10 克，独活 15 克，地龙 10 克，补骨脂 15 克，没药 10 克。

【制用方法】 水煎服，每日 1 剂，分 2 次服。

【临证方解】 方中桑寄生、续断、牛膝、补骨脂补肝肾，续筋骨，祛风湿；防己、薏苡仁、车前子、独活健脾利湿，祛风通络；金银花、黄柏、知母清热除湿；赤芍、地龙、没药活血祛瘀，行气止痛。

补血益肾汤

【药物组成】 鹿角胶 10 克（烊化），鳖甲胶 10 克（烊化），阿胶 10 克（烊化），淫羊藿 30 克，仙茅 15 克，狗脊 30 克，补骨脂 30 克，续断 30 克，威灵仙 30 克，桑寄生 30 克，制川乌 9 克，制草乌 9 克，炙黄芪 30 克，炒白术 15 克，全蝎 9 克，乌梢蛇 15 克，莪术 30 克，三棱 15 克，制南星 15 克，白芥子 15 克，川芎 15 克，白芍 30 克，炙甘草 9 克。

【制用方法】 水煎服，每日 1 剂，分 2 次服。

【临证方解】 方中鹿角胶、鳖甲胶、阿胶为血肉之品，大补精血；仙茅、淫羊藿、补骨脂、狗脊、续断、桑寄生益肾壮督；威灵仙、制川乌、制草乌祛风散寒，除湿止痛；三棱、莪术行气逐瘀；制南星、白芥子化痰通络；全蝎、乌梢蛇搜风通络；炙黄芪、炒白术、川芎、白芍、炙甘草补益气血。

补阳还五汤化裁

【药物组成】 黄芪 30 克，当归尾 12 克，川芎 12 克，桃仁 9 克，红花 9 克，地龙 5 克，鸡血藤 12 克，威灵仙 9 克，羌活 9 克，独活 9 克，牛膝 10 克。随证加减：气虚重用黄芪，加党参、白术；寒盛加炙附片、肉桂；湿重加防己、泽泻；肾虚加熟地黄、山茱萸、淫羊藿、杜仲、续断、狗脊；腰背痛加葛根、桑寄生；骶髂关节痛加僵蚕、穿山甲；四肢关节痛加雷公藤、乳香、没药、延胡索；骨质疏松加龟甲、鹿角胶。

【制用方法】 水煎服，每日 1 剂，30 天为 1 个疗程。

【临证方解】 本方是在清代名医王清任之补阳还五汤基础上化裁而成，以

国医特效方治百病（第 2 版）

羌活、独活、威灵仙祛风除湿止痛；牛膝、威灵仙补肾壮腰、强筋骨；当归尾、红花、桃仁、地龙等通络活血祛瘀；黄芪补气活血。诸药合用并随证加减，共奏活血祛瘀、通络止痛、温补肝肾、祛风散寒及强筋骨之功效。临床再配合物理治疗可增强或保护肌力，促进血液循环，增加血氧供给，促使炎症吸收，缓解疼痛，达到消炎止痛、恢复关节功能的目的。

淫邪阻闭

风寒湿邪入侵机体，凝滞于筋骨关节，闭阻气血，致使肢节失去濡养，痿废变形。症见发热，关节红肿热痛，舌质红，苔黄腻，脉滑数。

加减四妙散

【药物组成】 苦参 10 克，苍术 10 克，薏苡仁 15 克，川牛膝 10 克，黄柏 10 克，忍冬藤 15 克，莪术 10 克，赤芍 15 克，红花 10 克，地龙 10 克，青风藤 15 克，泽泻 10 克，秦艽 10 克，穿山龙 15 克。

【制用方法】 水煎服，每日 1 剂。

【临证方解】 方中苦参、黄柏大苦大寒，清利湿热；苍术、泽泻、薏苡仁、秦艽加强利湿之功；青风藤、忍冬藤舒筋活络；川牛膝、莪术、赤芍、红花加强活血通络之效；穿山龙清热利湿；地龙舒筋活络，化痰祛风，缓解肢体屈伸不利，腰背僵硬，使湿热邪气消除。

四妙永安汤加味

【药物组成】 活动期：金银花 20 克，玄参 20 克，当归 20 克，生甘草 10 克，葛根 30 克，白芍 30 克，山慈菇 9 克，威灵仙 20 克，青风藤 30 克，金银花藤 30 克，薏苡仁 30 克，紫河车 10 克，蜈蚣 2 条。湿热明显者加红藤 20 克，虎杖 15 克；关节肿胀者加蜂房 6 克，泽泻 10 克，茯苓 30 克；疼痛明显者，加毛冬青 40 克。

【制用方法】 水煎服，每日 1 剂。

【临证方解】 金银花、玄参、山慈菇清热解毒，有一定抗炎作用；葛根开腠理，治诸痹。白芍味酸敛阴，缓急止痛；当归养血柔肝，二者配合葛根，一开一合，疏利督脉。甘草助白芍疏缓筋脉拘急之症。威灵仙、青风藤、金银花藤祛风湿，通经络；紫河车补气养血益精；蜈蚣祛风攻毒；薏苡仁淡渗除湿。全方共奏清热解毒、祛湿通络之功。

强脊定痛汤

【药物组成】 全当归 10 克，白芍 30 克，川牛膝 10 克，肉桂 10 克，橘核 8 克，威灵仙 20 克，蜈蚣 3 条，全蝎 5 克，青风藤 12 克，甘草 6 克。

【制用方法】 水煎服，每日 1 剂，分 2 次服。

【临证方解】 方中当归、白芍养血活血，牛膝补肾强筋，橘核行气止痛，蜈蚣、全蝎、威灵仙搜风剔络，肉桂温阳祛寒，青风藤通络祛风，甘草调和诸药。

五十二、荨麻疹

荨麻疹也称瘾疹，是一种以皮肤出现红色或苍白色风团、时隐时现的瘙痒性、过敏性皮肤病。多因禀赋不耐，卫外不固，或因风寒、风热之邪客于肌表；或因肠胃湿热郁于肌肤；或因气血不足，虚风内生；或因情志内伤，冲任不调，肝肾不足，而致风邪搏结于皮肤，与气血相搏，发生风团。

风热犯表

卫外不固，风热之邪客于肌表。症见风团鲜红，灼热剧痒，伴有发热，恶寒，咽痛，遇热皮疹加重，舌苔白或薄黄，脉浮数。

加减消风散

【药物组成】 细生地黄12克，骨碎补6克，白蒺藜9克，羌活3克，蝉蜕3克，胡麻仁（炒）9克，豨莶草9克，地骨皮6克，炒牡丹皮3克，蜂房6克，荷叶9克，地肤子6克。

【制用方法】 1剂两煎，共取200毫升，蜂蜜60克（冲），分早晚两次温服。

【临证方解】 白蒺藜、地肤子、蝉蜕、蜂房疏风止痒；生地黄、胡麻仁养血活血；羌活、豨莶草祛风通络；骨碎补补肾活血；牡丹皮、地骨皮清热凉血；荷叶补脾祛湿；蜂蜜和中缓急。

桑菊饮加味

【药物组成】 霜桑叶4.5克，黄菊花1.5克，杏仁泥4.5克，鲜芦根15克，大青叶6克，青连翘9克，生甘草4.5克，薄荷3克。

【制用方法】 水煎服。

【临证方解】 桑叶、菊花、薄荷疏散风热；杏仁宣利肺气；连翘、大青叶清热解毒；芦根清热生津；生甘草解毒而调和诸药。

胡麻散加减

【药物组成】 苦参3克，荆芥9克，炒山栀子3克，防风9克，苍术15克，蝉蜕6克，赤茯苓15克，苍耳子9克，生姜皮6克，胡麻仁（捣）15克，刺蒺藜9克。

【制用方法】 水煎服。

【临证方解】 本病系脾弱血虚，风湿外袭之证，故施治首先以祛风湿为主，方用荆芥、防风、蝉蜕、刺蒺藜、生姜皮疏散风邪；苍术、苦参、赤茯苓、苍耳子以祛风湿，佐胡麻仁以润燥，山栀子清热。

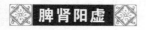

脾肾阳虚

脾肾阳气虚弱，卫阳不固，虚风内生。症见风疹遇寒则发，色淡红，恶寒无力，纳差，小便清长，舌质淡苔白，脉沉细无力。

加减右归丸

【药物组成】 附子（先煎）6克，肉桂（后下）2.4克，鹿角片6克，巴戟天9克，淫羊藿9克，仙茅12克，熟地黄12克，淮山药9克，山茱萸9克，云茯苓9克，泽泻9克，炙甘草3克。

【制用方法】 水煎服。

【临证方解】 本病以《景岳全书》之右归丸加减治疗。右归丸中无牡丹皮、泽泻、云茯苓，而处方中应用泽泻、云茯苓，利风疹之水肿。不用杜仲、菟丝子而改用仙茅、淫羊藿，取其散冷风、益肾阳、补命门之功。淫羊藿治"一切冷风劳气"（《大明本草》），"补命门，益精气，坚筋骨，利小便"（《本草备要》）。仙茅"乃补阳温肾之专药，故亦兼能祛除风湿，与巴戟天、仙灵脾相类，而猛烈又过之"（《本草正义》）。

脾虚湿盛

脾虚运化失常，湿邪内生，郁于皮肤。症见反复发作，皮疹淡红，腹胀，恶心呕吐，大便溏泻，舌质淡胖、边有齿痕，脉缓滑。

玉屏风散加味

【药物组成】 防风15克，黄芪30克，白术30克，蝉蜕10克，地肤子15克（单包），浮萍20克，荆芥15克，当归15克，川芎15克，红花10克。随证加减：风寒者加桂枝15克，羌活20克；风热者加薄荷10克（后下），石膏20克（打碎先煎）；湿热互结者加苦参15克，白鲜皮15克；血热者加生地黄15克，牛蒡子10克；脾虚者加茯苓10克，山药15克；血虚者加何首乌15克，白芍10克；痒甚者加白蒺藜15克，白芷15克。

【制用方法】 每剂药用冷水浸泡1～2小时后煮沸，文火煎煮20分钟，取药液100毫升左右，每剂煎煮2次，将2次药液混合后均分，早晚饭后40分钟服药，每次100毫升左右。

【临证方解】 方中黄芪健脾补气，固表止汗；白术健脾益气，助黄芪加强益气固表之功；防风散风御邪；当归补血活血，川芎活血行气祛风，红花活血祛瘀通络，以达治风先治血、血行风自灭之功；荆芥祛风止痒，宣散透疹；蝉蜕亦为疏风止痒透疹之品；地肤子清热利湿止痒；浮萍祛风止痒，发散透疹。诸药相配共奏疏风透疹止痒之效。

多皮饮加减

【药物组成】 茯苓皮15克，陈皮10克，冬瓜皮30克，桑白皮6克，大腹皮 10 克，干姜皮 10 克，白鲜皮 30 克，当归 10 克，甘草 6 克。

【制用方法】　水煎服，每日 1 剂，分 2 次服。

【临证方解】　方中茯苓皮甘淡渗利，健脾利水；陈皮理气和胃，醒脾化湿；大腹皮、冬瓜皮消胀除满利湿；桑白皮肃降肺气，通调水道；干姜皮温健脾胃，理气行水；白鲜皮祛风止痒；当归活血养血；甘草调和脾胃。

风寒束表

皮疹色白，遇风寒加重，得暖减，无汗出，舌淡，苔白，脉浮紧。

桂枝汤

【药物组成】　桂枝 9 克，白芍 9 克，炙甘草 6 克，大枣 3 枚，生姜 9 克。

【制用方法】　水煎服。

【临证方解】　桂枝解肌发表祛风邪；白芍益阴敛营；生姜助桂枝散邪，兼和胃止呕；大枣益气补中，滋脾养津；甘草调和药性。

血虚生风

气血不足，虚风内生。症见反复发作，皮疹色淡，瘙痒明显，头晕眼花，全身无力，舌质暗淡苔净，脉细数。

养血熄风汤

【药物组成】　当归尾 9 克，赤芍 9 克，桃仁 9 克，红花 9 克，荆芥 9 克，防风 9 克，蝉蜕 6 克，牡丹皮 9 克，金银花 9 克，五味子 9 克，生甘草 6 克。

【制用方法】　水煎服。

【临证方解】　本病血瘀于络，则气血运行受阻，肝为藏血之脏，肝失血之濡养，则内风易起，故其治以活血祛瘀为主，即"血行风自灭"之意，用当归尾、赤芍、桃仁、红花、牡丹皮养血补血，活血息风；更入祛风之品，以使风邪速解，如投荆芥、防风疏风解表；蝉蜕祛风止痒；金银花祛风清热解毒；五味子酸以柔肝，养阴生津；生甘草调和诸药，兼有解毒功效。

当归饮子

【药物组成】　当归 18 克，生地黄、川芎各 12 克，炙黄芪 30 克，白蒺藜、制何首乌各 15 克，赤芍、荆芥、防风各 10 克，生甘草 6 克。加减：风盛者加蝉蜕、胡麻仁；热盛者加金银花、蒲公英、紫花地丁；湿重者加苍术、泽泻；阴亏者加玉竹、枸杞子；气血两虚者改生地黄为熟地黄，加太子参。

【制用方法】　水煎服，每日 1 剂，分 2 次服，2 周为 1 个疗程。

【临证方解】　当归饮子中以当归补血活血，何首乌养血补血，川芎活血行气，共为君药，以治血分，血行风自灭；佐以白蒺藜、荆芥、防风祛风止痒；赤芍、生地黄祛瘀行滞，凉血消斑；黄芪益气固表，防止新疹复发；甘草调和诸药。诸药共奏益气养血、祛风止痒之功效。

五十三、扁平疣

扁平疣是一种发生在皮肤浅表的良性赘生物。多由风热毒邪搏于肌肤而生；或怒动肝火，肝旺血燥，筋气不荣，肌肤不润所致。趾疣多由局部气血凝滞而成，外伤、摩擦常为其诱因。

热毒蕴结

风热毒邪搏于皮肤，肌肤不润。症见皮疹淡红，数目较多，伴口干不欲饮，身热，大便不畅，尿黄，舌红，苔白或黄，脉滑数。

大青薏仁汤

【药物组成】 大青叶、板蓝根、当归、丹参、红花、赤芍、白芍各12克，生薏苡仁、马齿苋、生龙骨、生牡蛎各20克，生地黄、熟地黄各10克。

【制用方法】 水煎分2次口服，成人每天1剂，儿童酌减，连服2周。药渣加水再煎，用纱布蘸药汁反复擦洗患处，以能耐受为度，然后用小毛巾（或6～10层纱布）浸药液乘热敷盖在患处15分钟，如果药液冷却可加热使用，每日3次，连续2周。

【临证方解】 扁平疣是由于肝胆血燥，气血失和，复感风热之毒，蕴阻肌肤所致，或腠理不密，复感外邪，凝聚肌肤而成。方中当归、丹参、红花、赤芍、白芍活血化瘀，清热凉血；生地黄、熟地黄、马齿苋清热解毒，散瘀杀虫；龙骨、牡蛎软坚生新；薏苡仁健脾燥湿，并能抑制细胞过度增殖；大青叶、板蓝根清热解毒，更能抑制病毒繁殖复制。诸药合用有清热解毒、活血散瘀、软坚杀虫生新的作用。

青术薏苡汤

【药物组成】 大青叶15克，蒲公英30克，地榆30克，番红花6克，苍术15克，薏苡仁30克，当归9克。

【制用方法】 水煎服，1日2次，疗程半月至4周。

【临证方解】 方中大青叶、蒲公英清热解毒、消痈散结，共为君药；地榆凉血止血、解毒敛疮，番红花凉血活血祛瘀，共为臣药；薏苡仁健脾化湿、清热利湿，为佐药；苍术祛风燥湿，当归养血活血，为使药。七药合用共奏清热凉血、健脾化湿、养血活血之功效。

消疣汤

【药物组成】 桑叶、红花各9克，板蓝根、生牡蛎（先煎）、磁石（先煎）各30克，马齿苋、薏苡仁各60克，金银花15克，赤芍、紫草、白蒺藜各10

克，木贼、香附各 12 克。

【制用方法】 水煎服，第 1、第 2 煎分早晚两次口服，第 3 煎待温热适度擦洗患处，擦至皮肤略呈淡红色为度，每日 1 剂，洗 3～4 次，每次洗 15 分钟。

【临证方解】 方中桑叶既能疏解肺卫风热，又能清泻肝胆气分之火；板蓝根、马齿苋、紫草、金银花清热解毒；薏苡仁健脾利湿；赤芍、红花、香附理气活血；木贼祛风止痒；白蒺藜疏肝祛风，行气活血；生牡蛎益阴潜阳，软坚散结；磁石镇肝潜阳。诸药合用，共奏疏肝祛风、清热解毒、理气活血之功。

热蕴络瘀

病程较长，热邪蕴结经络，气血阻滞。症见皮疹黄褐或暗红，可有烦热，舌暗红，苔薄白，脉沉缓。

七味除疣方

【药物组成】 板蓝根 30 克，山豆根 10 克，马齿苋 30 克，木贼 10 克，香附 10 克，薏苡仁 30 克，牡蛎（先煎）30 克。

【制用方法】 每日 1 剂，早、晚熏洗。早晨将药煎沸后，文火煨 10 分钟，揭开药罐盖，将皮损部位凑近罐口，接受药物熏蒸（注意熏蒸温度及距离，切勿烫伤）。待药液温度稍降，用小纱布块蘸取药液渍洗皮损，以患处皮肤灼热而不致烫伤为度。整个熏洗时间在 20 分钟左右。期间如药液温度降低，可用文火加温维持。熏洗完毕 30 分钟后将用过药液加热煎沸，重复熏洗过程。3 周为 1 个疗程。

【临证方解】 方中山豆根、板蓝根、马齿苋清热解毒；木贼、香附祛风散结，活血凉血；生薏苡仁散结利湿；牡蛎软坚散结。全方共奏清热利湿、凉血祛风、解毒散结之功。

去疣酊

【药物组成】 重楼（蚤休）30 克，五味子 15 克，板蓝根 30 克，连翘 15 克，生山楂 20 克，牡丹皮 15 克。每毫升酊剂中含原生药 1.5 克。

【制用方法】 外搽疣体 3～5 次，搽药后轻轻揉搓 1 分钟。疗程 4 周。

【临证方解】 方中重楼苦寒有小毒为君药，清热解毒，息风化瘀，消肿散结，以毒攻邪，强化伐邪；五味子酸温为臣药，益气养阴，敛肝润燥，君臣同用，标本兼顾，相得益彰。配合板蓝根、连翘之苦寒，清热解毒，疏风透邪，凉血散结，克邪之力更增。生山楂酸甘而温，助五味子敛肝扶正，加强其活血化瘀之力，又能行滞结之气血，甘温而制全方之过于苦寒。牡丹皮苦辛微寒，清热凉血，活血化瘀。全方既疏外风，又息内风，润燥荣筋气，解毒散结消癥积，活血化瘀行气血，强力攻邪而不伤正，治已病而防再病，立意独特，配伍严谨。

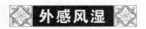

外感风湿

卫外不固，风湿邪气搏结肌肤。症见皮疹淡红，不痒不痛，脉浮。风湿日久化热，伴有口干，尿黄，大便干结，舌红苔黄，脉浮滑或滑数。

麻杏五苓散

【药物组成】 麻黄 12 克，杏仁 12 克，白术 20 克，茯苓 20 克，泽泻 20 克，桂枝 15 克，猪苓 20 克，牡蛎 30 克，香附 15 克，枳壳 15 克，甘草 10 克。热甚者加金银花、连翘。

【制用方法】 水煎服，2 天 1 剂，每天服 3 次，不需外用药。

【临证方解】 此病因肺气郁滞，肺主宣发、通调水道的功能失调，致使湿郁肌肤而形成皮肤斑点。方中麻黄、杏仁宣肺疏郁；桂枝、白术、茯苓、猪苓、泽泻通阳利湿调水道；牡蛎散结消斑；香附、枳壳疏郁行气，气行则湿自除；甘草调和诸药。

麻杏苡甘汤加味

【药物组成】 中药内服：麻黄 10 克，杏仁 15 克，薏苡仁 30 克，生地黄 30 克，牡丹皮 15 克，刺蒺藜 30 克，蜈蚣 2 条，贯众 30 克，板蓝根 30 克，桃仁 15 克，红花 10 克，甘草 10 克。湿重者加重薏苡仁用量至 50 克，苍术 15 克；热重者加石膏 30 克，野菊花 15 克；面部油腻者加生山楂 20 克，漏芦 12 克。用药后期适当减清热解毒之药，加黄芪 30 克、白术 15 克、防风 15 克以补气固表、托毒生肌。小儿剂量根据年龄、病情酌减。女性患者经期去桃仁、红花。

穴位注射：用中药针剂板蓝根注射液注射曲池穴和足三里穴，每穴 2 毫升。外洗药方：马齿苋 30 克，苍术、蜂房、白芷各 10 克，苦参、陈皮各 15 克，蛇床子 12 克，细辛 6 克。

【制用方法】 内服方汤药每日 1 剂，水煎服，10 天为 1 个疗程。

穴位注射隔日 1 次，第 1 天注射左侧曲池、右侧足三里，隔日后注射右侧曲池、左侧足三里，以此类推交替进行，10 天为 1 个疗程。

外洗方煎水约 300 毫升，趁热反复温洗患处，搽至皮肤略呈淡红色为度，每日加温，洗 3～5 次，每次洗 15 分钟，每煎可洗 2 天，10 天为 1 个疗程。

【临证方解】 内服药用麻杏苡甘汤解表祛湿；生地黄、牡丹皮清热凉血，活血散瘀；刺蒺藜平肝祛风止痒；桃仁、红花活血祛瘀；贯众、板蓝根清热解毒、凉血消斑；蜈蚣通络息风，解毒散结，其中蜈蚣可加大剂量至 4 条，因其走窜之力极强，可以搜剔经络，引药直达病所；针刺曲池穴有疏风解表清热利湿、调和营卫的作用；针刺足三里穴，有理脾胃、调气血、补虚弱之功。注射板蓝根注射液达到清热解毒抗病毒、增强机体免疫力的作用。外洗治疗增强清热解毒祛湿之力，同时消疣止痒，其中马齿苋清热解毒凉血；苦参清热燥湿祛风；苍术、白芷祛风燥湿止痒；细辛祛风宣散止痒；蜂房攻毒祛风；蛇床子散寒祛风燥湿；陈皮燥湿。

五十四、阑尾炎

阑尾炎是阑尾的炎症，是最常见的腹部外科疾病。临床上常有右下腹部疼痛、体温升高、呕吐和中性粒细胞增多等表现。相当于中医"腹痛"。

寒凝腹痛

寒邪凝结，气血不通则痛。症见多无发热，腹部疼痛剧烈，遇寒更甚，食少纳呆，小便清长，舌质淡苔白，脉沉弦。

天台乌药散

【药物组成】 乌药 15 克，小茴香 10 克，木香、川楝子、槟榔、高良姜、青皮各 6 克，巴豆 7 个。气虚较甚者加白术 15～30 克，改巴豆为 3～4 个；疼痛较甚者加延胡索 10 克；积热明显者去巴豆加大黄 10 克。

【制用方法】 先把巴豆微打破，同川楝子用麸皮炒，去巴豆及麸皮不用，和余药文火共煎，二煎混合，顿服。一般 3 副后巴豆加麸皮炒川楝子改为单用麸皮炒川楝子继用。

【临证方解】 方中乌药、木香、槟榔、青皮疏肝理气，小茴香、高良姜、巴豆祛寒消积，它们都是治疗腹痛的良药。对巴豆的应用，若无明显郁热之象者，必不可去之，本方"妙在巴豆与川楝子二味同炒，去巴豆不用，但取其荡涤攻坚刚猛直前之性味，同川楝子入肝，导之下行，又不欲其直下之意。"诸药共奏疏肝理气、祛寒消积之功，使寒去积消，气血调和，疾病自然痊愈。

热结腹痛

湿热蕴结，阻滞气机，不通则痛。症见发热恶寒，腹胀腹痛，恶心呕吐，口苦口干，尿黄，大便干结，舌质红，苔黄腻，脉弦数。

大柴胡汤加味

【药物组成】 柴胡 25 克，枳实 10 克，大黄 10 克，黄芩 8 克，半夏 15 克，白芍 15 克，川楝子 25 克，生姜 5 片，大枣 5 枚。

【制用方法】 水煎服，每日 1 剂，分 3 次服，服药 4 剂而愈。

【临证方解】 方中以大黄、枳实清热解毒，通利腹气；川楝子行气止痛清热；柴胡、半夏、白芍、生姜取小柴胡汤之意和胃降逆，通行三焦之气；黄芩清热；大枣顾护胃气。

自拟阑尾清化汤

【药物组成】 红藤 50 克，紫花地丁 30 克，川楝子 20 克，大黄 6 克，金银花 30 克，牡丹皮 20 克，黄芩 10 克，生薏苡仁 12 克，冬瓜仁 30 克，天花粉 10 克，败酱草 15 克，甘草 6 克。

【制用方法】 水煎服，每日 1 剂，分 3 次温服，儿童酌减。

【临证方解】 大黄清热解毒，活血化瘀，行气通腑；红藤、败酱草、紫花地丁清热解毒排脓；生薏苡仁、牡丹皮、冬瓜仁清热凉血排脓；黄芩、金银花、天花粉清热解毒凉血；川楝子活血行气止痛；甘草解毒调和诸药，顾护脾胃。

自拟大黄薏苡仁汤

【药物组成】 大黄 12 克，桃仁 15 克，牡丹皮 15 克，薏苡仁 30 克，败酱草 30 克，金银花 30 克，蒲公英 30 克，冬瓜仁 15 克，延胡索 15 克，木香 10 克，制附子 3 克，甘草 10 克。慢性阑尾炎加穿山甲 10 克。

【制用方法】 水煎 2 次，将药液兑匀，分早晚 2 次温服。

【临证方解】 本方由《金匮要略》大黄牡丹汤合薏苡附子败酱散加减而成。方中大黄清热解毒，借其泻下之力，将肠中热毒瘀滞荡涤于下；配以桃仁活血化瘀以通便，牡丹皮凉血散瘀；薏苡仁、冬瓜仁清热利湿，消肿散结；金银花、败酱草、蒲公英清热解毒；木香、延胡索行肠胃滞气止痛；少佐附子辛热助木香、延胡索行肠中郁滞之气；甘草解毒调和诸药。诸药共奏泻下逐瘀、清热解毒、导滞消痈之功。

自拟固本扫毒汤

【药物组成】 党参、山楂、败酱草、蒲公英各 30 克，麦冬、牡丹皮各 10 克，五味子、芒硝各 6 克，大黄（后下）、槟榔各 15 克，红藤、桃仁各 20 克，金银花 60 克。

【制用方法】 初诊当日须连服 2 剂。服完第 2 剂药后 2 小时即开始泻下，泻下愈多，取效愈捷。第 2 天起，减大黄、槟榔用量，每日 1 剂，连服 2～3 天。凡初诊腹痛剧不可忍者，急刺阑尾穴，深进针，强刺激，疼痛即可缓解；凡恶心呕吐或服药即吐者，针刺内关、足三里，并留针服药。

【临证方解】 本方在《金匮要略》大黄牡丹汤解毒消痈、活血行气的基础上，加槟榔下气推荡，助大黄、芒硝急下通腑；山楂消积导滞，助桃仁活血化瘀；金银花、蒲公英、红藤助败酱草清热解毒、化瘀止痛，其用量重，且首日服 2 剂，故服之必泻，泻之愈竣，取效愈捷。由于迅速而连续多次泻下，其胃肠积滞荡然无存。然竣下之剂，虽壮实之人，亦有易脱之险，老幼体弱者，更难投药。因而又合生脉散，固本防脱。如此扶正无留邪之患，竣下无致脱之虑，共奏固本通下、化瘀解毒之效。

血瘀腹痛

瘀血阻滞，血运不畅，气血阻滞则痛。症见多无发热，刺痛，疼痛固定，便秘，舌质暗苔黄，脉沉弦数。

消痈膏

【药物组成】 黄柏 10 克，大黄 10 克，乳香 10 克，延胡索 10 克，甘草 5 克，冰片 6 克，凡士林 50 克。

【制用方法】 将中药共研为细末，用凡士林调成膏剂，外敷右下腹麦氏点处（右髂前上棘与脐连线的中外 1/3 交界处），直径 5～8 厘米，外用纱布覆盖，胶布固定，每隔 24 小时更换 1 次，7 天为 1 个疗程。

【临证方解】 方中黄柏燥湿，解毒；大黄泻热毒，荡积滞，行瘀血；乳香活血，行气，止痛；延胡索活血散瘀，理气止痛；甘草缓急止痛；冰片清热消肿止痛。根据中医外治理论，用消痈膏外敷，通过皮肤吸收、渗透、弥散，使药效直达病所，收到满意疗效。

消肿生肌散

【药物组成】 冰片、芒硝、煅石膏。

【制用方法】 将上药研为细末，按 1∶8∶8 比例混匀，面积约为 15 厘米×6 厘米，厚度为 0.5 厘米，纱布包好，于右下腹阑尾处外敷，外面用腹带加压包扎，每日更换中药包 1 次。10 天为 1 个疗程。

【临证方解】 冰片清热消肿止痛，芒硝软坚散结清热，煅石膏收湿生肌、敛疮止血。诸药相合，共收行气祛瘀止痛、通腑泄热解毒之功。根据中医外治理论，配合腹带加压，通过皮肤吸收、渗透、弥散，使药效直达病所。

消痈方

【药物组成】 保留灌肠方：生大黄（后下）30 克，牡丹皮、桃仁各 15 克，冬瓜仁、红藤、败酱草各 20 克，芒硝 10 克。外敷药：大黄、芒硝、大蒜以 1∶1∶3 比例组成。

【制用方法】 保留灌肠方：烘干粉碎过 80 目筛，以生理盐水 300 毫升煎 10 分钟，取煎液 150 毫升，待温后保留灌肠，每 6 小时 1 次。外敷药：将芒硝、大蒜共捣成泥，再加入大黄粉，用醋调成糊状，敷于右下腹麦氏点部位，敷药前皮肤先涂凡士林保护层，药糊上盖塑料布四周封闭。上置热水袋热敷，6～8 小时换药 1 次，共 3 天。

【临证方解】 保留灌肠方中大黄清热解毒，活血化瘀，行气通腑；红藤、败酱草清热解毒排脓；牡丹皮、桃仁、冬瓜仁清热凉血。诸药合用，灌肠药物经肠道黏膜吸收，其力更强。外敷药：外用芒硝软坚泻热，大黄通泻逐瘀，大蒜有促透作用。局部封闭，使皮肤角质含水增多，利于药物吸收；局部热敷使皮温增高，血管扩张，血流加速，药物更易渗透吸收。

五十五、痔

人体直肠末端黏膜下和肛管皮肤下静脉丛发生扩张和屈曲所形成的柔软静

脉团，称为痔，又名痔疮、痔核、痔病、痔疾等。在祖国医学中，对痔的含义论述较多，形象地描述说明痔是肛门内外小肉突起的赘物，其形不一，其证各异。

湿热下注

便血色鲜红，量较多，肛内肿物外脱，可自行回缩，肛门灼热。苔薄黄腻，脉弦数。

消痔汤

【药物组成】 乌梅10克，五倍子10克，苦参15克，射干10克，炮穿山甲10克，煅牡蛎30克，火麻仁10克。加减法：便血甚者加地榆炭、侧柏叶；炎症甚者加黄柏、黄连；大便秘结者加番泻叶；疼痛甚者加乳香、延胡索；肛门坠胀者加木香、枳壳；脾虚下陷者加黄芪、葛根、升麻。

【制用方法】 水煎分2次服，每日1剂。

【临证方解】 方中乌梅、五倍子、苦参收敛固涩；射干清热解毒；炮穿山甲、煅牡蛎软坚散结，止血定痛；火麻仁润肠通便。

冰黄散

【药物组成】 冰片、黄柏、大黄各等份。

【制用方法】 上药混合后研为细末，冰片后下，盛于密闭瓶中。用法：患者取侧卧位，将上药取适量，用水调成糊状后涂于肛门，尽量使药与痔完全接触，局部用敷料固定。每日换药2～3次，严重者4～6次。每次换药前均用温水或1/1000高锰酸钾溶液坐浴或清洗肛门，疼痛减轻后，可配合按摩回托肿块。

【临证方解】 痔疮是湿热内生下注肛门，阻滞脉络，血行不畅所致。方中大黄凉血行瘀，止血泻下；黄柏清热燥湿，解毒敛湿；冰片清热止痛，且有走窜之功，局部用药，直达病所。故能使肿胀的痔核在较短时间内症状减轻或消失，取得满意疗效。

槐榆煎

【药物组成】 槐角、地榆炭、当归、生地黄各12克，茜草、赤芍各9克，虎杖、蒲公英各6克，白及、白花蛇舌草、仙鹤草、荆芥穗各30克。随症加减：伤阴损津或体弱阴虚者，加麦冬15克，玄参、胡麻仁、瓜蒌各30克，天花粉24克；湿热较盛者加滑石24克，葛花9克；肿胀甚者，加黄柏、泽泻各18克；属虚寒证者，加苍术5克，厚朴、吴茱萸各6克，藿香、茯苓各9克，炒白扁豆15克，炒薏苡仁24克。

【制用方法】 水煎，分2次服，每日1剂，连服7剂为1个疗程。

【临证方解】 方中槐角、地榆炭清热解毒，凉血止血；赤芍、虎杖、蒲公英、白花蛇舌草清热除湿，活血祛瘀；当归、生地黄、茜草滋阴清热，凉血止血；仙鹤草止血健胃；荆芥穗解表散风；白及止血敛疮。故用此方治疗痔疮出血，效果满意。

苦明三子汤

【药物组成】　苦参 50 克，明矾 20 克，五倍子 60 克，蛇床子 30 克，地肤子 30 克，黄柏 15 克，荆芥 15 克，艾叶 9 克。肿甚者加金银花 30 克，痛甚者加川乌、草乌各 6 克。

【制用方法】　以上诸药置于较大一点的沙锅或瓷盆水煎后先熏后洗，时间为 15～20 分钟。熏洗完毕后，将药液放置勿弃，间隔 3～4 小时再把药液加热（烧开即可），按上述方法重新熏洗。一般 1 天熏洗 3～4 次，1 天 1 剂，3 剂即可。

【临证方解】　方中苦参、黄柏清热燥湿，泻火解毒；五倍子消肿毒，敛痔核，收湿清热；地肤子泄湿热，消壅结，表里通达，能散能泻；蛇床子、荆芥、艾叶三味均为辛温之品，能温通经脉、调理气血，以防止上述药物过寒过敛之弊；荆芥祛风宣毒，能疏能行，内可达血脉之中，外可透皮里膜外；艾叶可开一切郁滞，除湿辟秽。诸药合用既可清热燥湿、消肿敛痔，又能温通气血、宣散壅结。

痔血服洗方

【药物组成】　基本方：鱼腥草、仙鹤草各 15 克，地榆炭、荆芥炭、茜根炭、当归、白术、赤芍各 10 克，薏苡仁 20 克，黄柏 12 克，苦参 6 克。

【制用方法】　将上药头煎、二煎浓缩取汁约 300 毫升，分早、中、晚饭后日服 3 次。第三煎加水 1500 毫升，沸后入生大黄 15 克再煎 5 分钟，去渣将药液倒入干净痰盂，再下枯矾 20 克搅匀，盂上置一中央挖有直径 8 厘米孔洞的薄木板，坐其上乘热先熏肛门。待药温降至能耐受时，将药液倒入盆中坐浴，同时用手轻轻按摩肛周。如有内痔脱出，尽量将其送入肛内。每次坐浴约 20 分钟，一日熏洗 2 次（第二次只需将原药液加热至沸即可，不必再加药），3 天为 1 个疗程。

【临证方解】　方中鱼腥草、黄柏、苦参清热燥湿；地榆炭、荆芥炭、茜根炭祛风清热、凉血止血，合用炭剂意在增强止血效果；仙鹤草止血，加强疗效；薏苡仁、白术健脾燥湿，使全方虽重用苦寒而不伤正；当归、赤芍活血止血，使止血而不留瘀。内服则调理脏腑，外用则药物直达病所，两相并举，又能缩短疗程，故疗效显著。

风伤肠络

大便带血、滴血，血色鲜红，或有肛门瘙痒。舌红，苔薄白或薄黄，脉浮数。

槐角丸

【药物组成】　槐角 2 份，炒枳壳 1 份，当归 1 份，黄芩 1 份，防风 1 份，

国医特效方治百病（第 2 版）

地榆炭1份。

【制用方法】　将各药低温干燥后，研成细粉，制成糊丸或蜜丸。每次服9克，每天2次。亦可水煎服。

【临证方解】　方中槐角苦寒沉降，能清大肠之火而凉血止血，故善治大肠火盛或湿热瘀结引起的大便下血、痔疮出血、血痢等；地榆炭味苦微寒，性沉降而涩，有凉血、收敛、止血之功，二药君臣相使，以清大肠之热而凉血止血。配以枳壳行气宣通大肠；黄芩味苦性寒，燥湿清热；当归补血润肠，为佐药；使以防风祛风。诸药合用，即清理肠中风热湿燥之邪，又能止血。本方不仅用于内痔，肛裂、便秘、肛门疼痛也很适用。

气滞血瘀

肛内肿物脱出，甚或嵌顿，肛管紧缩，坠胀疼痛，甚则肛缘有血栓形成，触痛明显。舌暗红，苔白或黄，脉弦细涩。

止痛如神汤

【药物组成】　秦艽、桃仁、皂角刺、苍术、防风、黄柏、当归各10克，泽泻15克，熟大黄10克，槟榔15克。痔核疼痛甚加延胡索、羌活；水肿明显加五倍子、乌梅；大便秘结加火麻仁，熟大黄改用生大黄；下血多加地榆炭、槐花炭；小便涩痛不畅加车前子、萹蓄、灯心草。

【制用方法】　上药每日1剂，水煎200毫升，分2～3次口服。药渣煎液候凉后浸泡坐浴，外用消炎膏涂敷痔核上，敷料封盖。

【临证方解】　方中秦艽祛风利湿止痛为君药；伍以桃仁、当归、槟榔理气活血，化瘀止痛，使滞者行，瘀者化，通则不痛；苍术、黄柏、防风祛肠风，运水湿；大黄清热解毒，逐瘀通络，荡涤肠腑邪热；泽泻利尿消肿止痛，泽泻配槟榔亦可行气利水消肿。诸药相配，共奏祛风利湿、理气活血、清热止痛之功。

自拟外洗浴方

【药物组成】　大黄50克，苦参60克，蒲公英30克，紫花地丁30克，芒硝60克，明矾10克，硼砂10克，赤芍15克。

【制用方法】　取上述中药用纯棉白布包好，放在盆中加水1000毫升，煎40分钟后将药布包拿出（第2次继用）。先熏，待水温不烫手时坐浴盆中60分钟（凉后温热）。1天2次，7天为1个疗程。

【临证方解】　方中大黄、苦参、蒲公英、紫花地丁清热解毒，消肿止痛；大黄配赤芍有凉血散瘀止血之用；蒲公英、紫花地丁素有"疮疡圣药"之称；芒硝配大黄软坚散结以消肿；明矾性寒，燥湿解毒止血，合大黄以增止血之功；硼砂味甘、微咸，而气凉，主治结核恶肉。明矾、芒硝相配具有滑润不涩、清洁创面之功效。诸药配伍，共奏清热解毒、消肿止痛、凉血散瘀、清洁创面之效。

脾虚气陷

肛门坠胀，痔核脱出需手回纳，便血色鲜或淡，面色少华，神疲乏力，少气懒言，纳少便溏。舌淡胖，边有齿痕，脉弱。

归脾汤

【药物组成】 人参30克，炙黄芪30克，炒白术、茯苓、当归、炒酸枣仁、龙眼肉各12克，远志6克，木香6克，炙甘草9克，生姜2片，大枣3枚（擘）。

【制用方法】 水煎2次分服。也可做丸剂服，每次6克，每日2～3次。

【临证方解】 本方可治疗一些出血性疾病，如痔疮出血、胃出血、子宫功能性出血、血小板减少性紫癜、再生障碍性贫血以及神经衰弱等属于心脾两虚的常用方剂。方用黄芪、人参补气健脾，为君药；臣以当归、龙眼肉养血和营，合君药以益气养血；白术、木香健脾理气，使补而不滞；茯苓、远志、酸枣仁以养心安神，共为佐药；使以甘草、生姜、大枣护胃健脾，以资生化，则气旺而血充矣。诸药合用，能补益心脾，气旺血生，则头晕、心悸、乏力诸症自愈。

八珍汤

【药物组成】 人参、白术、茯苓、当归（酒拌）、川芎、白芍、熟地黄各20克，甘草（炙）6克，生姜3片，大枣2枚。

【制用方法】 水煎2次分服。

【临证方解】 本方为四君子汤合四物汤加生姜、大枣而成，治疗气血两虚病证。痔疮长期反复出血，或手术后大出血，极易造成气血虚弱，治宜益气养血。方用人参、熟地黄为君，甘温益气养血；臣以茯苓、白术健脾燥湿，当归、白芍养血和营；炙甘草和中益气，川芎活血行气，共为佐药；使以生姜、大枣调和脾胃之气，合以气血双补，则诸症可除。肛肠术后创面愈合缓慢者，可加双花藤、沙参；本方加黄芪、肉桂名为十全大补汤（《太平惠民和剂局方》），用于气血虚弱，溃疡面脓液清稀，肉芽不鲜者。

五十六、脱 肛

小儿气血未旺，老年人气血衰退，中气不足，或妇女分娩用力耗气，气血亏损，以及慢性泻痢，习惯性便秘，长期咳嗽均易致气虚下陷，固摄失司，以致肛管直肠向外脱出。

脾虚气陷

脾气亏虚，中气不足，气虚下陷，固摄失司。症见便时肛内肿物脱出，轻重不一，色淡红，伴有肛门坠胀，大便带血，面色萎黄，神疲乏力，食欲不振，甚则头昏耳鸣，腰膝酸软。舌淡，苔薄白，脉弱。

补中益气汤

【药物组成】　黄芪 30 克，党参 20 克，白术 20 克，陈皮 10 克，炙甘草 10 克，当归 20 克，升麻 10 克，柴胡 15 克，苍术 30 克。

【制用方法】　煎取 350 毫升，每日 1 剂。

【临证方解】　本方是一著名的补益剂，是宗"虚者补之"，"陷者举之"，"劳者温之"的原则而组成。主治脾胃气虚，清阳下陷之证。脾虚失运，脾气不升，清阳下陷则产生脏器下垂等证。方中黄芪补中益气，升阳固表；党参、白术、甘草益气健脾而和中。以上四药共为方中主要部分。补气易于滞气，故用陈皮、苍术理气以防滞。清阳因虚而下陷，故用柴胡、升麻助参、芪以升举清阳，使下陷之气得以升提，并能轻轻疏散以达表。气生于血，故配当归以补血，又可补气升阳不致化燥以耗血，即补阳兼和阴之意。诸药协同，可补中益气、调理脾胃，并有益卫固表、升阳举陷之效。

大补元煎

【药物组成】　山茱萸、炙甘草各 6 克，炒山药、杜仲、当归、枸杞子各 15 克，人参 30～60 克，熟地黄 30～60 克。

【制用方法】　水煎服。

【临证方解】　人参大补元气，为治虚劳之第一要药，故以其为君药。配以杜仲温补肾阳，山茱萸阴阳双补、补益肝肾，熟地黄、枸杞子滋补肾阴，当归补血和血，诸药相配，滋阴助阳，温补肾阳。佐以山药培补中气、益肾固精，炙甘草益气补脾。上药齐用，共达温补肾阳、升提固脱之目的。

补摄提肛汤

【药物组成】　党参 12 克，黄芪 30 克，升麻 9 克，柴胡 9 克，枳壳 20 克，乌梅 15 克，芡实 15 克，五倍子 12 克，鹿角胶 10 克（炖化），紫河车 6 克，大枣 10 枚。随症加味：便秘，加火麻仁 15 克、郁李仁 15 克；大便出血较多，加地榆 15 克、槐花 10 克、牡丹皮炭 10 克；贫血，加当归 20 克、炒白芍 12 克；腰酸腰痛，加肉苁蓉 12 克、杜仲 12 克。

【制用方法】　每日 1 剂，浓煎 200 毫升，分早晚饮服。另用石榴皮 60 克，煎后熏洗肛门。1 个月为 1 个疗程。

【临证方解】　方中黄芪、党参、升麻、枳壳、柴胡补气升提；乌梅、芡实、五倍子收敛固摄；鹿角胶、紫河车、大枣益气，养血，补精。外用石榴皮煎汤熏洗肛门，取"涩可固脱"之意，对升提脱肛之疾，收效较好。

荷叶五倍子汤

【药物组成】 荷叶15克，五倍子10克。

【制用方法】 每日1剂，水煎至300毫升，先熏后洗，上、下午各1次。5天为1个疗程。共治疗3个疗程。

【临证方解】 荷叶具有升发脾阳的作用，《本草纲目》载："脱肛不收，贴水荷叶焙研，酒服二钱，仍以荷叶盛末坐之。"五倍子收敛固涩，《三因方》载治脱肛："用五倍子半斤，水煮极烂，盛坐木桶上熏之，待温，以手轻托之。"二药同用，有升阳举陷、涩肠固脱之功，用于治疗小儿脱肛，疗效甚好。

升陷汤

【药物组成】 黄芪15克，升麻9克，枳壳6克，柴胡6克，五味子9克，当归10克，党参10克，甘草6克。伴泄泻者加茯苓10克，车前子9克（另包）；伴便秘者加火麻仁10克；肺气虚者加知母10克，桔梗9克；肾阳虚者加肉苁蓉10克，五倍子6克。年龄大者适当增加剂量。

【制用方法】 每日1剂，水煎2次分服，其药渣加水1000毫升煮沸，乘热熏洗脱出之肠管，每晚1次，10日为1个疗程。

【临证方解】 治疗脱肛当以补益肺脾肾三脏、升阳举陷为根本治法。黄芪、党参补益脾肺之气；升麻、柴胡、枳壳升阳举陷；知母、桔梗升举胸中大气，即张锡纯之升陷汤。肉苁蓉温补肾阳；当归养血活血；五味子、五倍子酸性收敛，起辅助作用。如此补虚、升举、收敛并用，加之用其药渣外洗，使剩余之药力直接作用于患处，内外同治，故而收到较好的疗效。

芪术升麻汤

【药物组成】 内服中药：炙黄芪60克，白术30克，制升麻20克，枳壳18克。坐浴方：补骨脂50克，五倍子30克，乌梅20克。

【制用方法】 内服中药：水煎服，每日1剂，每次100毫升，每日3次。

坐浴方：水煎适量适温坐浴，每次15分钟，每日2次。坐浴后嘱患者做提肛运动5分钟。

针刺取穴：百会、长强、大肠俞，补法，中强刺激，留针15分钟，每日1次。

【临证方解】 内服方以黄芪补气升阳，白术固护脾胃，升麻、枳壳升提举陷，共奏补脾肺、升阳提气之功。配合补骨脂温阳收敛，五倍子、乌梅酸甘收敛，对肠黏膜有显著的收涩作用，煎汤坐浴局部治疗起温阳酸甘收敛之效。针百会、长强、大肠俞益气、升举收摄，三穴合用，使陷者举之。诸法合用，治疗脱肛可获良效。

❀❀ 湿热下注 ❀❀

运化失常，湿邪内生，蕴而化热，湿热下注，固摄失常。症见肛内肿物脱出，色紫暗或深红，甚则表面部分溃破、糜烂，肛门坠痛，肛内指检有灼热感。舌红苔黄腻，脉弦数。

蛤硝散

【药物组成】 文蛤 100 克，朴硝 100 克。

【制用方法】 文蛤加水五碗煎汤，入朴硝，淋洗患处，至水冷方止。

【临证方解】 文蛤即五倍子，其味酸而性寒，为收敛降火药；配以朴硝清热消肿，泻火解毒。二药一收一降，共达清热消肿收敛之功。

291 枯痔液

【药物组成】 雄黄、冰片各 4.5 克，赤石脂、血竭、黄连、枯矾各 10 克，轻粉、红粉各 1 克，朱砂 3 克，普鲁卡因（粉剂）5.25 克。

【制用方法】 将上药分别研成粉末，先取雄黄、赤石脂、血竭、黄连放置于沙锅内，加蒸馏水 600 毫升，文火煎煮，得煎液 200 毫升，另器保存。药渣复加蒸馏水 400 毫升，再投入轻粉、红粉、朱砂文火煎煮，得煎液 150 毫升。2 次煎液合并加热至沸腾时加入枯矾，并不断搅拌直至由原深红色变成近黄色停止加热，同时加入冰片盖好待溶解。过滤至澄明，装瓶高压灭菌。而后加入普鲁卡因粉，溶解后用漏斗过滤 1 遍，分装 2～4 毫升安瓿，蒸沸消毒 30 分钟即成。术后处理：控制 48 小时大便，适当卧床休息。术后第 3 天始口服石蜡油 5～10 毫升，每日 2 次。每次大便后用花椒 15 克、食盐 50 克，煎水坐浴后，肛内置消炎止痛栓 1 支至痊愈。若需行重复治疗应间隔 5～10 天。

【临证方解】 雄黄、冰片、轻粉、红粉、朱砂生肌收敛；赤石脂、血竭、黄连、枯矾清热养血固涩。本方取酸敛之性，将药物注入直肠黏膜与肌层之间，使其产生无菌性炎症，使分离的直肠黏膜与肌层粘连固定。加适量的普鲁卡因止痛。外用花椒、食盐坐浴温热杀虫，止痛止痒。

葛根芩连汤

【药物组成】 葛根、蒲公英、荷叶各 6 克，黄芩 7 克，黄连、甘草各 5 克。

【制用方法】 水煎服，每日 1 剂，分 2 次服。

【临证方解】 湿热蕴结大肠，热重迫肛外出而色鲜红，手托疼痛，口渴，尿赤，属实热证，湿热蕴结而使周围有脓黏液。方用葛根清热而升提，黄芩、黄连清热燥湿，蒲公英清热解毒，荷叶清除暑邪，甘草调和诸药。

参麦芩连归地汤

【药物组成】 沙参 15 克，麦冬 12 克，黄芩 10 克，黄连 5 克，当归 15 克，生地黄 15 克，枳壳 6 克，厚朴 9 克，乌梅 9 克，白芍 10 克。加减：面白唇红，肛脱不易收回，渐有明显气虚者，以红参易沙参，少加黄芪；肛头脱出，有渗血者，重用生地黄，去当归，加槐花、地榆。

【制用方法】 水煎服，日 1 剂，分 2 次服。

【临证方解】 沙参、麦冬养阴润燥；黄芩、黄连、生地黄清热凉血以杜燥热；枳壳、厚朴行气，当归活血，以利脱肛易收；乌梅、白芍味酸，故使之收敛，肛门不再下坠。

❈❈ 脾虚湿盛 ❈❈

脾虚运化失常，湿邪内盛，郁阻气机，清气不升，肛门下陷。症见肛内肿物脱出色淡红，坠胀明显，伴有神疲倦怠，食少纳呆，面色萎黄，大便溏泻，舌淡胖苔白腻，脉沉滑无力。

升阳除湿汤

【药物组成】 苍术 20 克，柴胡、羌活、防风、升麻、神曲、泽泻、猪苓各 10 克，炙甘草、陈皮、麦芽各 6 克。

【制用方法】 水煎服，空腹服之。

【临证方解】 本方为治疗脾虚湿盛的著名方剂。方中以苍术为君药，祛风、健脾、燥湿；臣以泽泻、猪苓淡渗利湿；佐以柴胡、升麻升举阳气，羌活、防风祛风胜湿；使以神曲、麦芽消食健胃，陈皮理气健脾，炙甘草补气、调和诸药。上药合用，共奏升阳理脾、除湿固脱之功。

五十七、疮瘘及手术切口久不愈合

多因患者耗伤气血，致血气运行无力，创面局部血流瘀滞，肌肤失养而成；或肌肤复感毒邪，毒邪化热，湿热蕴结，血脉瘀滞而成。症见伤口经久不愈，破溃疼痛，大量腥臭分泌物，心烦，纳差，舌红苔黄，脉弦数。

解毒生肌汤

【药物组成】 金银花、野菊花各 20 克，蒲公英、皂角刺、蒺藜、赤芍各 15 克，川黄连、黄芩、生山栀子、白芷各 10 克，炙穿山甲、甘草各 5 克。

【制用方法】 上药加水 800 毫升，煎成 400 毫升，渣再加水 600 毫升，煎成 300 毫升，两煎混合分 2 次服，每日服 1 剂。

【临证方解】 方中金银花、野菊花、蒲公英清热解毒；川黄连、黄芩、山栀子清热解毒燥湿；白芷、穿山甲、皂角刺、蒺藜活血通经，透脓溃坚；赤芍活血补血；甘草清热解毒，调和诸药。诸药合用，使热毒消解，气血畅运，肿消肉生而伤口愈合。

大黄粉

【药物组成】 大黄。

【制用方法】 将大黄片用文火炒至灰黑色，放凉后制成细粉（国家标准 $R_{40}/3$ 药筛，全部通过五号筛，并含能通过六号筛不少于 95% 的细粉）备用。用生理盐水清洗创面（周围皮肤用酒精消毒），然后敷撒薄层大黄粉，1～2 天换药一次，换药时不要揭开痂盖，7～10 天待痂盖自然脱落即愈。

【临证方解】　大黄性味苦寒，入脾、胃、大肠、肝、心包经，有泻热通肠、凉血解毒、逐瘀通经之功效。外用治疗痈疡肿毒、水火烫伤等。

毛冬青膏

【药物组成】　毛冬青叶及根皮 200 克，山芝麻根皮 100 克，大黄 100 克，冰片 30 片。

【制用方法】　将以上干药研成细末，加入蜂蜜（冬季采集）500 毫升中，反复拌匀成膏状备用，临用时用无菌纱布做成毛冬青膏纱布和纱布条。

治疗方法：按常规消毒、清洗褥疮，如有窦道，先将毛冬青膏纱条放置窦道内，疮面覆盖毛冬青膏纱布，后加盖无菌敷料，膏布固定，每天换药 2 次，直至褥疮愈合。

【临证方解】　方中毛冬青清热解毒，活血通脉；山芝麻、大黄清热解毒；冰片清热燥湿，收敛止痛。

五十八、肩周炎

肩关节周围炎又称漏肩风、五十肩、冻结肩，简称肩周炎，是以肩关节疼痛和活动不便为主要症状的常见病症。本病的好发年龄在 50 岁左右，女性发病率略高于男性，多见于体力劳动者。如得不到有效的治疗，有可能严重影响肩关节的功能活动，妨碍日常生活。本病早期肩关节呈阵发性疼痛，常因天气变化及劳累而诱发。

肩周炎早期

正气内虚，外感风寒湿邪，肩关节呈阵发性疼痛，常因天气变化、风寒湿邪外袭及劳累而诱发。症见疼痛剧烈，夜间为甚，游走不定，畏寒肢冷，天气变化或过度劳累可诱发，纳差，眠差，舌质淡，苔薄白，脉沉弦。

加减五积散

【药物组成】　白芷、茯苓各 10 克，干姜、桂枝、防风、陈皮、厚朴、枳壳各 15 克，当归、川芎、白芍、法半夏、炙甘草各 8 克，桔梗、苍术各 20 克，生姜 3 片。

【制用方法】　水煎分 2 次服，每日 1 剂，1 周为 1 个疗程。

【临证方解】　加减五积散为五积散去麻黄、肉桂而加防风、桂枝，意在祛风解肌、温养经脉，而非一味发汗解表、温里祛寒。方中防风、桂枝、白芷、干姜祛风解肌，温经通脉，散寒止痛。苍术、厚朴燥湿健脾，陈皮、法半夏、茯苓理气化痰，当归、川芎、白芍活血止痛，桔梗与枳壳升降气机、理气化痰，炙甘草和中健脾、调和诸药，生姜散寒并解表、解毒。

当归四逆汤加味

【药物组成】 当归10克，炒白芍30克，桂枝10克，细辛5克，通草10克，甘草10克，大枣5枚。加减：气虚明显加黄芪30克；遇寒疼痛加重者加制川乌9克；疼痛固定，活动明显受限者加丹参15克、姜黄10克；疼痛游走不定，风邪较重者加威灵仙15克、防风10克。

【制用方法】 水煎服，每日1剂，早晚各服1次，15日为1个疗程，2个疗程后判定疗效。病程较久者可配合药渣热敷患处，每日1次。

【临证方解】 方中当归补血活血，桂枝温经通脉，桂枝阳遏者能用，阳虚者也能用，当归血虚者能用，血瘀者也能用，二药合用内涵动静相兼，寓补于行，寓行于补，养血温通；桂枝还具有解表、调和营卫、温阳化气、利水消肿等多种功效；白芍养血和营敛阴，发汗之中寓有敛汗之意，和营之内有调卫之力，白芍养血敛阴而不留邪，桂枝和营解肌而不伤阴，二药合用，一收一散，一温一寒，互相制约，收调营卫、和气血、益阴止汗之功；桂枝温经活血，甘草缓急止痛，二药合用温中补虚，通利血脉，有温阳散寒、缓急止痛之功效。细辛温经为臣，佐以通草通经脉，甘草、大枣益气健脾，调和诸药。黄芪补气行气活血以治血虚生风，制川乌温经通络止痛，丹参、姜黄、威灵仙、防风祛风活血以加强止痛作用，并用药渣外热敷，内外合用加强协同作用。故诸药合用共奏温经通脉、养血活血止痛的功效，从而达到治疗的目的。

黄芪桂枝五物汤加味

【药物组成】 黄芪30克，桂枝6克，白芍12克，生姜3片，大枣4枚，党参15克，当归12克，桑枝15克，鸡血藤30克，姜黄10克。风胜者加防风10克，威灵仙15克；寒胜者加制川乌10克，制附子10克。

【制用方法】 水煎服，每日1剂，10天为1个疗程。

【临证方解】 方中党参助黄芪重补气，为君；当归、鸡血藤补血，为臣；荣卫失和则经脉不通，鸡血藤补血兼通络，为佐；桑枝、姜黄祛风通络止痛，桂枝调营卫兼通络。全方共奏益气调荣、补血通络之功。

桂枝加葛根汤加味

【药物组成】 桂枝15克，白芍15克，葛根25克，陈皮10克，茯苓15克，法半夏15克，黄芪25克，川芎10克，当归15克，羌活12克，独活15克，桑寄生15克，威灵仙15克，伸筋草15克，甘草6克，生姜3片，大枣5枚。痛甚者加制川乌15克，制草乌15克；寒湿化热者加秦艽6克，黄柏10克；夹有瘀血者加制乳香6克，制没药6克。

【制用方法】 开水煎服，每日3次，每次100毫升，每日服1剂。服药期间慎起居、避风寒、宜保温；忌食生冷、油腻之品。

【临证方解】 方中重用葛根为君药，轻升解肌、升津舒脉以润筋脉，宣通经脉之气止痹痛；佐以桂枝、羌活、独活、伸筋草以温经散寒、祛风除湿、通络止痛，且皆为治上肢疼痛之要药；白芍、甘草缓急止痛以治挛急；川芎活血行气，通络止痛；桑寄生祛风湿，补肝肾，强筋健骨；合二陈汤以燥湿化痰，祛络中之寒痰；配黄芪、当归，以益气补血、布精微、利血脉、长肌肉、壮筋骨、实皮毛，祛诸症之痛，为增强免疫功能的扶正圣药；生姜温中散寒以助药力直达病所。诸药合用，共奏温通经络、祛风除湿止痛、补气血之功，达到扶正祛邪标本兼治之效。

肩凝汤

【药物组成】 白芍 100 克，羌活 30 克，秦艽 15 克，白芥子 10 克，白附片（先煎）15 克，黄芪 40 克，桂枝 15 克，全蝎 5 克，蜈蚣 2 条，苏木 30 克，延胡索 50 克，炙甘草 20 克，当归 30 克，地龙 15 克。疼痛时向前臂、上臂放射者加威灵仙 30 克，桑枝 3 克；乏力甚者黄芪用至 100 克；肩项疼痛者加葛根 60 克；冷痛甚者加制川乌 10 克。

【制用方法】 白附片开水先煎 2 小时，诸药加水 800 毫升，煎取 500 毫升，早、中、晚分 3 次服用，治疗期间停服其他药物，并忌食辛辣、肥甘、酸冷之品，注意保暖。

【临证方解】 黄芪配当归益气养血，活血；羌活、秦艽祛风除湿；桂枝长于祛风并能温经通脉，为上肢要药；白附片温经散寒定痛；白芥子化痰通络；苏木、地龙活血通络；全蝎、蜈蚣入络搜剔；重用白芍配甘草缓急止痛，并重用延胡索加强止痛作用，使疼痛迅速缓解。诸药合用温而不燥，散寒而不伤阴，活血而不耗血，标本同治，可使风寒湿尽除，经脉畅通，病症得以快速消除。

通痹汤

【药物组成】 威灵仙 15 克，续断 20 克，麻黄 25 克，桂枝 25 克，杜仲 15 克，牛膝 15 克，桑枝 15 克，五加皮 15 克，红花 15 克，羌活 25 克，独活 25 克，细辛 15 克，川乌 15 克，草乌 15 克，当归尾 15 克，苍术 20 克，干姜 15 克。

【制用方法】 将上述中药加水至刚没过中药为宜，文火煎 10 分钟后，将中药渣捞起装入棉布袋中，封口，即制成中药包一只。将中药包浸泡于原药汁中，隔水大火蒸约 30 分钟。取出中药布袋挤干稍凉（以温热而不烫为准），置于患侧肩关节上熨烫，待布袋不热后取下再蒸再敷，可制作两个以上布袋，以便交替使用。每次 30 分钟，每日 3 次。每个中药布袋使用 2 天，2 天后交换。10 天为 1 个疗程。

【临证方解】 方中麻黄、桂枝、羌活发汗解表，气雄而散，利用其峻猛发汗以消除局部的炎症水肿，促进局部无菌性炎性物质的代谢，减轻疼痛；细辛芳香走窜，能祛风散寒，配独活善治风寒湿痹；川乌、草乌有毒，属于镇痛麻醉中药，大剂量联合应用，可迅速消除疼痛，缓解局部组织痉挛，解除主要症状；干姜性温，能达散寒止痛目的；牛膝、红花、当归尾为活血之品，能显著改善局部的代谢状态，从而达到活血化瘀止痛的目的；续断、杜仲补益肝肾，强筋骨。诸药以祛风湿、强筋骨为目的，兼行气利水、舒筋通络、活血化瘀、温肾壮阳之功。

肩周炎后期

随时间发展气血亏虚愈重，肝肾不足，外邪入内，瘀阻经络，逐渐发展为持续性疼痛，并逐渐加重，昼轻夜重，夜不能寐，不能向患侧侧卧，肩关节向各个方向的主动和被动活动均受限。肩部受到牵拉时，可引起剧烈疼痛。肩关节可有广泛压痛，并向颈部及肘部放射，还可出现不同程度的三角肌萎缩。症见疼痛逐渐加重，夜不能寐，腰膝酸软，头晕乏力，舌质暗，苔白，脉沉弦涩，重者肩臂肌肉萎缩，生活不能自理。

身痛逐瘀汤

【药物组成】 秦艽、羌活、没药、红花各 10 克，桃仁、当归、五灵脂（炒）、香附、地龙、姜黄、桑枝各 12 克，川芎 8 克。肩痛天冷加剧，得热痛减明显者，加制附子 9 克，干姜 6 克；肩部重着、麻木疼痛、经脉拘挛者，加白术、茯苓、伸筋草各 12 克；痛有定处、日轻夜重、舌边尖有瘀点或瘀斑者，加延胡索 9 克，蒲黄 15 克，乳香 10 克；肩痛日久、肩关节僵硬、腰酸膝软、舌淡胖、脉细无力者，加桑寄生、鸡血藤、黄芪各 15 克，白花蛇 10 克；前伸受限明显者，加白芷 6 克；后屈受限明显者，加柴胡 9 克。

【制用方法】 每日 1 剂，煎成药汁 300 毫升，分 2 次服。

【临证方解】 方中川芎、当归、桃仁、红花、没药有活血祛瘀、理气止痛的作用，配秦艽、羌活、地龙、桑枝通络宣痹，姜黄散寒通经。全方共奏祛瘀通络、除痹止痛之功效。

自拟阳和活络汤

【药物组成】 熟地黄 30 克，黄芪 15 克，鹿角胶、当归各 12 克，白芥子、桂枝、地龙各 9 克，制川乌、制草乌、制胆南星、制乳香、制没药各 6 克，炙麻黄 3 克。加减：寒湿痹阻，制川乌、制草乌用 12～15 克，或加细辛 6 克、威灵仙 10 克；痰瘀痹阻，加全蝎 6 克、白花蛇 10 克；络损血瘀，加红花、桃仁、三七各 10 克。

【制用方法】 每天 1 剂，文火煎煮 2 次，每次约 100 毫升；滤汁混匀，分早、晚饭后服。药渣装袋，扎口放铝锅内，再煎约 30 分钟，先热熏患处，待药温适宜后，用药汁擦洗局部至潮红，再把药袋放置患处热敷，边敷边活动患肩，连用 10 天为 1 个疗程。

【临证方解】 本方乃阳和汤合小活络丹化裁而成。方中熟地黄、鹿角胶养肝肾，填精益髓；黄芪、当归益气养血；炙麻黄、桂枝、制川乌、制草乌温经散寒，除湿止痛；胆南星燥湿化痰，祛络中之寒痰；白芥子化皮里膜外之痰；

制乳香、制没药行气活血，通络止痛；地龙通经活络，引药直达病所。诸药配伍，标本同治，共奏益气血、养肝肾、温经活络、搜风除湿、逐瘀化痰之功。

益肾活血通痹汤

【药物组成】 枸杞子 15 克，山茱萸 10 克，三七 10 克，丹参 10 克，生地黄 10 克，黄芪 10 克，桂枝 10 克，延胡索 10 克，甘草 6 克。

【制用方法】 每日 1 剂，水煎服，分 2 次温服。2 周为 1 个疗程。

【临证方解】 方中枸杞子味甘、性平，归肝、肾经，有平补肝肾之功；山茱萸酸微温质润，归肝、肾经，其性温而不燥，补而不峻，既能补肝益精，又能温肾助阳。二药合用共为君药。三七味甘、微苦，性温，善活血定痛；丹参味苦，性微寒，能活血通经，与三七合用加强活血之功；生地黄养阴生津，以助君药补肾之功。此三药为臣。黄芪可补中益气，脾健则气血生化有源，四肢筋骨关节得以濡养；延胡索活血定痛；桂枝疏风解表、温通筋脉，性温以制诸药之寒凉，是为辅佐之剂。甘草缓和药性，调和诸药，故为使药。纵观全方，补而不留邪，散而不伤正，攻补兼施，内外合治，共奏补肾活血、活络通痹之功。

五十九、颈椎病

颈椎病又称颈椎综合征，是颈椎骨关节炎、增生性颈椎炎、颈神经根综合征、颈椎间盘脱出症的总称，是一种以退行性病理改变为基础的疾病。主要由于颈椎长期劳损、骨质增生，或椎间盘脱出、韧带增厚，致使颈椎脊髓、神经根或椎动脉受压，出现一系列功能障碍的临床综合征。表现为颈椎间盘退变本身及其继发的一系列病理改变，如椎节失稳、松动；髓核突出或脱出；骨刺形成；韧带肥厚和继发的椎管狭窄等，刺激或压迫邻近的神经根、脊髓、椎动脉及颈部交感神经等组织，并引起各种症状和体征。本病属中医学"痹证"范畴。

风寒湿痹

风寒湿邪侵袭人体，闭阻经络，气血运行不畅引起肌肉、关节酸楚疼痛、重着麻木。症见眩晕，颈项强痛，背常冷痛，并有肩、臂、前臂部甚至手指放射性疼痛或麻木，活动受限，胸闷偶痛，肩痛手麻，重者卧床，舌淡，苔薄白或薄黄，脉濡或数。

葛根二藤汤

【药物组成】 葛根 30～60 克，鸡血藤 30～60 克，钩藤 10～30 克。眩晕、泛恶、苔白腻者，加白术、天麻、清半夏、茯苓各 10 克；若苔黄腻者加竹茹、橘红、枳实各 10 克；枕部头痛者加川芎、羌活各 10 克；颈项痛重加僵蚕 10 克；巅顶痛者加藁本 10 克；头昏不清者加石菖蒲、菊花各 10 克；双侧头痛加川芎、蔓荆子各 10 克；额痛连目眶者加白芷 10 克；头部久痛或有外伤史者酌加全蝎 10 克，蜈蚣 1～2 条；颈肩挛急疼痛加白芍 30 克，甘草 10 克，姜黄 10 克；背胀痛加羌活、姜黄、白术各 10 克；胸痛及背者加丹参 15 克，瓜蒌 30 克，薤白 10 克；手臂痛麻者加桑枝 15～30 克，伸筋草 15～30 克；臂痛不举者选加土鳖虫、地龙各 10 克；颈椎骨质增生者加威灵仙 20 克或炮穿山甲 10～15 克；肢冷畏寒背凉者选加桂枝、淫羊藿、肉苁蓉、鹿角霜各 10 克。

【制用方法】 每天 1 剂，水煎 2 次混匀，早晚分服，15 天为 1 个疗程。

【临证方解】 方中葛根升阳发表，解肌透疹，生津止渴，《神农本草经》载其"主诸痹"。鸡血藤补血行血，通经络，强筋骨。钩藤清热镇惊，平肝息风。三药配伍，具有显著的活血、解痉、宣痹功效。

桂枝加葛根汤

【药物组成】 葛根 30 克，白芍 15 克，桂枝、生姜各 10 克，炙甘草 6 克，大枣 20 克。加减：痛甚加蜈蚣、土鳖虫；寒湿重加羌活、威灵仙；手指麻木加当归、川芎、姜黄；血虚加鸡血藤；瘀血加桃仁、红花。

【制用方法】 每天 1 剂，水煎，分 2 次服，药渣热敷颈部，5 天为 1 个疗程。

【临证方解】 方中葛根解肌发表，解痉止痛；桂枝汤调和营卫，活络通经，痛则不通；虫类药疏通经络。诸药合用，共奏解肌通络止痛之效。

活血通窍饮

【药物组成】 党参 15 克，黄芪 15 克，川芎 10 克，葛根 15 克，丹参 30 克，天麻 10 克，红花 10 克，当归 10 克，石菖蒲 10 克，蔓荆子 10 克，钩藤 15 克（后下），藁本 10 克，延胡索 10 克，肉桂 10 克，肉苁蓉 10 克，枸杞子 15 克，羌活、独活各 10 克，桂枝 10 克，何首乌 10 克，炙甘草 6 克。失眠加酸枣仁、远志；心悸加炒枳壳、醋柴胡。

【制用方法】 每天 1 剂，早晚煎服，连服 6～12 天。上药嘱患者服药后将药渣用醋炒，再用毛巾包好热敷患处 15 分钟。

【临证方解】 方中川芎有上行头目、下行血海之功。葛根、肉桂有扩张冠状动脉和外周毛细血管的作用，能够增强血液循环。蔓荆子、石菖蒲通诸窍，祛风止痛力强，多用于风湿痛和肌肉神经痛。天麻祛风镇痉、平肝息风，多用于头晕、耳鸣、肢体麻木。诸药合用，使药效直达病灶，故药到病除。

气滞血瘀

外感邪气或内伤，气机阻滞，血脉痹阻不通而成。症见上肢麻木胀痛，疼痛固定，夜间尤甚，活动欠灵活，舌质暗，苔薄白，脉沉弦。

身痛逐瘀汤加味

【药物组成】 秦艽 10 克，川芎 6 克，桃仁 10 克，红花 10 克，羌活 8 克，没药 10 克，当归 10 克，五灵脂 10 克，香附 10 克，牛膝 10 克，地龙 10 克，威灵仙 10 克，葛根 20 克，甘草 6 克。上肢麻木疼痛较剧者加桂枝 10 克、桑枝 10 克；肩背疼痛较剧者加姜黄 10 克。

【制用方法】 水煎服，每日 1 剂。

【临证方解】 方中桃仁、红花、没药、当归、牛膝、地龙、川芎、五灵脂通经逐瘀止痛；香附理气开郁，气行则血行；秦艽、羌活祛风胜湿，加葛根升津和营、濡润筋脉；威灵仙性善走窜，能通经络，祛风湿止痛，还能消骨鲠；甘草调和诸药。全方共奏通经逐瘀、祛风除湿、濡润筋脉、理血止痛之功。

肝肾亏虚

肝血亏虚，肾精不足，外邪侵袭，则经脉无以濡养卫外而成。症见肢体麻木胀痛，夜间尤甚，活动欠灵活，下肢酸软，头晕头痛，耳鸣，眠差，舌质淡，苔薄白，脉沉弦细。

白芍木瓜灵仙汤

【药物组成】 白芍 18 克，木瓜 18 克，威灵仙 12 克，葛根 12 克，鸡血藤 12 克，川芎 9 克，丹参 12 克，熟地黄 10 克，甘草 6 克。

【制用方法】 每天 1 剂，水煎 2 次分服，2 周为 1 个疗程。

【临证方解】 方中白芍补益肝肾，解痉止痛。木瓜酸入肝，温以通络，舒筋活络，为治风湿痛常用之药。威灵仙辛温咸，性善走，祛风湿、通经络、健筋骨、止痹痛作用强；葛根生津舒筋、解肌祛风，二药合用效宏而力专。鸡血藤苦温微甘，行血补血，舒筋活络；川芎性温辛散。全方共奏补益肝肾、强健筋骨、活血化瘀、通络止痛、驱除外邪之效，以达到治愈目的。

补肾活血通络汤

【药物组成】 熟地黄 15 克，淫羊藿 15 克，赤丹参 15 克，狗脊 12 克，杜仲 12 克，川芎 10 克，土鳖虫 10 克，红花 10 克，穿山甲 5 克，威灵仙 12 克，络石藤 15 克，葛根 15 克，羌活 12 克，生甘草 3 克。加减：气虚者加黄芪 30 克、党参 15 克；寒重者加熟附子 10 克、制川乌 6 克，二药先煎 30 分钟；痛甚者加炙乳香、炙没药各 10 克；热甚者加忍冬藤、桑枝各 30 克；湿重者加炒苍术 12 克、防己 15 克。

【制用方法】 每天 1 剂，水煎 2 次分服，2 周为 1 个疗程。

【临证方解】 方中熟地黄、淫羊藿为君药，熟地黄取其补肾中之阴，填充物质基础；淫羊藿兴肾中之阳；狗脊、杜仲入肾充髓壮骨；赤丹参、川芎、红花活血行气化瘀；土鳖虫、穿山甲善能行瘀，功专走窜经络，且直达病所；以威灵仙、络石藤、葛根、羌活祛风解肌，引药上行，疏通经络；甘草调和诸药。诸药合用，共奏补肝肾、壮筋骨、行气血、通经络之效。

补阳还五汤加味

【药物组成】 黄芪 60 克，当归 10 克，赤芍 15 克，地龙 10 克，川芎 10 克，红花 10 克，桃仁 10 克，丹参 30 克，鸡血藤 30 克，蜈蚣 2 条，川椒 10 克。若眩晕明显，可加葛根、天麻；体虚无力可加白术、茯苓、党参等；肩臂疼痛、麻木加重，加姜黄、威灵仙、桑枝等；恶心加竹茹；痰多加制半夏、天竺黄；肩臂疼痛、固定不移可加羌活、制乳香、制没药、防风等。

【制用方法】 每天 1 剂，水煎 2 次分服。

【临证方解】 方中重用黄芪补脾胃之气，令气旺血行，瘀去络通；当归长于活血，且化瘀不伤血；川芎、赤芍、桃仁、红花助当归活血祛瘀；地龙通经活络；丹参活血祛瘀；鸡血藤行血补血，舒筋活络；蜈蚣止痉通络，治头痛、痹痛甚效。以上诸药益气活血，解肌通络，标本兼治，方证合拍，药到病除。

加味虎潜丸

【药物组成】 龟甲 15 克，熟地黄 15 克，豹骨（狗骨代）12 克，锁阳 10 克，骨碎补 10 克，独活 10 克，桑寄生 12 克，白芍 12 克，当归 12 克，鸡血藤 15 克，刘寄奴 10 克。

【制用方法】 每日 1 剂，分 2 次服，连服 4 周。

【临证方解】 方中龟甲、熟地黄滋阴养血，为君药；骨碎补、锁阳、桑寄生、独活补益肝肾，强筋健骨，除痹止痛，为臣药；白芍滋阴养血，以补肝肾之阴；当归补血活血；鸡血藤、刘寄奴等活血祛瘀、通络止痛，共为使药。全方共奏补益肝肾、强筋健骨、活血祛瘀、除痹止痛之功效。

平肝疏络汤

【药物组成】 天麻 10 克，僵蚕 15 克，葛根 15 克，威灵仙 15 克，木瓜 15 克，伸筋草 15 克，当归 10 克，白芍 15 克，川芎 10 克，蔓荆子 15 克，半夏 10 克。烦躁易怒、面赤口苦加龙胆、钩藤；五心烦热、耳鸣耳聋加女贞子、枸杞子；胸闷痛加瓜蒌、薤白；恶心呕吐加陈皮、竹茹；疼痛较剧、得热痛减者加附子、桂枝；疼痛固定如锥刺、舌暗有瘀斑、脉细涩加桃仁、红花；急剧眩晕或心悸失眠加龙骨、牡蛎。

【制用方法】 每日 1 剂，水煎分 2 次服，疗程为 14 天。

【临证方解】 方中天麻入肝经，可息风定惊、祛湿化痰，为治风痰眩晕之要药，兼能通络，用于风湿痹痛、肢体瘫痪、麻木不仁，为君药。僵蚕息风解痉，化痰通络；葛根发表解肌止痛，舒项背，通经络，且能引药上行直达药所，共为臣药。威灵仙、木瓜、伸筋草祛风除湿，舒筋活络。当归、白芍补血养血活血，白芍又能敛阴柔肝、平抑肝阳。川芎祛风，活血，行气；蔓荆子祛风除湿，清利头目；半夏燥湿化痰，降逆止呕。全方具有平肝潜阳、祛风除湿、舒筋通络、活血止痛之功效。

六十、腰腿痛

以腰部和腿部疼痛为主要症状的伤科病症。主要包括现代医学的腰椎间盘突出症、腰椎椎管狭窄症等。隋代巢元方《诸病源候论》指出该病与肾虚、风邪入侵有密切关系。腰腿痛多因扭闪外伤、慢性劳损及感受风寒湿邪所致。轻者腰痛，经休息后可缓解，再遇轻度外伤或感受寒湿仍可复发或加重；重者腰痛，并向大腿后侧及小腿后外侧及脚外侧放射疼痛，转动、咳嗽、喷嚏时加剧，腰肌痉挛，出现侧弯。

急性期

急性期由于外伤跌仆、劳累过度、筋膜扭伤致气滞血瘀。症见腰部僵硬疼痛，遇劳累、天气变化疼痛加剧，肢体疼痛、重着、酸楚、麻木、活动受限等，口舌干苦，小便短赤，大便不畅，舌质暗或红、苔薄白或黄腻，脉沉涩或弦数。

加味活络效灵丹

【药物组成】 丹参15克，赤芍15克，白芍15克，乳香8克，没药8克，当归15克，生地黄25克，木瓜10克，川续断12克，甘草6克。加减：伴腿痛加川牛膝；寒湿加干姜、桂枝；湿热去生地黄加苍术、黄柏、薏苡仁；肾虚熟地黄易生地黄加杜仲或山茱萸。

【制用方法】 每日1剂，水煎分2次口服。

【临证方解】 方中丹参活血祛瘀，通络止痛；赤芍清热凉血，行血散血，可治腰部瘀血作痛；白芍养血荣筋，缓急止痛，可治关节强硬、屈伸不利；川续断既能补肾，又能行血脉，有补而不滞之优点；木瓜舒筋活络，且能化湿；生地黄凉血清热，又可滋补肝肾；甘草缓急止痛，调和诸药。纵观全方，寓活血行瘀、化湿、清热、补虚于一体，攻补兼施。

龙胆泻肝汤加减

【药物组成】 龙胆、柴胡、黄芩、黄柏、当归、焦山栀子、川牛膝、泽泻各10克，制川乌、制草乌、甘草各5克，薏苡仁、忍冬藤、板蓝根各30克，猪苓、茯苓各20克。湿重加车前子、茵陈；热重加大黄、知母；年老体虚者川乌、草乌减至3克。

【制用方法】 常规水煎服，每日1剂，分2次服。4周为1个疗程。

【临证方解】 方中龙胆荡涤湿热，黄芩、黄柏、焦山栀子、柴胡助龙胆清肝经湿热，泽泻、猪苓、茯苓、薏苡仁利水消肿，制川乌、制草乌祛风通络，当归养血活血、濡润筋膜，忍冬藤、板蓝根清热解毒、疏通经络，牛膝引药下行，甘草调和诸药。诸药合用清肝火，导湿热，祛壅滞，通经络。

桃红四物汤加减

【药物组成】 当归9克，川芎9克，赤芍9克，桃仁9克，红花6克，制没药6克，全蝎3克，蜈蚣3条，土鳖虫6克，川牛膝9克，大黄3克，甘草3克。加减：气虚加黄芪、党参；肾虚明显加杜仲、狗脊；脾虚纳少加白术、陈皮；寒湿痹痛明显加桂枝、肉桂；湿热偏重加防己、忍冬藤。

【制用方法】 1日1剂，每日早晚分服。

【临证方解】 本方在桃红四物汤基础上进行加减。赤芍、当归补血养肝；川芎活血行气；制没药可加强活血化瘀止痛之功；全蝎、蜈蚣、土鳖虫搜风窜筋透骨，化瘀通络；川牛膝祛瘀通利筋脉，引药下行，直达病所；大黄活血行瘀；甘草调和诸药。

慢性期

病久体虚，瘀血阻滞经络。症见腰骶部冷痛沉重，痛点固定，行走需搀扶，活动受限，日久臀肌萎缩，麻木拘急，神疲乏力，腰膝酸软，纳差，舌质淡暗或淡红苔薄白，脉沉弦无力。

补虚化痰祛瘀方

【药物组成】 熟地黄30克，山茱萸18克，山药18克，制川乌6克，桃仁20克，红花10克，川芎30克，没药6克，全蝎3克，蜈蚣（去头足）2条，地龙10克，土鳖虫10克，僵蚕10克，独活15克，桑寄生15克，秦艽10克，杜仲10克，牛膝10克，薏苡仁30克，稻芽、麦芽各10克。加减：舌苔黄腻、脉滑者，加茵陈、飞滑石；气虚乏力、脉无力者，加黄芪；畏寒、舌淡苔薄、尺脉沉者，加附子、肉桂、巴戟天；腰痛明显者，加鸡血藤、伸筋草。

【制用方法】 煎药时，先煎制川乌60分钟，再加入已用水浸泡1小时的其他药物，煮至水开后，再用文火煎30分钟。每剂药煎2次，混合后共取药汁250毫升，分早晚2次口服，1天1剂，2周为1个疗程。

【临证方解】 方中熟地黄、山茱萸补肝肾，益精髓，强腰固脊；山药补脾；薏苡仁健脾渗湿除痹；稻芽、麦芽健脾消食；桃仁、红花、川芎、没药活血祛瘀，消肿止痛，改善腰部血液循环；全蝎、蜈蚣搜剔络道，除痹止痛；土鳖虫逐瘀破积，理伤通络，虫为破血逐瘀之品，久用易伤正气，应中病即止；僵蚕化痰通络；制川乌温经散寒止痛，为治疗风寒湿痹的要药；地龙通络止痛；独活善治腰以下痹证，合秦艽可祛风除湿、散寒通络、除痹止痛，并助制川乌治痹痛；杜仲、桑寄生补肝肾，强筋骨，祛风湿；牛膝活血调经，利水消肿，引诸药下行。诸药合用，祛风散寒除湿、活血化瘀、化痰通络、缓急止痛以治其标；补益肝肾、健脾益气以固其本。

加味补阳还五汤

【药物组成】 黄芪 30 克，桑寄生 30 克，党参 15 克，当归 15 克，赤芍 15 克，牛膝 15 克，杜仲 15 克，川芎 9 克，地龙 9 克，独活 9 克，桃仁 6 克，红花 6 克。若腰腿痛甚加制川乌、制草乌各 6 克；下肢麻木甚者加全蝎 9 克，乌梢蛇 9 克；间歇性跛行者黄芪加至 60 克。

【制用方法】 水煎服，每日 1 次。

【临证方解】 方中黄芪、党参健脾益气，使气旺血行，化瘀而不伤正；当归、川芎、赤芍、地龙、桃仁、红花活血化瘀；桑寄生、杜仲、独活补肝肾，祛风寒；牛膝引药下行。诸药相伍，切中病机。

独活寄生汤加减

【药物组成】 独活 12 克，桑寄生 12 克，杜仲 9 克，牛膝 9 克，细辛 3 克，秦艽 6 克，茯苓 12 克，肉桂心 9 克，防风 9 克，川芎 9 克，人参 6 克，甘草 6 克，当归 12 克，白芍 9 克，干地黄 9 克。加减：疼痛以腰部为重者，方中肉桂心改为肉桂，取其温肾补阳、散寒止痛、善暖下气之效；疼痛以四肢为重者，方中肉桂心改为桂枝，取其行里达表，温通一身阳气，流畅气血，善走四肢之功，且与白芍合用又可调和营卫；疼痛致不能下地行走者，可酌加制川乌、白花蛇、地龙、红花以助搜风通络、活血止痛之效；寒邪偏盛者，酌加附子、干姜以温阳散寒；湿邪偏盛者，酌加防己、苍术、薏苡仁以祛湿；肾阳虚者，酌加菟丝子、补骨脂以温补肾阳；肾阴虚者，酌加龟甲、鳖甲以滋补肾阴；瘀血偏重者，酌加桃仁、红花、乳香、没药以活血化瘀；麻木偏重者加全蝎、地龙以活血通络；正虚不甚者，可减去地黄、人参。

【制用方法】 每日 1 剂，水煎早晚分服，10 天为 1 个疗程。治疗期间配合卧硬板床休息，并加强腰背肌的功能锻炼，包括退步走、三点支撑、五点支撑等。

【临证方解】 方中独活为君，取其理伏风，善祛下焦与筋骨间之风寒湿邪。细辛发散阴经风寒，搜剔筋骨风湿而止痛；防风为治风之通剂且善行，可通达周身，可祛风邪以胜湿；秦艽除风湿而舒筋；桑寄生、杜仲、牛膝祛风湿兼补肝肾，其中杜仲温而不燥，为补肝肾、强筋骨治疗肾虚腰痛之要药；当归、川芎、地黄、白芍养血又兼活血；人参、茯苓补气健脾；肉桂心温通血脉；甘草调和诸药。综合全方，祛邪扶正，标本兼顾，可使血气足而风湿除，肝肾强而痹痛愈。

麻黄附子细辛汤合芍药甘草汤

【药物组成】 麻黄 10 克，附子 15 克，细辛 6 克，白芍 20 克，甘草 10 克，荆芥 10 克，防风 10 克，白芷 15 克，藁本 10 克，熟地黄 30 克，当归 15 克。随症加减：脾肾阳虚加仙茅 10 克，淫羊藿 10 克；气虚者加黄芪 30 克，仙鹤草 30 克，白术 30 克；发作时间长者加蜈蚣 3 条，僵蚕 10 克；疼痛甚者熟地黄加至 60 克，白芍加至 30 克，细辛加至 15 克，合欢皮 20 克，夜交藤

30克。

【制用方法】　每日1剂，每剂煎3次，取汁400毫升，分2次口服。

【临证方解】　方中麻黄附子细辛汤温肾扶阳助元阳；配伍荆芥、防风、白芷、藁本、当归活血止痛，驱邪外出；芍药甘草汤酸甘化阴，缓急止痛；麻黄配熟地黄则补血而不腻膈，通络而不发表；仙茅、淫羊藿温补脾肾，以黄芪、白术、防风、仙鹤草、荆芥、白芷补其气，祛其邪；合欢皮、夜交藤安神定志以止痛；细辛用量乃笔者摈弃细辛"不过钱"之说，用量虽大却未见不良反应。诸药配合使外邪解、元阳振、经脉通，故能屡屡见效。

腰腿痛散

【药物组成】　三棱100克，莪术100克，桃仁100克，红花100克，全蝎100克，熟地黄100克，枸杞子100克，菟丝子100克，淫羊藿100克，独活100克，桑寄生100克，淮牛膝100克，川乌100克，艾叶100克，花椒100克。

【制用方法】　将上述中药饮片烘干，粉碎，过100目筛，混合。以水及蜂蜜各半调成糊状，根据患处部位的大小均匀地摊在敷药纸上，敷贴于患处，每天换药1次。

【临证方解】　本方以活血行气、通经止痛的三棱、莪术、桃仁、红花、全蝎为君药；以补益肾气、强筋壮骨的熟地黄、枸杞子、菟丝子、淫羊藿、独活、桑寄生、淮牛膝为臣药；佐以川乌、艾叶、花椒温经通络、散寒止痛。本散剂以蜂蜜为基质，蜂蜜可形成高渗透压，软坚散结，去腐生肌。

六十一、胆结石

胆结石病又称胆系结石病或胆石症，是胆道系统的常见病，是胆囊结石、胆管结石（又分肝内、肝外）的总称。胆结石属中医"胁痛"、"腹痛"范畴。以胆郁气结，湿热蕴结肝胆为病理因素。胆为中清之腑，传化物而不藏，略有所积，皆为有形之邪，治应顺之降之，通之泻之，祛其实邪，利其气机，使"结着散之，留着去之"。故治疗需清肝利胆，通泄郁结，并配伍化瘀排石之法。

肝胆湿热

肝胆气结，气机不畅，湿邪内生，郁而化热。症见腹痛，胸闷，纳呆，腹胀，口苦，咽干不欲饮，尿黄，大便黏腻不畅，舌红苔黄腻，脉弦滑数。

白虎柴胡汤

【药物组成】　白芍、虎杖、白花蛇舌草各30克，柴胡、黄芩、大黄、法半夏、木香、枳壳各10克。加减：湿热者加绵茵陈、金钱草各30克；气郁者加郁金、川楝子、乌药各 10 克。

【制用方法】 水煎服，每日 1 剂，3 个月为 1 个疗程。

【临证方解】 方中白花蛇舌草、虎杖清热解毒力强；白芍、柴胡疏肝解郁，且前 3 味用量独重，力专量宏，配合大黄、黄芩加强清热通腑之力；半夏、枳壳、木香解郁散结；茵陈、金钱草利湿清热；郁金、川楝子、乌药解郁止痛。诸药合用，疏肝利胆，清热解毒，排石溶石。

五金乌贝溶石排石汤

【药物组成】 金钱草 30 克，海金沙 15 克，郁金 10 克，生大黄 3 克（后下），海螵蛸 10 克，浙贝母 10 克，鸡内金 15 克，川楝子 10 克，茵陈 10 克，柴胡 10 克，枳壳 6 克，朴硝 6 克，生甘草 5 克。绞痛者加延胡索 15 克、白芍 10 克以缓解疼痛。

【制用方法】 水煎服，每日 1 剂，20 天为 1 个疗程。

【临证方解】 方中金钱草功擅清热利湿，利胆，溶石排石；海螵蛸、浙贝母味咸，能软坚散结，软化结石，且肝主酸，结石因酸而生，两者可制酸胜酸，使结石不复聚敛，阻止生石之源；生大黄、朴硝利胆排石，专长溶石；海金沙、郁金、鸡内金、川楝子利胆清热，协同金钱草加强溶石排石之功；茵陈、柴胡、枳壳、白芍、甘草等行气疏肝，清热利湿，解痉止痛。诸药共奏清热利湿、溶石排石之效。

肝胆宁汤

【药物组成】 柴胡 15 克，栀子 12 克，海金沙 20 克，鸡内金 15 克，山楂 15 克，虎杖 15 克，大黄 12 克，黄芩 12 克，青皮 12 克，木香 10 克，枳壳 12 克，郁金 10 克。加减：肝气郁结证，加川楝子 20 克；肝胆湿热证，加延胡索 20 克、茵陈 45 克；热毒壅积证，加金银花、生地黄各 30 克，黄连 12 克，大黄用量增至 20 克；肝郁脾虚证，去大黄，加茯苓 30 克，白术 20 克，焦三仙各 20 克，黄芪 50 克，当归 12 克。

【制用方法】 上药先用冷水 1000 毫升浸泡 30 分钟，再用文火煎 30 分钟，得药汁约 400 毫升，待冷却后装瓶服用。日 2 次口服，每次 200 毫升，每日 1 剂，15 天为 1 个疗程。

【临证方解】 方中柴胡、栀子疏肝清热；海金沙甘淡气寒而滑利，善泻小肠湿热，通淋膀胱，泻下结石；鸡内金、山楂、虎杖健脾消食积，除湿利胆，消坚磨积，化石通淋；大黄、黄芩凉血解毒，通腹泄热；枳壳理气宽中行滞，与柴胡相配以升清降浊，兼下滞气；郁金、青皮、木香辛开苦降，疏肝解郁，理气止痛。诸药合用，可促进胆汁分泌与排泄，以利溶石化石，并促使结石排出体外。

瘀热互结

病程日久，热邪炼液成石，气血瘀滞经络。症见腹痛反复发作，口苦，咽干不欲饮，纳差，大便不畅，舌质暗红苔黄，脉沉弦或弦数。

大柴胡汤加减

【药物组成】 柴胡 15 克，黄芩 15 克，大黄 10 克，枳实 12 克，白芍 20 克，茵陈 15 克，鸡内金 15 克，芒硝 6 克，金钱草 30 克。腹痛频频者加延胡索 25 克，川楝子 20 克；发热、舌绛苔黄加金银花 30 克，黄连 10 克，栀子 12 克。

【制用方法】 水煎取药汁 450 毫升，每次服 150 毫升，1 日 3 次温服，20 天为 1 个疗程。

【临证方解】 方中柴胡疏肝清热；金钱草除湿利胆；白芍养血调肝止痛；枳实行气消积。五药合用既有清热利湿之功，又有理气祛瘀之效。大黄、芒硝攻下导滞，利胆排石；鸡内金消食积，化石，与金钱草合用增强排石作用。全方共奏疏肝利胆、通下排石之功效。

大黄附子汤加味

【药物组成】 大黄 10～20 克，制附子 6～10 克（先煎），细辛 3 克，鸡内金 6～10 克（冲），威灵仙 10～20 克，三棱 10～15 克。目黄、身黄、尿黄者加茵陈 30 克，川楝子 10 克，麦芽 15 克。

【制用方法】 每日 1 剂，分 2 次服，1 个月为 1 个疗程。

【临证方解】 方中附子辛热，温阳散寒；细辛除寒散结，通阳解瘀，疏肝利胆；大黄通下热积，荡涤肠胃，通瘀利胆；三棱、威灵仙、鸡内金破积消石。诸药合用，达到温阳散寒、通瘀利胆、清热排石之功。

加味透脓散

【药物组成】 生黄芪 20 克，当归 10 克，皂角刺 10 克，川芎 16 克，炮穿山甲（先煎）10 克，金钱草 60 克，鸡内金 30 克，茵陈 30 克，延胡索 20 克，生大黄（后下）10 克。恶心呕吐者，加姜半夏、竹茹；右上腹胀痛者加青皮、郁金；发热者加柴胡、黄芩、青蒿。

【制用方法】 水煎服，1 日 1 剂，7 天为 1 个疗程。

【临证方解】 透脓散以生黄芪为君药，取其补气力宏、善行，能周游全身的功效；辅以当归、川芎、炮穿山甲、皂角刺活血化瘀、破瘀散结通络；加用延胡索行气止痛，气行则血行，血行则郁开，可直接解除疼痛症状；金钱草、鸡内金、茵陈清热利湿排石；生大黄通腑泻浊。全方寒温并用，集益气活血、利胆排石于一体。

六十二、胆囊炎

胆囊炎分急性和慢性两种，临床上多见，尤以肥胖、多产、40 岁左右的女性发病率较高。平时可能经常有右上腹部隐痛、腹胀、嗳气、恶心和厌食油腻食物等消化不良症状，有的病人则感右肩胛下、右季肋或右腰等处隐痛。中医学称为"胁痛"。胁痛多与肝胆疾病有关。凡情志抑郁，肝气郁结，或过食肥甘，嗜酒无度，或久病体虚，忧思劳倦，或跌仆外伤等皆可导致胁痛。辨证时，应先分气血虚实。一般气郁者多为胀痛，痛处游走不定。血瘀者多为刺痛，痛有定处。虚证胁痛多为隐隐作痛，实证胁痛多为疼痛突发、痛势较剧。

肝气郁结

肝气郁结，气血不畅。症见胁肋胀痛，走窜不定，胸闷纳呆，烦躁欲怒，大便黏腻不畅，舌淡暗，苔薄白，脉弦。

柴胡疏肝散加味

【药物组成】 柴胡 10 克，香附 10 克，枳壳 10 克，陈皮 10 克，川芎 10 克，金钱草 30 克，白芍 10 克，虎杖 15 克，郁金 10 克，川楝子 10 克，生甘草 6 克。伴见神疲、纳呆、苔白腻等脾虚湿盛者，加党参 15 克、生甘草 10 克、炒白术 15 克；伴见胁痛、目黄、苔黄腻等湿热偏盛者，加茵陈 15 克、蒲公英 30 克；胁痛明显者加青皮 10 克。

【制用方法】 每日 1 剂，水煎至 300 毫升，分早晚 2 次服用，2 周为 1 个疗程。

【临证方解】 本方以柴胡升散疏达、调肝解郁，陈皮理气开胃，枳壳宽中消胀，香附行气疏郁，白芍养血柔肝，川芎行血散郁，金钱草、虎杖清热利胆、排石，川楝子疏泄肝气，甘草缓急、调和诸药。诸药相合，共收疏肝理气、清热利胆止痛之效。

推气散加味

【药物组成】 枳壳 20 克，郁金 20 克，肉桂心 10 克，桔梗 15 克，陈皮 15 克，甘草 10 克，柴胡 15 克。加减：气郁明显者，可选加香附、木香；气郁日久化火者，加龙胆、黄芩、栀子；气郁化火伤阴者，加入牡丹皮、枸杞子、沙参、麦冬；伴恶心呕吐者，可酌加半夏、砂仁、藿香；便秘者，可加大黄；伴肠鸣腹泻者，加白术、茯苓、薏苡仁；伴胆结石者，可加海金沙、金钱草。

【制用方法】 水煎服，每日 1 剂，分 2 次服。

【临证方解】 方中枳壳、郁金行气解郁，且郁金为血中之气药，有活血散瘀之作用，配合肉桂心以起活血通经之功效；陈皮理气健脾，以防肝气乘脾；桔梗与枳壳同用起到宣肺利膈之功效；甘草缓急止痛，调和诸药。诸药相伍，共奏理气活血、通经止痛之功效。

气滞血瘀

肝气郁结，气血运行失常，瘀阻胸胁经络。症见胁部刺痛，固定不移，胁肋下或可触及结块，口苦口干，腹泻或便秘，纳差，舌紫暗，脉沉涩。

利胆汤

【药物组成】 金钱草20克，溪黄草20克，田基黄15克，姜黄15克，白芍15克，陈皮15克，黄芩12克，半夏12克，木香10克，炙甘草10克。

【制用方法】 水煎服，每日1剂，早晚分服，每次150毫升。

【临证方解】 方中金钱草、溪黄草、田基黄清湿热利胆，为君药；白芍、甘草柔肝止痛；陈皮、木香行气；姜黄活血止痛；半夏降逆止呕；黄芩清热解毒。诸药互相配合，达到清热利胆、疏滞行气的作用。

肝胆湿热

肝胆气机不畅，湿邪郁而化热，湿热阻滞加剧气机不畅。症见胁痛胸闷，口苦纳呆，或尿黄，身热，腹胀，厌油，苔黄腻，脉弦数。

大柴胡汤加减

【药物组成】 柴胡、黄芩、大黄、枳实、青皮、金钱草、蒲公英、姜黄、赤芍、炒白术、姜半夏各10克，丹参30克。加减：恶心、呕吐者加藿香、竹茹、生姜各10克；纳差者加鸡内金、砂仁各10克，炒麦芽、山楂各30克；黄疸者加茵陈30克，栀子、秦艽各10克；便溏次多者易大黄、枳实，加炒山药、炒薏苡仁、茯苓各30克，莲子15克；有结石者加海金沙、威灵仙各30克，鸡内金、芒硝各10克；大便干者加芒硝10克，川厚朴15克。

【制用方法】 水煎服，每日1剂。

【临证方解】 本方以黄芩、大黄、蒲公英清热解毒；以柴胡、枳实、青皮、金钱草疏理胆气；以赤芍、丹参、姜黄活血通络止痛。腹胀多因胆木失疏，脾土不运，升降失司所致，故选姜半夏、炒白术辛开散结、培土益中、调理升降。诸药合用则热毒得清，胆气得疏，脉络畅通，脾土得运，升降复常则诸症得除。

肝郁脾虚

胸胁胀痛，纳差口苦，面色萎黄，乏力，身体倦怠，舌质淡苔白腻，脉弦。

温胆汤加味

【药物组成】 陈皮20克，半夏15克，枳实15克，竹茹20克，柴胡15克，香橼15克，白术15克，神曲15克，甘草10克。胆绞痛者加延胡索10克、丹参15克；如湿热或气火较盛者，口干苦，右上腹灼热疼痛，舌红苔黄腻，加栀子15克、夏枯草20克、黄芩20克；有结石者，加鸡内金15克、海金沙20克。

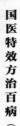

【制用方法】 水煎服，每日 1 剂，10 天为 1 个疗程。

【临证方解】 方中二陈汤为燥湿化痰的常用方，合竹茹清热化痰除烦。半夏、竹茹、枳实行气降逆，加柴胡、白术健脾助升，香橼疏调肝气，中焦升降通调，肝气疏泄畅利，津液环流，痰无由生，再无壅滞，病根自除。

半夏泻心汤加减

【药物组成】 姜半夏 9 克，黄芩 10 克，黄连 3 克，干姜 6 克，党参 10 克，柴胡 9 克，枳壳 9 克，炙甘草 6 克，海金沙 15 克，金钱草 30 克，鸡内金 9 克。若兼有肢体困倦等气虚征象者，宜加炙黄芪 30 克、炒白术 12 克、茯苓 12 克；兼有舌苔黄腻，口干口苦或有黄疸者，去党参、甘草，加入川楝子 9 克、蒲公英 30 克、虎杖 30 克、茵陈 30 克；兼有大便干结者，加制大黄 10 克或生大黄 6 克。

【制用方法】 水煎服，每日 1 剂，分 2 次服，4 周为 1 个疗程。

【临证方解】 方中黄连、黄芩苦寒，泄其热；干姜、半夏辛温，开结散其寒；党参、甘草甘温，益气补其虚；佐以柴胡、枳壳疏肝理气，以助脾胃恢复通降功能；加用制大黄或生大黄、海金沙、鸡内金、金钱草以利胆通便排石。如此相配，具有寒热并用、辛开苦降、补气和中、通便利胆排石之功。

六十三、泌尿系结石

泌尿系结石是泌尿系的常见病。结石可见于肾、膀胱、输尿管和尿道的任何部位，但以肾与输尿管结石常见。其临床表现为发病突然，剧烈腰痛，疼痛多呈持续性或间歇性，并沿输尿管向髂窝、会阴及阴囊等处放射，出现血尿或脓尿、排尿困难或尿流中断等。中医见于"腰痛""腹痛""淋证"。其辨证可分虚实寒热。虚寒证常见脾气亏虚、肾气虚弱型。实热证常见膀胱湿热、小肠实热、肝胆郁热等。治法应以补脾温肾、清热祛湿为主。

膀胱湿热

膀胱湿热壅滞，气化失常，开阖不利。症见腰腹坠胀，尿频、尿急、尿痛，小便黄赤或浑浊而短少，或有砂石，或尿血，发热，或兼恶寒，口干口苦，腰痛。舌质红，苔黄腻，脉滑数。

八正散加减

【药物组成】 金钱草 50 克，海金沙 30 克，鸡内金、白茅根、石韦、冬葵子、车前子、萹蓄、瞿麦各 20 克，滑石 25 克，灯心草 15 克，木通、栀子、甘草梢各 10 克，大黄 5 克。腰痛甚者加桑寄生 30 克，狗脊、延胡索各 20 克；尿脓细胞量多加蒲公英 30 克；气虚加党参 20 克，黄芪 30 克。

【制用方法】 水煎服，每日1剂，早晚分服。

【临证方解】 方中木通、车前子、滑石、萹蓄、瞿麦、石韦、冬葵子均为利水通淋之品，可清利湿热；金钱草、海金沙、鸡内金化石通淋；栀子清泻三焦湿热；大黄泄热降火；白茅根清热利尿止血；灯心草清心利小便；甘草梢甘缓止痛，并能调和诸药。

当归芍药散加味

【药物组成】 金钱草15～30克，鸡内金10克，穿破石15克，白芍30克，当归10克，琥珀10克，泽泻、白术、茯苓各10克，滑石30克。痛甚者加田七10克；气虚者加黄芪30克，党参15克；湿热甚者加金银花15克，栀子10克；排尿困难者加路路通10克，石韦15克。

【制用方法】 每日1剂，加水800毫升，煎至300毫升，早晚分服。

【临证方解】 方中金钱草、鸡内金、穿破石能化石、溶石、排石，并能清热祛湿；白芍缓急止痛，能舒张输尿管平滑肌；当归、琥珀活血祛瘀，能扩张血管，增加肾脏供血量；泽泻、白术、茯苓、滑石能清热祛湿利尿。诸药相伍，具有清热祛湿、缓急止痛、活血利尿、化石、溶石、排石之功效，药证相符，获效满意。

二神散合四苓汤加味

【药物组成】 滑石、海金沙、金钱草各30克，鸡内金20克，冬葵子15克，猪苓15克，茯苓、泽泻、白术、瞿麦、琥珀、木通各10克。腰痛加川牛膝15克，田七10克；体虚加党参30克；湿盛者加萹蓄10克，金银花15克，灯心草10克。

【制用方法】 每日1剂，水煎服，加水800毫升，煎取400毫升，分早晚两次服。

【临证方解】 方中海金沙甘寒，利水通淋排石，为治疗淋证的要药；金钱草、鸡内金善化石排石，并能清热祛湿；滑石、冬葵子、茯苓、猪苓、白术、泽泻、瞿麦、木通有清热利尿作用；琥珀甘平，活血散瘀，利尿通淋，既可排石又可止痛。诸药合用，具有清热利湿、散瘀止痛、活血利尿、化石排石等效果。

三金汤

【药物组成】 金钱草40～60克，海金沙（包煎）20～40克，生鸡内金30克，车前子（包煎）20克，滑石粉（包煎）15克，穿山甲珠10克，黄连15克，益母草20克，木通10克，瞿麦15克，丹参20克。

【制用方法】 水煎3次取汁450毫升，每次服150毫升，每8小时服1次，温服，饭前服。

【临证方解】 三金汤中金钱草、海金沙、生鸡内金具有清热、利湿、排石之功，而生鸡内金兼有化石之效。车前子、滑石、木通、瞿麦清热利尿、滑利通淋，有利于结石的排出。穿山甲珠、丹参、益母草活血化瘀、通络，可缓解

国医特效方治百病（第2版）

脉络挛急，且血行又可助利水，使利尿和排石相辅相成。全方具有清热利尿、排石化石之功。

肾虚湿热

肾阴不足，水液不利，湿热壅阻。症见小便涩痛不畅，腰部钝痛、酸软无力，尿频尿急，舌质淡苔白腻或黄腻，脉沉弦。

软坚补肾汤

【药物组成】 人参、炒杜仲各 10 克，炮穿山甲 5 克，生牡蛎 30 克，石斛、核桃仁各 15 克，炮附子 6 克（先煎）。稳定型加茜草、徐长卿、桃仁、皂角刺各 10 克；发作型加金钱草、白茅根各 20 克，生地黄、海金沙各 10 克，石韦、滑石各 15 克，硼砂 3 克（冲服）；血尿者加三七粉 5 克（冲服）；肾积水加茯苓、乌药各 30 克，白术 15 克，泽泻、猪苓各 10 克。

【制用方法】 头煎加水 1000 毫升，文火煎取 500 毫升，二煎加水 500 毫升，文火煎取 300 毫升。二煎混合后，分 2 次服用，每日 1 剂。10 剂为 1 个疗程，一般治疗 2～3 个疗程。

【临证方解】 方中人参、杜仲、核桃仁、炮附子补肾助阳，使气化有权，此即"水不自行，赖气以动，水不凝集，结石不生"，为君药；炮穿山甲、牡蛎、硼砂软坚散结化石；金钱草、茯苓、猪苓、泽泻健脾渗湿，利尿通淋排石；滑石、石韦、三七粉、白茅根清热利尿，通淋排石；乌药有缩尿和利尿双重作用，故肾积水及嵌顿结石用之较宜，但用量宜大，一般用量 30～50 克。诸药合用，攻补兼施，扶正去邪以达到排石之功，临床疗效颇佳。

肝胆郁热

肝胆失于疏泄，肝经气滞，郁而化热，壅结肝经。症见小便频急赤热涩痛，小腹痛，腰痛，寒热往来，心烦欲呕，不思饮食。舌边红，苔黄厚，脉弦数。

疏肝通淋汤

【药物组成】 柴胡 6 克，枳壳、郁金、木香、乌药、牡丹皮各 10 克，白芍 20 克，金钱草、石韦各 30 克，鸡内金、冬葵子、车前子（包煎）、茯苓、牛膝各 15 克。合并发热者加蒲公英 30 克，连翘 15 克；尿血甚者加白茅根 30 克，墨旱莲 15 克；腰腹绞痛者白芍加至 30 克，另加延胡索 10 克，甘草 5 克；便秘者加大黄 10 克，芒硝 10 克；肾阴虚者加生地黄 15 克，黄精 12 克。

【制用方法】 每日 1 剂，水煎服 3 次。

【临证方解】 方中柴胡、枳壳、木香、乌药疏肝理气；茯苓、车前子燥湿清热；郁金、牡丹皮行气活血；金钱草、鸡内金、石韦、冬葵子清热排石；牛膝引药下行，可助结石排出；白芍不仅能缓急柔肝止痛，还具有镇静和缓解平滑肌痉挛的作用。诸药合用，有利于尿道扩张，结石排出。

瘀热互结

下焦气机失调，热邪内生，日久瘀阻脉络，瘀热互结，水道滞塞。症见少腹坠胀刺痛，尿急尿痛，尿血，大便干结，舌质暗红，苔黄，脉弦数。

活血行气汤

【药物组成】 穿破石 10 克，王不留行 25 克，路路通 10 克，牛膝 15 克，红花 10 克，鸡内金 25 克，金钱草 30 克，海金沙（包煎）20 克，玉米须 25 克，白茅根 25 克，北黄芪 25 克，枳实 10 克。尿痛加瞿麦 15 克，生地黄 15 克；剧烈疼痛加延胡索 10 克，田七 10 克。

【制用方法】 每日 1 剂，水煎服。7 天为 1 个疗程，连服 2 个疗程后停药 7 天，再服用 2 个疗程。

【临证方解】 方中王不留行、穿破石、路路通、鸡内金活血祛瘀、开路攻石，为君药；红花、牛膝、延胡索祛瘀止痛，引药下行，加强君药排石作用，为臣药；金钱草、海金沙清热利湿化石，为佐药；玉米须、白茅根、北黄芪、枳实利尿通淋，补气行气，使尿道畅通，并防其攻伐太过。全方共奏祛瘀攻石、通淋化石的作用。

石韦散

【药物组成】 石韦 30 克，冬葵子 12 克，瞿麦 10 克，滑石 30 克，车前子 12 克（布包），白芍 20～30 克，甘草 10 克，金钱草 30～50 克，海金沙 30 克，鸡内金 30～50 克，牡丹皮 15 克，莪术 15 克，延胡索 15 克。肾阳不足者加肉桂 5～10 克，附子 5～10 克；兼有气虚者加党参 20～30 克，黄芪 50 克；血尿加大蓟、小蓟各 30～50 克，白茅根 30～50 克；尿白浊加芡实 20～30 克，萆薢 20～30 克；兼发热者加蒲公英 15～20 克，连翘 15 克，黄柏 15～20 克。

【制用方法】 1 日 1 剂，水煎 3 次，每次煎 20～30 分钟，每日服 3 次。

【临证方解】 石韦散出自《诊治汇补》，由石韦、冬葵子、瞿麦、滑石、车前子组成。方中石韦、冬葵子、瞿麦、滑石、车前子通利小便，清热利湿；白芍、甘草缓急解痉止痛；金钱草、牡丹皮、莪术、延胡索、海金沙、鸡内金清利消坚排石、活血化瘀、行气止痛，莪术活血化瘀排石。全方具有清热利湿、活血化瘀、通淋排石、缓急解痉止痛之功，切中石淋湿热蕴结、血络瘀阻、砂石阻塞之病机，共奏利水渗湿、活血化瘀、消坚排石之效。

寒热错杂

肾阳不足，鼓动乏力，水液内停，郁久化热，寒热错杂，水道气化失常。

国医特效方治百病（第 2 版）

症见腰部胀痛，会阴部发凉，乏力，小便清长，舌质红，苔黄白相兼，脉沉缓。

乌梅丸

【药物组成】 乌梅 15 克，黄柏 10 克，黄连 5 克，党参 15 克，附子 10 克，川椒 5 克，当归 10 克，桂枝 5 克，金钱草 30 克，威灵仙 15 克，芒硝 5 克（烊化），大黄 10 克，甘草 5 克。加减：肾积水严重者加石韦 10 克，泽泻 10 克，车前子 20 克；合并血尿者加三七 10 克，蒲黄 10 克，琥珀 5 克；结石较大者加莪术 10 克，牡蛎 30 克，皂角刺 15 克；疼痛明显者加白芍 15 克，延胡索 10 克。

【制用方法】 上方加水 1500 毫升，煎汁约 800 毫升，于每日上午 9 时、下午 4 时分 2 次服用。并多饮水，适度运动，每日 1 剂，10 剂为 1 个疗程。

【临证方解】 方中桂枝、附子、川椒具有温脏祛寒之效，与党参、当归补气养血之药共奏温补下焦虚寒、养血通脉、调和阴阳之功。黄柏、黄连、金钱草清热利湿；芒硝、大黄泻下通腑，行气活血；威灵仙祛寒止痛；乌梅收涩敛阴止痛。

阴虚湿热

真阴不足，虚热内生，气化失常，湿热内生，水道排泄失常。症见尿频而短，或浊如米泔，小便涩痛；伴有头晕耳鸣，腰膝酸软，咽干口燥，低热，手足心热，舌质红，苔少，脉弦细数。

芍药甘草汤加味（益气养阴排石汤）

【药物组成】 赤芍、白芍各 45 克，黄芪、车前子、滑石、石见穿、金钱草各 30 克，党参、鸡内金、牛膝各 15 克，甘草、桔梗各 10 克。

【制用方法】 每日 1 剂，水煎取汁，分早中晚 3 次空腹温服，每次服 300 毫升，每次服药 30 分钟后酌情活动 15 分钟。10 天为 1 个疗程。

【临证方解】 本方为在芍药甘草汤基础上加入大量益气养阴之品，获得事半功倍的效果。方中重用赤芍、白芍配甘草，既养阴益肾，又活血通脉、缓急止痛、舒张尿路，三药四功，主以排石通淋。黄芪、党参大补元气，又健脾胃、补气生血、扶正行水，使气化有源、升降有常，则湿热之邪无以依附，下走膀胱而去。取牛膝补肝肾、强筋骨、凉血行血，使血畅气行。用桔梗乃循"上窍通，下窍泄"之"提壶揭盖"法，使肺气宣发，气行水去则淋通石下。滑石、车前子淡渗利水，增加尿量，且滑石兼可通滑下窍，更增排石之功。石见穿、金钱草、鸡内金三药专为排石而设。诸药合用，补气益肾不留邪，养阴通利不伤正。

六十四、直肠炎

直肠炎是一种直肠黏膜层慢性炎症性肠病。临床以黏液血便、腹痛、肛门下坠、灼热、疼痛为主要症状。属于中医"肠澼""痢疾""便血"等病的范畴。中医学认为直肠炎大多为饮食失调、劳累过度、精神因素而诱发。病机主要为大肠湿热壅滞，病症以热毒瘀阻为多见。

湿热蕴结

多由于进食生冷刺激食物，或脏腑湿热毒邪内蕴，下注大肠，损伤肠腑而成。患者腹痛拒按，便下脓血，黏冻，肛门灼热，里急后重，小便黄赤，或有发热，舌红，苔黄腻，脉滑数。

加味白头翁汤

【药物组成】 黄柏、白头翁、胡黄连各 20 克，秦皮 10 克，青黛 15 克，青皮 15 克。

【制用方法】 将以上中药，加水 600 毫升，浓煎至 100 毫升，去渣过滤，待温度至 38℃左右灌肠。在清洁灌肠排便后，取膝胸位，用涂有液态石蜡油的一次性吸痰管插入肛门约 8～10 厘米，灌肠药液 100 毫升，时间要求在 10～15 分钟内推入患者直肠。嘱患者保留 2 小时以上。早晚各治疗 1 次。

【临证方解】 加味白头翁汤是在白头翁汤的基础上易黄连为胡黄连，加青黛及青皮以加强行气清热解毒之功。方中黄柏苦寒入肾、膀胱经，功擅清热燥湿、止泻痢，白头翁清热解毒、凉血止泻共为君药；胡黄连苦寒，乃清热燥湿之佳品，《本草正义》云："按胡黄连之用，悉与川连同功。唯沉降之性尤速，故清导下焦湿热，其力愈专，其效较川连为捷。"青黛具有清热解毒功效，两药合用共为臣药；青皮行气为佐药；秦皮涩肠、止泻为使药。全方共奏清热祛湿、涩肠止泻之功效。

葛根芩连汤加味

【药物组成】 葛根 30 克，黄芩 60 克，黄连 60 克，炙甘草 30 克，炒白术 30 克，白芍 60 克，黄芪 30 克，白头翁 30 克，白矾 9 克，生姜 3 片。

【制用方法】 上方加水 600 毫升浸泡 15 分钟，大火煮沸后小火煮 5 分钟，浓煎至 100 毫升，去渣过滤温服，早晚各 1 次，每日 1 剂。

【临证方解】 处方以葛根芩连汤为主方，合黄芩汤、白头翁汤。功能清热燥湿，调气行血。重用黄芩、黄连、白头翁清利肠道湿热，燥湿止痢；炙甘草、炒白术，益气健脾，增强脾胃运化湿热之功；白矾酸涩性寒，能消痰，燥湿，止泻，止血，《神农本草经》载其"主寒热泻痢"；葛根生津止渴以养阴液防止重泄伤阴，又升阳举陷防止气耗脱肛，又升发阳气透邪于外；重用白芍60克清热燥湿、调气和血；芍药与甘草合用，即芍药甘草汤缓急止痛；黄芪健脾益气，升阳举陷，与白芍同用，气血同补，调气和血；生姜行肠道水湿，又可佐制芩、连等苦寒之寒凉；木香行气导滞，可芳香醒脾，鼓舞脾气的运化，恢复肠道功能。

自拟灌肠方

【药物组成】 黄连10克，白花蛇舌草20克，马齿苋20克，凤尾草20克，紫草20克，地榆20克，白及20克，五倍子20克。

【制用方法】 每日1剂。上方加水600毫升浓煎至200毫升，保留灌肠，每日早晚各1次，每次100毫升，药水温度38℃，导管缓慢插入肛内15厘米，每分钟80滴。治疗期间忌食生冷、油腻、辛辣、牛奶和海鲜之品。

【临证方解】 本方以黄连、马齿苋、白花蛇舌草清热解毒燥湿，以清除脾胃之湿热；凤尾草、紫草、地榆凉血活血利湿，清利大肠之湿浊瘀毒；白及、五倍子止血收敛生肌。诸药合用，共奏清热解毒化湿、凉血涩肠止泻、祛腐收敛生肌的功效。

结肠炎灌肠液

【药物组成】 白头翁、苍术、诃子、炒山药各10克，黄连6克，薏苡仁15克，甘草3克。

【制用方法】 加水500毫升浓煎至150毫升，晚上睡前直肠滴入。每日1剂，20天为1个疗程。

【临证方解】 白头翁、黄连清热解毒；苍术燥湿；薏苡仁、炒山药健脾益肾利湿；诃子涩肠止泻；甘草调和诸药。全方具有清热燥湿，涩肠止泻的功效，直肠局部用药使高浓度药物直达患处，疗效确切无明显毒副作用。

自拟加味三黄汤

【方药组成】 黄柏、黄连、金银花各15克，白头翁20克，防风、白芍、白及、生地榆各12克，五倍子15克。

【制用方法】 上方水煎取汁100毫升，睡前嘱患者排空大便，取左侧卧位，灌肠器插入深度10~15厘米为宜，然后将混匀药液保留灌肠。膝胸卧位、左侧卧位、右侧卧位各30分钟交替。2周为1个疗程，疗程之间停药2天。

【临证方解】 方中黄连、黄柏、金银花、白头翁清热解毒燥湿；白及生肌止血，消肿敛疮；五倍子收涩止泻；生地榆清热止血；白芍、防风缓急止痛。全方具有清热解毒、祛腐生肌、止泻之功，适用于湿郁化热，肠络受伤者。

脾肾两虚

病机特点为正虚邪实，正虚为脾肾两虚，邪实为湿热之邪久留。表现为下痢稀薄，带有白冻，腹部隐痛，舌淡苔薄白，脉沉细而弱。大便日行3~4次，成形，便血色鲜红，里急后重，下腹疼痛，便后痛减，面色无华，食少神疲，腰酸怕冷，舌质淡苔薄白，脉弦细。

自拟健脾燥湿汤

【药物组成】 党参、黄柏、拳参、苦参、炙甘草各10克，山药、土茯苓各15克，白术、茯苓、黄芪、白花蛇舌草各20克，黄连6克，三七粉2克，补骨脂、肉豆蔻各10克。

【制用方法】 每日1剂，加水600毫升浓煎至300毫升，温服日3次，每次100毫升，14天为1个疗程。

【临证方解】 方中党参、白术、茯苓、黄芪、山药健脾益气扶正；黄连、黄柏、土茯苓、拳参、苦参、白花蛇舌草清热燥湿解毒；三七止血活血止痛；肉豆蔻辛温，温中行气，涩肠止泻；补骨脂苦辛温，补肾壮阳，温脾止泻；炙甘草调和诸药。全方具有健脾扶正、燥湿解毒、活血化瘀、攻补兼施、温清并用的作用。

自拟方

【方药组成】 炙黄芪30克，党参15克，白术12克，法半夏10克，陈皮10克，白芍15克，生甘草10克，枳壳30克，木香10克，马齿苋30克，秦皮15克，生地榆15克，白及3克，大腹皮12克，益智仁12克，芡实12克。

【制用方法】 每日1剂，加水600毫升浓煎至300毫升，温服日3次，每次100毫升，14天为1个疗程。

【临证方解】 本方以六君子汤健脾益气，化湿和胃为主，炙黄芪增强补气功效；白芍配甘草酸甘养阴，缓急止痛；木香、枳壳、大腹皮理气行气，和中止痛，正合"调气则后重自除"之意；大腹皮既理气，又利水湿，使湿浊从小便而化；以秦皮、马齿苋、生地榆、白及、赤石脂等清热燥湿止血；葛根与方中补气药物配伍，鼓舞胃气上行，升阳止泻；因病久脾肾两虚，失其固摄，又以芡实、益智仁补脾祛湿，温肾敛涩。诸药合用，共奏健脾治本，清热燥湿，止血敛疮治标之功效。

瘀血热毒

多有盆腔肿瘤放射治疗病史，其放疗所用的射线属火毒之邪，易损气耗血，伤阴动血，正虚邪盛，运化失司，湿热蕴结肠中，经络阻隔，气血凝滞，肠络受损，治疗以扶正祛毒为主。患者放射治疗后，可见腹泻、里急后重、下腹痛或肛门痛、鲜红或暗红色脓血便，舌质暗苔黄腻，脉滑数沉取无力。

清热解毒化瘀方

【方药组成】 大黄炭、蒲公英、生薏苡仁各30克，败酱草、白及、生地榆各15克，三七粉6克。

【制用方法】 每剂水煎为100毫升浓缩液，每晚睡前保留灌肠，每日1

国医特效方治百病（第2版）

剂，4周为1个疗程。灌肠方法：灌肠前患者排空大小便，取左侧卧位，暴露臀部，用0.1%新洁尔灭消毒肛周，将中号导尿管蘸石蜡油从肛门缓慢插入10厘米，然后注入药液100毫升，药液温度38℃。注药后保持膝胸位30分钟。注药速度要缓慢，一般为10分钟。

【临证方解】 方中大黄炭为君，清热解毒，凉血化瘀；蒲公英、败酱草清热解毒，凉血消肿；白及收敛止血、活血生肌；生地榆除下焦热，治大小便血证；三七活血化瘀，止血不留瘀，消肿止痛；久病多虚，薏苡仁健脾渗湿，清热排脓。诸药合用，共奏清热解毒、凉血止血、化瘀消肿功效。

灌肠方

【方药组成】 当归9克，生地黄、槐花、地榆各12克，生牡蛎、薏苡仁、鱼腥草、败酱草各15克，仙鹤草30克，木香3克，三七粉1克，蒲黄10克。

【制用方法】 用冷水浸40分钟后入煎，头煎煮沸后，取汁200毫升，再煎煮沸20分钟后取汁150毫升，二煎混合，冷却后行保留灌肠，晚上睡前进行，每次保留时间为40分钟，持续10～14天。

【临证方解】 灌肠方中当归、生地黄益气养阴生血，地榆、槐花凉血解毒；鱼腥草、仙鹤草、败酱草、槐花等清热解毒凉血；三七、蒲黄活血散瘀止血，消肿定痛；薏苡仁清热排脓；木香增强活血调气功效；生牡蛎收涩止血。全方共奏扶正活血，清热解毒生肌之效。

六十五、直肠癌

直肠癌是指位于齿状线至乙状结肠、直肠交界处之间的癌。中医学称为"锁肛痔"，认为此病发生是在各种因素影响下造成痰湿气血郁结而成。临床表现为大便次数增多、粪便变细带脓血及黏液、伴里急后重及排便不尽感。治疗以手术切除为主，辅以化疗、放疗、中医药治疗。

热毒滞肠

气血痰湿郁结导致气机运行不畅，脾虚失运，湿热内生，下迫大肠，加之患者正气不足，邪气乘虚而入，蕴聚肛肠，凝结成"积"而成。症状见：便带脓血黏液，臭秽异常，便次增多，便形变扁，伴腹痛腹胀，纳呆乏力，舌质红绛，或有瘀斑，舌苔黄腻，脉弦数。

肠癌方合灌肠方

【方药组成】 肠癌方：白头翁30克，马齿苋、白花蛇舌草、山慈菇各15克，黄柏、贝母、当归、赤芍、广木香、炒枳壳各10克。便下脓血者加贯众炭、侧柏炭、生地榆等；腹痛大便秘结者加延胡索、瓜蒌仁、火麻仁等；便溏者加诃子、赤石脂、石榴皮等；腹部触及肿块者加鳖甲、龟板、穿山甲等；淋巴转移者加夏枯草、海藻、昆布等；气血衰败者加党参、黄芪、黄精等。

灌肠方：槐花、鸦胆子各 15 克，败酱草、土茯苓、白花蛇舌草各 30 克，花蕊石 60 克，血竭、皂角刺各 10 克。

【制用方法】 肠癌方：每日 1 剂，加水 600 毫升浓煎至 300 毫升，温服日 3 次，每次 100 毫升。3 个月为 1 个疗程。灌肠方：上药浓煎后保留灌肠，每日 1 次，3 个月为 1 个疗程。

【临证方解】 肠癌方中当归、赤芍、广木香、炒枳壳活血行气通滞；白头翁、黄柏、白花蛇舌草、山慈菇、马齿苋清热解毒，凉血止痢；贝母清热散结。灌肠方中败酱草、白花蛇舌草、土茯苓、槐花清热凉血解毒；血竭、花蕊石凉血止血；鸦胆子、皂角刺软坚散结。

肠岩经验方

【方药组成】 石见穿 30 克，败酱草 30 克，丹参 30 克，半枝莲 60 克，山豆根 15 克，红藤 30 克，瓜蒌 30 克，槐角 15 克，白花蛇舌草 30 克。

【制用方法】 每日 1 剂，水煎内服，每日 3 次。

【临证方解】 白花蛇舌草、半枝莲、山豆根、石见穿、败酱草清热解毒抗癌；丹参、红藤活血消积；瓜蒌软坚散结，润肠通便；槐角凉血止血。

莪竹三天汤

【方药组成】 楠竹根 50 克，莪术、桃仁各 8 克，重楼、枳实、苏木、天葵各 10 克，当归尾、紫草、茜根各 6 克，天冬、天花粉各 15 克，血竭 3 克。

【制用方法】 每日 1 剂，水煎 3 次，药汁合一，分 3 次温服。3 个月为 1 个疗程，一疗程中症状有缓解者连服 3～4 个疗程。

【临证方解】 方中莪术、茜根、紫草、当归尾、桃仁入血分，破结血；苏木、血竭、枳实偏入气分，破结气；天花粉、重楼、天葵解毒散结，消癥抗癌；楠竹根乃民间验品，其行劲而速，岩坚莫阻，起伏形弧，出土复入，取弧形而入形，取行劲速而主攻破。

气血两伤

病程日久，手术过后，正气大伤，阴阳失调，而见饮食不香、纳呆腹胀，气短乏力，面色㿠白，舌质淡苔白，脉沉细。

调气养血汤

【方药组成】 黄芪 15 克，丹参 30 克，当归 15 克，薏苡仁 30 克，青皮、陈皮各 10 克，白花蛇舌草 30 克。

【制用方法】 每日 1 剂，水煎 2 次，药液混合后，分 3 次温服。

【临证方解】 黄芪益气扶正；丹参、当归活血养血化瘀；薏苡仁健脾利湿；青皮疏肝行气；陈皮健脾燥湿；白花蛇舌草清热解毒抗癌。

健脾除湿汤加减

【方药组成】 熟地 15 克，炙黄芪 15 克，女贞子 10 克，山萸肉 10 克，土大黄 12 克，茯苓 12 克，制山药 15 克，龟板 10 克，鹿角胶（烊化）10 克，砂仁 2 克，鸡内金 10 克，景天三七 15 克，淫羊藿 10 克，炙甘草 5 克。

【制用方法】 每日 1 剂，水煎服，每日 1 次，连服 10 天。

【临证方解】 方中熟地补肾滋阴，山药补脾益阴，二者共同滋养脾肾之阴为君；龟板、鹿角胶为血肉有情之品，补益精髓，山萸肉、女贞子补益肝肾和血，茯苓健脾益气，鸡内金健运脾胃，炙黄芪补气以生血，砂仁行气调和诸药，淫羊藿温补肾阳以阳中求阴；土大黄凉血止血，景天三七止血化瘀，炙甘草调和诸药。全方有健脾助运，温肾滋阴，活血养血，补精益髓的功效，能有效提升血小板水平，降低化疗后引起出血的风险。

六十六、癣

皮肤癣菌侵犯人体的皮肤、毛发、指（趾）甲，引起的感染统称为皮肤癣菌病，简称癣。目前皮肤癣菌病仍按发病部位命名如头癣、体癣、股癣、手癣、足癣等。夏季多发，冬季少见。癣的病因总由生活、起居不慎，感染浅部真菌，复因风、湿、热邪外袭，郁于腠理，淫于发肤所致。中医学称"白秃疮""肥疮""鹅掌风""脚湿气""圆癣""紫白癜风"。

风湿毒聚

总因风热邪气蕴结于肌表而发。症状见皮损泛发，蔓延浸淫，或大部分皮毛受累，断发参差，白屑斑驳；或黄痂堆积，毛发秃落，或手如鹅掌，皮粗剥裂，或皮下水疱，或趾间糜烂，浸痒难忍等。苔薄腻，脉濡。

中药祛癣方

【方药组成】 硫黄 6 克，蛇床子 6 克，土槿皮 20 克，百部 20 克，苦参 20 克，枯矾 3 克。75％酒精 200 毫升。

【制用方法】 将上述药物浸入 75％酒精中浸泡 1 周后，药液外涂皮肤，每天 2 次，连用 4 周。

【临证方解】 方中硫黄解毒杀虫，燥湿止痒，为君药；蛇床子祛风燥湿杀虫，土槿皮、百部杀虫止痒，共为臣药；苦参清热燥湿，祛风杀虫，枯矾消痰燥湿，解毒杀虫，共为佐使药。经酒浸泡后杀虫功效强，诸药共奏清热利湿，杀虫止痒之功。

鹅掌风醋泡方

【方药组成】 大风子仁、五加皮、地骨皮、五倍子、皂角刺、桃仁、红花、荆芥、防风各 15 克，花椒、黄精、明矾各 30 克，米醋（以黑醋更佳）1 千克。

【制用方法】 米醋浸上药 4 天后，去药渣取汁备用。以塑料袋 1 只，将药汁倾入，患手伸入袋中扎住，每晚浸泡 1 小时，完毕后扎紧塑料袋口，以免醋汁挥发。1 剂可重复使用，7 天为 1 个疗程，一般病情使用 2 个疗程，特别严重者可使用 4 个疗程。

【临证方解】 方中大风子仁、皂角刺、花椒祛风杀虫，燥湿止痒；五倍子、明矾解毒消肿，收湿敛疮；黄精、五加皮、地骨皮养血滋阴润燥；桃仁、红花活血化瘀；荆芥、防风去风止痒。醋泡法能收敛润燥，软化溶解角质层，以促进药效。

硫楝松枣膏

【方药组成】 升华硫 12 克，川楝末 12 克，松香 12 克，红枣炭 12 克，枯矾 1.5 克，广丹 1.5 克，花椒 2 克。

【制用方法】 上药共为细面混匀装瓶备用。用时根据创面大小取适量药面以凡士林调匀。外涂时从外向内螺旋涂擦（在发际部使用，以发际为限）。治疗前最好先剃去头发，以便治疗，敷药前先用热水肥皂洗头，每日 1 次。

【临证方解】 方中各药都有解毒杀虫、收敛燥湿、祛风止痒、抑制真菌功效，凡士林滋润皮肤、调和诸药，本方对头癣治疗效果明显。

花斑癣搽剂

【方药组成】 黄精酊 250 毫升，川芎酊 350 毫升，丁香酊 400 毫升，水杨酸 60 克，薄荷油适量。

【制用方法】 黄精酊：黄精 100 克，浸泡于 95% 乙醇 500 毫升内。川芎酊：川芎 100 克，浸泡于 95% 乙醇 500 毫升内。丁香酊：丁香 100 克，浸泡于 95% 乙醇 500 毫升内。以上 3 种药物浸泡 3 周后使用。先取水杨酸 60 克倒入量杯中加 250 毫升黄精酊搅匀，使水杨酸全部溶解，再加入川芎酊 350 毫升，丁香酊 400 毫升，最后滴入适量薄荷油即成 1000 毫升花斑癣搽剂。

令患者暴露汗斑区域，用花斑癣搽剂涂患处，待自然干燥后再涂 1 遍，每日 1 次，个别病情严重者可每日涂 2 次，连续 5 日为 1 个疗程。

【临证方解】 花斑癣搽剂中，黄精、川芎、丁香对皮肤真菌均有较强的抑制作用，水杨酸是传统的外用抗真菌药物并具有角质剥脱作用。

中药外洗方

【方药组成】 诃子（打）、大风子（打）、乌梅、五味子、五倍子、黄精、甘草各 30 克。皮疹范围较大者诸药用量可加至 45 克。

【制用方法】 每天 1 剂，水煎外洗患处。7 天为 1 个疗程，连用 4 个疗程。

【临证方解】 所用外洗方为禤国维教授多年临床总结的经验方，方中诃子、乌梅、五味子、五倍子收湿敛疮，清热解毒，大风子祛风燥湿，攻毒杀虫，黄精、甘草解毒润肤。方中各药均有较强的抑制真菌繁殖作用，熏洗治疗具有祛湿止痒，收湿敛疮，解毒杀虫，润肤祛癣功效。

国医特效方治百病（第 2 版）

狼冰散

【方药组成】 狼毒、冰片、硫黄各 10 克。

【制用方法】 上药研末，取凡士林软膏适量于器皿内加热融化，将上药末加入搅拌，文火煮匀，凉后待用。每晚临睡前以半边莲 60 克，煎汤待温，浸泡患手 15 分钟后擦干，再涂上药膏，用塑料袋套扎患手，次日早上擦去药膏。10 天为 1 个疗程，轻者治疗 1 个疗程，重者治疗 2 个疗程。

【临证方解】 狼毒有毒，杀虫散结，止血止痛；硫黄解毒杀虫，软化表皮；冰片开窍醒神，清热止痛。上三药辛酸味苦，辛能发散肌表之阳气，酸能收敛肌表之阴津，苦能杀虫解毒止痒，局部外用，共奏杀虫解毒、散结止痛之功。

新肤愈散

【方药组成】 黄芩、黄连、黄柏、大黄各 20 克，百部 15 克，苦参 20 克，土槿皮 15 克，蛇床子 15 克，防风 15 克，白鲜皮 20 克。

【制用方法】 将上述药物打粉装入茶包，每包 30 克。放入 1000 毫升沸水中浸泡直至水温冷却至皮肤接触无刺激，外洗皮损处 10 分钟，每日 2 次，连用 2 周。

【临证方解】 方中黄芩、黄连、黄柏、大黄清热燥湿，泻火解毒，可清泻体表热毒及燥湿；苦参、百部、土槿皮、蛇床子祛风杀虫；防风、白鲜皮固表止汗消斑，诸药共奏清热燥湿、杀虫消斑之功效。

清心导赤散加味

【方药组成】 黄连 9 克，生地、土茯苓 12 克，车前草 10 克，连翘心、木通、淡竹叶、赤小豆、水灯蕊各 6 克，甘草 3 克。

【制用方法】 每日 1 剂，加水 600 毫升浓煎至 300 毫升，温服日 3 次，每次 100 毫升。

【临证方解】 方中黄连、连翘心清心泻火解毒；生地清热解毒，滋阴以制亢旺之火；木通清心经之郁热兼通脉，下泄小肠之郁火而通淋；土茯苓、车前草清热解毒以除湿；赤小豆解毒消肿以排脓；淡竹叶、水灯蕊清心火、除烦热，导热下行而利水；生甘草清热解毒，调和诸药。上药合用，泄心火以解疮毒，清郁热而利血脉，使火毒清解，营血调和，则疮疡自愈矣。

湿热下注

湿热之邪较甚，郁于腠理发病。症状见：脚湿气伴发感染，足丫糜烂，渗流臭水或化脓，肿连足背，或见红丝上窜，胯下肿痛，甚或形寒高热。舌红，苔黄腻，脉滑数。

三黄乌石汤

【方药组成】 黄柏、黄芩、大黄、苦参、白鲜皮、蛇床子、蒲公英、金银花各 15 克，乌梅、石榴皮各 30 克。

【制用方法】　每日 1 剂，上方煎水 1000 毫升，置至室温，浸泡 20～30 分钟，每天 2 次。

【临证方解】　三黄乌石汤以黄柏、黄芩、大黄清热解毒燥湿；蒲公英、金银花清热解毒；苦参、白鲜皮、蛇床子燥湿止痒；乌梅、石榴皮收敛祛湿。诸药合用，共奏燥湿解毒，收敛止痒之效。

足癣洗剂

【方药组成】　芒硝 60 克，皂角刺 40 克，乌梅 40 克，土大黄 40 克，苦参 60 克，百部 60 克，白鲜皮 40 克，蒲公英 20 克，黄柏 20 克，川椒 30 克，白及 40 克，黄精 40 克，大风子 30 克，蛇床子 40 克，红花 30 克，白矾 30 克。

【制用方法】　每剂药煎煮后加入食醋 1 千克浸泡，每次 40 分钟。1 周为 1 个疗程。

【临证方解】　方中百部、土大黄为杀虫疗癣要药；苦参、白鲜皮祛风胜湿，清热解毒止痒，配以蒲公英、黄柏以增清热解毒之效；川椒、大风子、蛇床子皆辛热有毒，可燥湿祛风杀虫解毒；川椒止痒，红花入血分，为疡科活血散瘀要药，防风宣发散结，助活血之力，使血活气行郁毒散，白矾杀虫疗癣，清热燥湿解毒；芒硝、皂角刺软坚散结，乌梅软坚蚀皮，配白及、黄精滋润之性以祛瘀生新，方中醋可软坚解毒杀虫，又可引药入肌腠深处，且酸从木化又可祛风止痒。

六十七、带状疱疹

带状疱疹是由疱疹病毒引起的急性皮肤病，中医学称为"缠腰火龙""缠腰火丹""蜘蛛疮""蛇串疮"。其主要特点为皮肤上有红斑、簇集水泡，累累如串珠，沿一侧周围神经作群集带状分布，痛如火燎，多缠腰而发。

肝经郁热

多由情志内伤，肝气郁结，久而化火，肝经火毒，外溢皮肤而发。症状见：皮损斑疹鲜红，灼热刺痛，口苦咽干，大便干，小便黄，舌红苔薄黄，脉弦数。

柴胡汤

【方药组成】　柴胡 10 克，菊花、红花、桃仁、鸡血藤各 15 克，川楝子 10 克，木通 15 克，甘草 10 克。

【制用方法】　每日 1 剂，加水 500 毫升浓煎至 300 毫升，温服每日 2 次，每次 150 毫升，连服 1～3 周。

【临证方解】 方中柴胡、川楝子疏肝理气，清热止痛；红花、桃仁、鸡血藤舒筋活血通络，消肿散结止痛；菊花清热解毒，凉血止血；木通除脾胃湿热，清泻肝胆之湿，通利血脉；甘草补脾益气，通经脉，利血气，有解毒止痛作用。诸药合用，舒筋活血，通络止痛。使患者疼痛及后遗神经痛明显减轻或消失，减少了很大的痛苦，缩短病程，治疗效果明显。

普济消毒饮

【方药组成】 黄芩、黄连、连翘、桔梗、陈皮、玄参各 10 克，生甘草、柴胡、升麻、薄荷、马勃、牛蒡子、僵蚕各 6 克，板蓝根 30 克。便秘者加大黄 6 克。

【制用方法】 每日 1 剂，加水 600 毫升浓煎至 300 毫升，温服每日 3 次，每次 100 毫升。

【临证方解】 本方适用于眼睑带状疱疹。病变部位在眼睑、鼻、额部，多由于外感风热毒邪、气血壅结不畅而致。普济消毒饮能清热解毒，疏风散邪，治疗眼部带状疱疹效果明显。方中黄芩、黄连、板蓝根、马勃、桔梗、玄参、生甘草清热解毒；牛蒡子、连翘、僵蚕疏风散邪；陈皮理气通滞；升麻、柴胡、薄荷既助连翘、僵蚕等疏风散邪又引诸药上达头面部。众药合用，共奏清热祛风，扶正解毒之功。

肝胆湿热

本病多由于外感湿热邪毒，内因情志内伤，肝气郁结，经络受阻，气滞血瘀，郁久化火，以致心肝之火壅盛或肝胆湿热内蕴，经脉不通而蕴蒸于皮肤发病。症状见斑疹紫红，疱壁紧张，灼热刺痛剧烈，烦躁易怒，大便干结，小便黄，舌红苔黄厚腻，脉弦滑数。

自拟龙胆效灵方

【方药组成】 龙胆草、白花蛇舌草各 20 克，柴胡、生地、当归、延胡索、郁金、乳香、没药、丹参、板蓝根、黄芩、栀子各 15 克，木通、木香各 10 克。

【制用方法】 每日 1 剂，加水 600 毫升浓煎至 300 毫升，温服日 3 次，每次 100 毫升。

【临证方解】 本方选用龙胆草、白花蛇舌草、黄芩、板蓝根、生地、山栀、木通清热利湿解毒；延胡索、乳香、没药、郁金、当归、丹参活血通络止痛；柴胡、木香疏理肝脾，使气行而血行。全方共奏清热解毒利湿，活血通络止痛功效。

中药外敷方

【方药组成】 黄连 15 克，黄柏 15 克，大青叶 30 克，雄黄 50 克，乌贼骨 15 克，冰片 6 克，蓖麻油 250 克。

【制用方法】　上药研成细末，用蓖麻油调成糊状，敷患处，每天换药 1 次，1 周为 1 个疗程。

【临证方解】　方药中黄连、黄柏清热燥湿，泻火解毒；大青叶清热凉血解毒，有较强的抗病毒、促进免疫等作用；雄黄善燥湿祛风、杀虫止痒，为治疮杀虫之要药；乌贼骨外用可收湿敛疮；冰片通窍、散郁火，外敷又可止痛；蓖麻油润燥解毒、保持湿润、调和诸药，以便药物吸收。诸药配合，以达清热解毒、健脾疏肝、燥湿敛疮、行气活血止痛之功效。

排毒活血汤

【方药组成】　金银花 15 克，连翘 15 克，蒲公英 15 克，龙胆草 9 克，大青叶 20 克，柏子仁 10 克，当归 15 克，赤芍 20 克，板蓝根 50 克，紫草 15 克，乳香 10 克，制没药 10 克，穿山甲 6 克，太子参 30 克，茯神 15 克，生甘草 15 克。

外用方：青黛 20 克。

【制用方法】　每日 1 剂，温服每日 3 次，每次 100 毫升，10 剂为 1 个疗程。外用方青黛加醋适量调成糊状外涂。

【临证方解】　方中金银花、连翘、蒲公英、龙胆草、大青叶、板蓝根、紫草、生甘草，力主清热泻火解毒；当归、赤芍、乳香、没药、穿山甲，意在活血化瘀、凉血；不通则痛，络干而涩亦痛，故佐柏子仁润经通络，茯神养心宁神；邪火久郁必耗气，乃加太子参益元气以护诸脏之津液，诸药合用，共奏清热解毒活血疏络之功。

大黄五倍子膏

【方药组成】　生大黄 2 份，黄柏 2 份，五倍子 1 份，芒硝 1 份。

【制用方法】　上方共研细末，加凡士林按 3：7 的比例调成膏，备用。将膏药涂在棉纸上，敷于皮损处，在敷纱布后用胶布或绷带固定。每日换药一次。局部皮肤有破溃和感染者，于服药前用生理盐水清洗患处，脓液较多者可加用双氧水清洗，然后再行敷药。

【临证方解】　方中大黄、黄柏清热燥湿解毒；五倍子、芒硝清热解毒敛疮。全方有燥湿清热，解毒止痛的功效。

自拟清全汤（内服）；赤蜈散（外敷）

【方药组成】　自拟清全汤：青黛 15 克，全蝎 3 克（冲服），蜈蚣 1 条（冲服），生蒲黄 15 克（布包），龙胆草 10 克，丹皮 15 克，赤芍 10 克，薏苡仁 30 克，板蓝根 15 克，炙甘草 10 克。舌质红赤者加蒲公英、大青叶；舌苔黄腻者加蚕砂、萆薢；疼痛剧烈者加延胡索、乳香、没药；病程日久，寒凉药伤阳者，可加干姜 10 克，制附子 10 克（先煎）。

赤蜈散：青黛、雄黄各 10 克，芙蓉叶（晒干）30 克，蜈蚣 3 条，赤小豆 30 克。

【制用方法】　自拟清全汤：每日 1 剂，水煎分 3 次服，5 天为 1 个疗程，

国医特效方治百病（第2版）

服用 2～4 个疗程。

赤蜈散：上药共研细末，用麻油调匀，均匀摊于纱布上，敷于患处，胶布固定，每 2 日换药 1 次。

【临证方解】 自拟清全汤中青黛清肝凉血；全蝎、蜈蚣解毒通经活络；龙胆草清泻郁火湿热；丹皮、赤芍凉血活血止痛；生蒲黄活血行气；薏苡仁利湿；板蓝根清热，合青黛有抗病毒的作用；甘草调和诸药，固护胃气。全方共奏清泻肝火、解毒利湿、活血止痛功效。外敷药中，青黛凉血敛疮；芙蓉叶清热解毒；赤小豆清热利湿；蜈蚣解毒通经活络；雄黄燥湿解毒，治恶疮，《本草纲目》载其能主治"鼠瘘恶疮……主疗癣风邪……搜肝气，泄肝风"。诸药内外结合，表里同治，使邪毒得清，气血畅通，疱疹得以治愈。

气滞血瘀

中医认为带状疱疹后遗神经痛是外邪稽留不去，湿热余毒未尽，日久化热生毒、瘀阻脉络，气血运行失司而形成"不通则痛"，再者患者多自身免疫力低下，脏腑功能失调，伤及阴阳气血，呈现阳失温煦，阴失濡润，形成"不荣则痛"，治宜祛邪以通，扶正为荣，用活血化瘀，行气止痛之法，可使气复血荣，脉络畅通，故疼痛得止。症见皮疹消退后局部疼痛不止，舌暗苔白，脉弦细。

柴胡疏肝散合桃仁红花煎

【方药组成】 柴胡、当归、红花、陈皮、川芎、生地、枳壳、延胡索、香附各 10 克，桃仁、赤芍、丹参各 15 克，甘草 6 克。气虚加党参、黄芪；纳差加焦三仙；夜寐不安加龙骨、牡蛎、珍珠母；脾虚加白术、茯苓；发于头面部加菊花；发于上肢加姜黄；发于下肢加牛膝；火盛加黄芩、连翘；湿盛者加龙胆草、茵陈；疼痛呈阵发性窜痛者加青皮、川楝子、生白芍；疼痛较剧者加乳香、没药。

【制用方法】 每日 1 剂，水煎 2 次合并分 3 次饭后半小时温服，最长疗程 14 天。

【临证方解】 方中柴胡、香附疏肝解郁，治疗胁肋作痛，脘腹胀痛；赤芍清热凉血，祛瘀止痛；川芎、生地、当归、赤芍补血活血止痛；桃仁、红花、延胡索活血祛瘀止痛；陈皮、枳壳行气宽中除胀；丹参活血化瘀炙甘草调和诸药，加强补气健脾之力。

六十八、肛周脓肿

肛周脓肿是肛管、直肠周围间隙发生急慢性感染形成的脓肿。中医学称为"肛痈"。特点是多数发病急骤，疼痛剧烈，伴有高热。一般在 1 周左右可形成脓肿，破溃后形成肛瘘。本病肛门局部肿块质地较硬未成脓时中药内服熏洗效果较好，待肿块变软已成脓或脓肿破溃时，则需手术治疗，方可痊愈。

火毒蕴结

过食辛辣、醇酒等物，湿浊不化，热邪蕴结，下注大肠，毒阻经络，瘀血凝滞。症见肛门周围突然肿痛，持续加剧，伴有恶寒发热，便秘，小便黄，舌红，苔薄黄，脉数。肛周红肿，触痛明显，质硬，表面灼热。

自拟清热解毒方

【方药组成】 黄柏 10 克，蒲公英 30 克，紫花地丁 10 克，半枝莲 30 克，水牛角 30 克，生牡蛎 30 克，夏枯草 30 克，赤芍 10 克，丹皮 10 克，生地黄 20 克，生甘草 6 克。发热者加野菊花 6 克。

【制用方法】 每日 1 剂，加水 600 毫升浓煎至 300 毫升，温服每日 2 次，每次 150 毫升。

【临证方解】 方中黄柏为君清下焦湿热；蒲公英、紫花地丁、半枝莲为臣清热解毒消痈；佐以生地黄、赤芍、丹皮清热凉血，活血化瘀；并以水牛角、生牡蛎、夏枯草软坚散结消肿散结；生甘草清热，调和诸药。

六合丹

【方药组成】 生大黄 90 克，生黄柏 90 克，白及 54 克，乌梅 45 克，薄荷 45 克，白芷 45 克，乌金（即亮煤炭）54 克，陈面粉 150 克，蜂蜜（适量），水（适量）。

【制用方法】 前 7 味药烘干，共为细末，再入陈面粉混匀，用蜂蜜水把药末调成软糊状备用。将六合丹外敷于肛缘肿块之上，厚约 5 毫米，宽约过肿块边缘 1 厘米，用纱布覆盖，胶布固定，每日换药一次，6 次为 1 个疗程。

【临证方解】 该方具清热解毒，散瘀除湿，消肿止痛和拔毒外出之功。生大黄、生黄柏清热解毒；白及、白芷消肿排脓生肌；薄荷疏表散邪，助透发；乌梅、乌金外用可消疮毒；本方配合常规保守治疗方法，能更好地改善肿块红肿热痛情况，使肿块消散，防止肿块皮肤溃破，控制脓肿的形成，减少手术率。

仙方活命饮

【方药组成】 白芷 15 克，贝母 15 克，防风 15 克，赤芍 15 克，当归 15 克，甘草 6 克，皂角刺 15 克，穿山甲 15 克，天花粉 15 克，乳香 9 克，没药 9 克，金银花 30 克，陈皮 15 克。红肿热痛较甚者加黄芩、黄连、黄柏；大便实者加大黄；苔黄腻者加苦参；疼痛较甚加延胡索；肿胀甚者加荆芥。

【制用方法】 每日 1 剂，加水 600 毫升浓煎至 300 毫升，温服每日 2 次，每次 150 毫升。药渣再煎 500 毫升，先熏再洗，或用毛巾蘸药汁趁热敷于患

国医特效方治百病（第2版）

处，冷再换。

【临证方解】 方中金银花清热解毒；防风、白芷疏散外邪，使热毒向外透解；当归、赤芍、乳香、没药活血散瘀，消肿止痛；贝母、天花粉清热散结；穿山甲、皂角刺通行经络，透脓溃坚，穿山甲能软坚，性善走窜，可透过经络，直达病所以消肿排脓；陈皮理气，行滞以消肿胀，甘草化毒和中。综上配伍意义是以清热解毒，活血止痛，溃坚消散为主，以使毒祛、瘀散、坚溃、肿消。对痈疡未成脓者，用之可使其消散。

热毒炽盛

病情进一步发展，热毒蕴结，热盛肉腐成脓发为痈疽。症见肛门肿痛剧烈，持续数日，痛如鸡啄，难以入眠，伴有恶寒发热，口干便秘，小便困难。肛周红肿，按之有波动感或穿刺有脓，舌红苔黄，脉弦滑。

自拟消痈汤

【方药组成】 金银花、紫花地丁、蒲公英各 15 克，乳香、没药、当归、赤芍各 12 克，穿山甲 15 克，漏芦 12 克，天花粉 20 克，川贝母 12 克，陈皮、白芷、防风各 10 克，甘草 5 克，川牛膝 12 克。痛甚加连翘，血热加丹皮，便秘加大黄。

【制用方法】 上述诸药放入药锅加冷水 500 毫升浸泡片刻，用武火煮沸后改用微火煎煮 15 分钟，滤出药汁留用，另取 300 毫升冷水倒入药锅中，仍用同法提取药汁，并与前次药液混合后分成两份，早晚饭后 1 小时各服 1 份。同剂药再分别两次加水各 1000 毫升，煎取药汁早晚肛门坐浴 15～20 分钟。每日 1 剂，连服 10 日。

【临证方解】 方中金银花、紫花地丁、蒲公英清热解毒，消散痈肿，为治痈要药；辅以乳香、没药、当归、赤芍活血散瘀以止痛；穿山甲、漏芦解毒透络以消肿软坚；天花粉、川贝母清热解毒排脓以散结；陈皮理气行滞以消肿；白芷、防风畅行营卫，疏风散结以消肿；甘草清热解毒，川牛膝引药下行直达病所共为佐使。合而用之，共奏清热解毒，消肿散结，活血止痛之效。

托毒止痛方

【方药组成】 红藤、升麻、虎杖、芒硝、蒲公英、马齿苋、鱼腥草、五倍子各 30 克。

【制用方法】 每日 1 剂，每剂煮沸后小火再煮 10 分钟，煎成约 1000 毫升药液，即滤入盆中，其煮沸之际，可将臀部蹲于盆上方，让蒸汽熏蒸肛门周围，待其渐冷至适温，将患处浸入药液之中，坐浴 15 分钟，剩余药渣可再次煎洗坐浴 1 次。配合内服中药效果更佳。

【临证方解】 方中虎杖、红藤、蒲公英、马齿苋、鱼腥草清热解毒，活血止痛；芒硝解毒，软坚散结；五倍子解毒疗疮；升麻清热解毒透脓。

肛痈汤

【方药组成】 金银花 30 克，连翘 15 克，蒲公英 30 克，生薏苡仁 20 克，败酱草 20 克，丹参 20 克，当归 15 克，赤芍 15 克，三棱 12 克，炮山甲 10 克，浙贝母 12 克，白芷 15 克，炒枳壳 10 克，生甘草 10 克。疼痛剧烈者，加三七粉 3 克（冲服），生川乌 5 克，炙乳香 5 克；发热口渴者，加天花粉 12 克，柴胡 15 克，芦根 20 克；便秘者，加生大黄 10 克（后下），炒牵牛子 7 克；气虚者，加黄芪 30 克，党参 15 克，炒白术 15 克。

【制用方法】 每日 1 剂，水煎取 300～500 毫升汁液，每日服 2～3 次，忌食辛辣荤腥饮食。

【临证方解】 方中金银花、蒲公英清气血热毒；连翘清热散结；败酱草配生薏苡仁解毒利湿消肿，破血行瘀排脓，尤善行肛肠瘀滞；丹参、当归、赤芍活血散瘀，凉血消痈；三棱、穿山甲、浙贝母破血散结力宏；白芷、枳壳、甘草理气止痛，解毒和中，且白芷配生薏苡仁、败酱草、穿山甲破血败瘀消脓之功更著。诸药配伍，使热毒祛、瘀结散、痈脓消。

自拟消痈饮

【方药组成】 金银花 90 克，连翘 20 克，炮山甲 10 克，全瓜蒌 15 克，当归 20 克，黄芩 10 克，玄参 30 克，麦冬 30 克，生薏苡仁 20 克，生甘草 10 克。

【制用方法】 每日 2 剂，每剂水煎 2 次取药液 600 毫升，每次服药液 300 毫升，每日服 4 次，连服 3 天，第 4 天后改为每日 1 剂，水煎 2 次取药液 600 毫升，每次 200 毫升，分早中晚服。用上述药渣水煎第 3 次，取药液 1500 毫升，待温度降至 30～40℃坐浴，每次 20 分钟，每日 2 次。阿是穴艾灸：采用隔姜灸，选新鲜生姜，切成 5 分硬币略薄的姜片，厚薄要均匀，用针点刺许多孔贴于穴位处，取脓肿中央最痛点为穴，灸炷如莲子大，连灸 3～5 状，灸时病人感到灼热难忍时，可将姜片向四周移动，以减轻病人的痛苦，以局部皮肤潮红而不起泡为度，隔日 1 次。

【临证方解】 方中重用金银花清热解毒、消散火毒、气营双清，连翘清热解毒、清火散结，两药相配并重剂量，清热解毒力量倍增，既能透热解表，又能清解里热，还能疏通气血，宣导十二经脉气滞血凝，以消肿散结止痛；炮山甲、瓜蒌清热排脓、消肿散结，对脓肿可消可透，为治痈圣药；当归、薏苡仁利湿解毒，活血散结；黄芩、麦冬、玄参清肺泻肠，润燥通便；生甘草解毒和胃。诸药合用，清热解毒、泻火散结力专且强。配合阿是穴艾灸，以热引热，使热外透，能疏通经络，调节脏腑功能，达到清热解毒、消肿止痛之功。内外治疗，有机结合，迅速清理体内湿热，消散局部邪毒，故多可达到治愈目标。

六十九、结肠息肉

结肠息肉是发生于结肠黏膜的一种良性肿瘤，多为单发。便血、便秘或便次增多为主要症状。中医学认为本病属于"肠蕈"，是湿热下迫大肠，以致肠道气机不利，经络阻滞，瘀血浊气凝聚而成。息肉一经确诊应及时摘除防止恶变，中药内服灌肠可促进恢复和防止复发。

热伤肠络

多因大肠燥热，损伤肠络。症见大便干燥，便血附着于粪便表面，颜色鲜红，舌质红苔薄黄，脉数。

止血方

【方药组成】 仙鹤草 30 克，地榆 10 克，黄芩 10 克，槐花炭 10 克，椿根皮 12 克，瓜蒌 30 克，三七 3 克（冲服）。

【制用方法】 每日 1 剂，水煎温服每日 2 次。

【临证方解】 方中地榆、仙鹤草凉血止血；黄芩、椿根皮清热解毒利湿；槐花炭收涩止血；瓜蒌宽肠行气除湿；三七冲服加强止血功效。

湿热下注

患者久病，脾气亏虚，湿邪内生，与热邪搏结下注大肠。症见黏液血便，血色鲜红或淡红，黏液较多，腹痛，纳呆乏力，大便溏泄，有里急后重感，舌淡红苔黄腻，脉弦数。

健脾散结汤

【方药组成】 白术 20 克，茯苓 30 克，布渣叶 15 克，砂仁 6 克，青黛 10 克，败酱草 20 克，蒲黄 15 克，五灵脂 15 克，川楝子 15 克，半夏 12 克，陈皮 15 克，丹皮 12 克，延胡索 15 克。

【制用方法】 每日 1 剂，加水 500 毫升放入药煲大火煎煮，水开后转为文火，25 分钟后滤渣取液，澄清，取上清液装入瓶中高温消毒备用。每次 200 毫升灌肠，灌肠后要求患者垫高臀部，卧床休息 2 小时以上。每天 1 次，15 天为 1 个疗程，每疗程结束后休息 5 天，连续 3 个疗程。

【临证方解】 方中白术、茯苓健脾益气用量需大为君药；布渣叶、砂仁、半夏、陈皮、青黛、败酱草祛湿化痰；延胡索、蒲黄、五灵脂、丹皮活血祛瘀、散结，川楝子行气舒肝止痛，共为佐使。诸药合用共奏健脾化痰，祛瘀散结之功。

薏苓汤

【方药组成】 薏苡仁 60 克，蒲公英 20 克，茯苓 20 克，败酱草 20 克，莪术 15 克。有腹泻者，加党参 15 克，白术 15 克；便血者，加地榆炭 20 克，仙鹤草 15 克。

【制用方法】 每日 1 剂，加水 600 毫升浓煎至 200 毫升，温服每日 2 次，每次 100 毫升。1 个月为 1 个疗程。

【临证方解】 方中重用薏苡仁取其健脾利湿作用，茯苓健脾燥湿，二药协同为君药；蒲公英、败酱草均有清热解毒之功效；莪术行气破血，擅治癥瘕积聚。诸药合用，共奏健脾化湿，清热解毒，消癥散结之功效。

气滞血瘀

湿热蕴结肠络日久，瘀血浊气凝聚而成。症见黏液血便较多，色暗红，臭秽异常，腹痛腹胀明显，便次增多，舌暗苔黄，脉细数。

五倍子乌梅汤

【方药组成】 五倍子 10 克，乌梅 15 克，黄连 10 克，金银花 10 克，紫草 15 克，白及 15 克，薄荷 10 克，丹参 10 克，僵蚕 10 克。

【制用方法】 每日 1 剂，加水 500 毫升浓煎至 100～150 毫升，滤渣后装瓶备用。灌肠前将上述药汁加温至 38～40℃。嘱病人排空大小便，取左侧卧位，屈膝、臀部抬高 15～30 厘米。将输液管插入药瓶内挂于输液架上，剪去输液器终末过滤器部分，其断端削剪成光滑圆形，经肛门插入 15～20 厘米，将药液滴入肠内，每分钟 60～100 滴。滴注完毕，病人按左侧卧位、平卧位、右侧卧位，每 10 分钟交替变换体位一次，如此重复，药液保留 2～3 小时排便。手术后当晚开始，每晚睡前 1 小时灌肠 1 次，12 天为 1 个疗程。1 个疗程结束后间隔 7 天再行第 2 疗程，半年后以此法重复 2 个疗程。

【临证方解】 方中主药五倍子、乌梅能收涩止血，平胬祛腐；黄连、金银花、紫草、丹参有清热除湿解毒，活血化瘀之功；白及收敛止血、消肿生肌，局部应用可促进创伤愈合；薄荷清热；僵蚕平胬祛腐。

白七散

【方药组成】 白及 5 份，三七 3 份，苦参 1 份，大黄 1 份。

【制用方法】 加适量藕粉与上药粉混匀，混合药粉重量 20～50 克为宜，再用温开水调成稀糊状，冷却后灌肠。

【临证方解】 白七散中苦参、大黄清热通便，凉血解毒；白及、三七活血止血，软坚散结。全方具有清热解毒，凉血消肿，通便散瘀，止血止痛，活血生肌的作用。

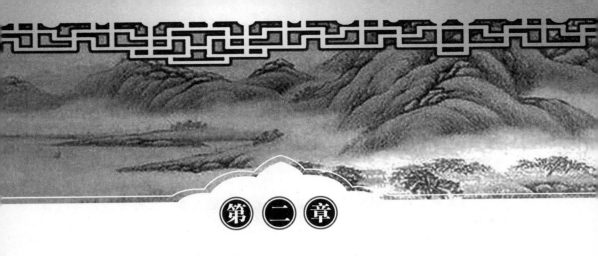

第二章

儿科常见病症特效方

七十、急性扁桃体炎

急性扁桃体炎是腭扁桃体的急性炎症，以局部红肿疼痛，甚则化脓、吞咽不利为主要特征，常伴发热、咳嗽等。本病属中医"乳蛾"范畴，多由外感风热时邪，结于咽喉；或因素有积热，上熏咽喉所致；也有因兼感风寒，寒郁不解，邪热内伏，蕴于咽喉所致。

外感风热

发热，咽痛，扁桃体红肿，或有白色分泌物，喜冷饮，便干尿黄，舌红，苔黄、中厚，脉浮数。

加味甘桔汤

【药物组成】 山豆根6克，桔梗9克，浙贝母9克，生甘草4克，板蓝根12克，射干6克，僵蚕9克。

【制用方法】 水煎服。

【临证方解】 甘桔汤为临床治疗咽痛的效方，山豆根、板蓝根、射干、僵蚕均能清利咽喉，消肿止痛；此方药味不多，但组方切合急性扁桃体炎的病机，功能散风、解毒、清热、消肿，临床疗效确切。

消蛾合剂

【药物组成】 蒲公英10克，夏枯草10克，连翘10克，板蓝根10克，前胡5克，桔梗5克，黄芩5克，生甘草3克。

【制用方法】 水煎服。

【临证方解】 方中蒲公英、生甘草、连翘、板蓝根解毒利咽，消肿止痛；夏枯草、桔梗软坚散结，化痰排脓；前胡、黄芩疏风解表。诸药合而用之，共奏疏风清热、解毒利咽、消肿止痛之功。

风热夹滞

持续发热，咽干咽痛，伴咳嗽，恶心，不思饮食，大便难解，舌红苔黄厚。

消扁汤

【药物组成】 胖大海10克，芦根10克，金银花15克，连翘10克，牛蒡子10克，杏仁10克，山楂10克，生甘草5克。发热加石膏20克，咽痛较剧加川楝子10克。

【制用方法】 水煎服。

【临证方解】 石膏清阳明腑实以退热；胖大海、牛蒡子、芦根、川楝子养阴利咽止痛；金银花、连翘清热解毒；杏仁化痰止咳，兼能润肠通便；山楂消食化积。诸药合用，有清热解毒、消肿利咽之功。

风热夹湿

发热，恶寒，流涕，咽痛，咽喉红赤，扁桃体红肿、有脓点，纳呆，周身酸痛，大便稀溏，舌红，苔腻微黄，脉浮滑数。

蒿柴桔梗汤

【药物组成】 青蒿10克（后下），紫苏叶10克，藿香10克，柴胡10克，金银花15克，升麻8克，射干8克，赤芍18克，桔梗8克，毛冬青20克，石膏（先煎）20克，滑石（先煎）15克，生甘草6克。

【制用方法】 水煎服。

【临证方解】 本方重用青蒿、柴胡、紫苏叶以发散透邪，藿香芳香化湿；石膏、滑石甘寒以清泻肺胃之火，合射干、毛冬青、金银花、桔梗、甘草以清热利咽；赤芍、毛冬青活血通络，有利于去腐生肌。诸药合用，功能疏风清热、解毒化湿。

寒郁热伏

发热恶寒，流清涕，咽痛不能食，扁桃体红肿，大便干，舌淡红苔黄，脉浮数。

清热利咽汤

【药物组成】 荆芥6克，防风6克，前胡9克，连翘9克，栀子5克，桔

国医特效方治百病（第2版）

梗 9 克，甘草 5 克，山豆根 9 克，玄参 6 克。

【制用方法】 水煎服。

【临证方解】 方中荆芥、防风、前胡疏风解表以除外寒，栀子可泄热解毒以清里，桔梗、连翘、玄参、山豆根散结消肿，甘草调和诸药。全方配伍精当，共奏解表清里、消肿散结之功。

表里俱热

发热，咽红疼痛，扁桃体覆有白色脓点，颌下淋巴结肿大，头部胀痛，口唇干红，口渴引饮，小便黄赤，脉数，舌红苔黄。

乳蛾汤

【药物组成】 柴胡 10 克，葛根 18 克，板蓝根 12 克，杏仁 10 克，山豆根 10 克，桑叶 10 克，天花粉 12 克，白芷 10 克，牡丹皮 10 克，生甘草 6 克。

【制用方法】 水煎，频频饮服。

【临证方解】 方中柴胡、葛根清泄少阳，生津；板蓝根、山豆根清热解毒，利咽消肿；桑叶、白芷疏风解表；杏仁化痰止咳；牡丹皮凉血活血，祛瘀消肿；天花粉清热生津，消肿排脓；生甘草配板蓝根、山豆根加强其清热解毒作用，也可调和诸药。全方以清热解毒、凉血排脓为主要功用。

三阳清解散

【药物组成】 葛根 7 克，柴胡 12 克，黄芩 10 克，生石膏 30 克，生栀子 10 克，莪术 6 克，生大黄 5 克，生甘草 3 克。

【制用方法】 上药打成粉，1 岁以下 5 克，1～2 岁 10～15 克，3～5 岁 15～25 克，加水适量煮沸 2～3 分钟，取汁频服。

【临证方解】 方中葛根辛凉解表入太阳；柴胡轻清升散；黄芩清泻相火，和解少阳；石膏甘寒，清解阳明气分热邪；大黄泻热通便，荡涤阳明腑热；栀子苦寒，能清泻三焦火热。全方共奏辛凉解表、和解少阳、清泻阳明之效。方中加入莪术最妙，其意有四：一用其活血化瘀之功，增进药物吸收；二用其消积行气之能，增强患儿食欲；三取其苦温辛散之性，反佐其他药物寒凉之弊；四取其挥发油抑制病毒、细菌及增强免疫之效，从而全面提高药物疗效。

肺胃热盛

发热，咽喉疼痛，扁桃体肿大，吞咽困难，舌尖红，苔薄或黄腻，脉浮数。

青乳紫草汤

【药物组成】 青黛 3 克，乳香 9 克，紫草 9 克，白芷 4.5 克，五倍子 9 克，寒水石 9 克。

【制用方法】 水煎服。

【临证方解】 本方配伍以清热解毒、活血消肿为大法，方中青黛、五倍子、寒水石清热解毒；乳香、紫草活血凉血；白芷疏风解表。在风热乳蛾的发病过程中，热毒和肺胃之火虽然是病机关键所在，然而脉络瘀阻亦不可忽略，扁桃体肿大说明有瘀血停留，导致局部疼痛。因此，在治疗时应加用活血化瘀之品，效果甚为理想。

王氏验方

【药物组成】 大青叶10克，腊梅花10克，天花粉10克，山豆根5克，射干10克，白薇10克，川黄连3克，胖大海5克。

【制用方法】 水煎服。

【临证方解】 大青叶、腊梅花清解肺胃热毒；并用川黄连增强清热之力，山豆根、射干、胖大海清热利咽；因邪热易灼伤津液，故用白薇、天花粉清热养阴生津，以防阴液亏虚，虚火上炎。

喉痛汤

【药物组成】 金银花、连翘、穿心莲、蒲公英各15克，玄参、麦冬各10克，桔梗、板蓝根各8克，生甘草、马勃各6克，当归、赤芍各9克，白芷6克。

【制用方法】 水煎服。

【临证方解】 方中金银花、连翘疏风解表；蒲公英、桔梗、穿心莲、板蓝根清热泻火，解毒利咽；玄参、麦冬养阴清热；当归、赤芍凉血活血；马勃软坚散结。诸药合用，功能泻火解毒、养阴活血、利咽消肿。

七十一、咳　嗽

凡因感受外邪或脏腑功能失调，影响肺的宣肃功能，造成肺气上逆作咳，咯吐痰涎，即称"咳嗽"。咳嗽是儿科最常见的肺系证候之一，以冬春二季发病率高，尤以婴幼儿多见。小儿咳嗽有外感和内伤之分，临床上小儿外感咳嗽多于内伤咳嗽。本证相当于气管炎、支气管炎，如因支气管肺炎、肺结核、百日咳所致咳嗽，则不属于本范围。

外感咳嗽

1. 风寒咳嗽

咳嗽频作、声重，咽痒，痰白清稀，恶寒无汗，发热头痛，全身酸痛，舌苔薄白，脉浮紧或指纹浮红。

荆防散

【药物组成】 荆芥穗2～4克，防风4～6克，桔梗6～9克，杏仁6～9克，法半夏4～6克，陈皮3～5克，淡豆豉4～6克，甘草3克，生姜2片。

【制用方法】 水煎服。

【临证方解】 方中荆芥穗、防风辛温解表散寒，淡豆豉助荆芥穗、防风宣散表邪，杏仁、桔梗宣肺止咳，陈皮、法半夏、生姜散寒燥湿化痰，甘草调和诸药。全方共奏疏风散寒、宣肺化痰之功。

圣惠橘皮散加减

【药物组成】 贝母6克，紫苏叶3克，紫苏子2克，炙紫菀5克，杏仁10克，砂仁2克（打），陈皮3克，法半夏3克，淡干姜1克，莱菔子3克，桔梗3克，葱头3个。

【制用方法】 水煎服。

【临证方解】 紫苏叶发汗，祛除风寒之邪；杏仁宣肺止咳；贝母、炙紫菀温肺，止咳化痰；陈皮、桔梗祛痰利膈，降逆止咳；紫苏子降肺气，止咳化痰；莱菔子宣肺，润燥滑痰。该方温散肺寒，兼佐祛痰。

霍曲汤

【药物组成】 紫苏叶9克，神曲9克，京半夏9克，茯苓10克，陈皮6克，砂仁6克，藿香6克，厚朴6克，木香3克，黄连3克，滑石9克，生草6克，云香草9克。

【制用方法】 水煎服。

【临证方解】 紫苏叶、神曲、藿香疏风解表，京半夏祛风止咳，茯苓健脾渗湿，陈皮、木香、厚朴理气健脾，黄连为止泄之品，也取苦味健胃之剂，加之云香草、砂仁之和胃健胃，佐疏风之品，方可奏效。用于感受风寒，肺胃不和之咳嗽。

2. 风热咳嗽

咳嗽较甚，流涕，鼻塞，发热，大便燥结，尿黄，咽红，舌质红，苔薄白或薄黄，指纹浮紫或浮红，脉浮数。

薄前汤

【药物组成】 薄荷6克，白芷6克，杏仁6克，桔梗6克，金银花9克，连翘9克，前胡9克，紫菀9克，百部9克。

【制用方法】 1日1剂，加适量水煎3次，每次煎成200毫升，日服3次。

【临证方解】 薄荷清轻凉散，疏解风热；白芷表散风寒，宣通鼻窍；金银花、连翘清热解毒，消散上焦风热；前胡疏风清肺，降气化痰；桔梗、杏仁宣肺降逆，祛痰止咳；佐用紫菀、百部加强止咳、镇咳作用。诸药配伍，有疏风清热、宣肺止咳之效。

3. 风燥咳嗽

咳嗽阵发，咳而不爽，痰少或无痰，咽痒声嘶，鼻咽干燥，便干，舌淡红少苔或苔花剥。

消风止嗽散

【药物组成】 荆芥5克，薄荷5克，蝉蜕5克，牛蒡子5克，桔梗5克，胖大海5克，乌梅3克，木蝴蝶3克，徐长卿10克，甘草3克。

【制用方法】 本方剂量为3～5岁患儿用量，可随年龄大小增减。每日1剂，水煎，分2～3次服。亦可制成粗末作散剂备用，每岁每次1克，每日3次，水煎取汁服。

【临证方解】 荆芥、蝉蜕祛风解表，薄荷散风热，牛蒡子泻热利咽，胖大海利咽通便，桔梗开宣肺气而止咳利咽，乌梅、徐长卿祛风抗敏，木蝴蝶清肺利咽。

清肺润燥合剂

【药物组成】 桑叶10克，淡豆豉9克，蝉蜕9克，杏仁6克，炙枇杷叶9克，栀子3克，甘草6克。

【制用方法】 水煎服。

【临证方解】 淡豆豉辛凉透表，桑叶、杏仁、炙枇杷叶宣肺止咳，蝉蜕选解语汤之蝉衣，以求复声疗音哑，祛风止痒。栀子润肠通便，上病下取之意。全方配伍得当，有辛凉宣透、清燥润肺之功。

加味养阴清肺汤

【药物组成】 生地黄9克，玄参9克，麦冬6克，白芍9克，蝉蜕6克，僵蚕6克，浙贝母9克，薄荷3克，生甘草4克。

【制用方法】 水煎服。

【临证方解】 方中生地黄、麦冬润肺滋肾，使金水相生；玄参滋阴降火，利咽喉；白芍、甘草滋养脾阴，使脾气散津当归于肺，洒陈于咽，咽喉得津液濡养则不燥；蝉蜕、僵蚕、浙贝母、薄荷疏风散结，辛散而不燥。全方祛风润燥，养阴濡咽，切中病机，不治咳而咳自愈。

4. 暑湿犯肺

夏秋之季感受暑湿，身热不扬，咳嗽有痰，四肢困倦，纳少，恶心，舌红苔黄腻痰多，脉数。

清热宣肺化痰汤

【药物组成】 芦根12克，紫苏叶9克，荆芥9克，炙麻绒4克，桔梗9克，旋覆花9克，橘络9克，黄连3克，姜黄9克，陈皮6克，竹茹9克，金

国医特效方治百病（第2版）

银花 9 克，前胡 9 克，通草 6 克，车前草 9 克。

【制用方法】　水煎服。

【临证方解】　本方以芦根、紫苏叶、荆芥宣通肺气；炙麻绒、桔梗、前胡宣肺止咳；旋覆花消痰行水；金银花、橘络、陈皮、竹茹通络利咽，清热除痰；仅用小量黄连清热燥湿，姜黄行气解郁，入血分而通经络，除湿涤痰；通草、车前草淡渗化湿利小便，使邪有出路。全方具有清热化湿、宣肺止咳之效，使肺经湿热消，肺气降，肺道利，则咳嗽自止。

内伤咳嗽

1. 痰热咳嗽

咳嗽痰多，色黄黏稠，难以咳出，甚则喉间痰鸣，发热口渴，烦躁不宁，尿少色黄，大便干结，舌质红，苔黄腻，脉滑数或指纹紫。

赵氏气管炎合剂

【药物组成】　杏仁、桑皮、紫苏子、葶苈子各 6 克，地骨皮、白茅根、前胡各 10 克，黄芩、瓜蒌皮、贝母、莱菔子各 3 克，生甘草 1.5 克，人工牛黄 0.3 克。

【制用方法】　水煎服，每日 1 剂，水煎后分 3～4 次内服。人工牛黄 0.3 克，1 日 2 次冲服。

【临证方解】　杏仁、桑皮、紫苏子、葶苈子肃肺止咳，地骨皮、白茅根、前胡疏风清热，黄芩、瓜蒌皮、贝母、莱菔子宽胸理气、清热祛痰，人工牛黄清热解毒。

宣肺通腑汤

【药物组成】　炙麻黄 4 克，川贝母 10 克，大黄 6 克，生石膏 15 克，桔梗 9 克，杏仁 9 克，炙枇杷叶 9 克，炙甘草 6 克。痰黏加海浮石、生蛤壳；咽痒加紫苏叶；咽干加麦冬；纳呆加焦山楂、焦六曲、香谷芽。

【制用方法】　水煎服。

【临证方解】　本方以麻黄、杏仁、石膏、甘草辛凉宣肺，以川贝母、枇杷叶止咳化痰；桔梗化痰，引药上行直达病所；大黄通腑化浊。须注意本方用大黄以大便干为依据，便溏者慎用。

清肺降气汤

【药物组成】　芦根 20 克，白茅根 20 克，炙麻黄 2 克，生石膏 18 克，生桑白皮 10 克，葶苈子 6 克，紫苏子 6 克，杏仁 10 克。

【制用方法】　水煎服。

【临证方解】　本方以芦根、生石膏、白茅根清平肺胃；炙麻黄宣肺止咳；生桑白皮、葶苈子、紫苏子、杏仁降气化痰。全方共奏清肺化痰、和胃除痰之功。

宣降汤

【药物组成】 麻黄 3 克，杏仁 6 克，前胡 8 克，桔梗 6 克，紫苏子 8 克，葶苈子 8 克。风寒型加紫苏叶、防风、荆芥；风热型加桑叶、薄荷、金银花；咽肿痛明显加板蓝根、蒲公英、生地黄；痰热蕴肺型加鱼腥草、川贝母、桑白皮；痰热重者加黛蛤散、瓜蒌皮、黄芩。

【制用方法】 水煎服。

【临证方解】 本方麻黄辛散宣肺而泄邪；前胡降气祛痰，宣散风热；桔梗开宣肺气，祛痰；紫苏子、杏仁降肺气，化痰止咳；葶苈子泻肺，化痰平喘。全方升降相宜，通过调节肺气宣肃，达到疏散外邪、化痰止咳之效。

2. 痰湿咳嗽

咳嗽重浊，痰多壅盛，色白而稀，喉间痰声漉漉，胸闷纳呆，神乏困倦，舌淡红，苔白腻，脉滑。

苏葶四子肃肺汤

【药物组成】 甜葶苈子 10 克，紫苏子 10 克，莱菔子 10 克，车前子 10 克，旋覆花 6 克（包煎），陈胆南星 6 克，海浮石 10 克。

【制用方法】 水煎服。

【临证方解】 甜葶苈子泻肺消痰，紫苏子降气豁痰，莱菔子祛痰下气，车前子化痰止咳，旋覆花、陈胆南星、海浮石肃肺清肺化痰。全方清肃降气为主，气顺痰消则诸症自愈。

理脾肃肺汤

【药物组成】 茯苓 10 克，半夏 6 克，陈皮 6 克，紫苏子 6 克，黄芩 6 克，桑白皮 6 克，杏仁 6 克。痰黏漉漉难出加海浮石、生蛤壳、生牡蛎。

【制用方法】 水煎服。

【临证方解】 茯苓、半夏、陈皮健脾燥湿；紫苏子、黄芩、桑白皮、杏仁下气开郁；海浮石、生蛤壳、生牡蛎可除顽痰。

3. 食滞咳嗽

咳嗽作呕，口臭痰稠，午后发热，手足心热，睡眠欠安，苔黄腻，脉数。

双解散

【药物组成】 桔梗 9 克，枳壳 6 克，杏仁 9 克，瓜蒌 6 克，炒三仙（山楂、麦芽、神曲）各 9 克，黄芩 4 克，陈皮 6 克，甘草 3 克。腹胀加厚朴、青皮；口渴喜饮加天花粉、石斛；烦躁津少加麦冬、葛根；大便干结加熟大黄；潮热多汗加地骨皮、桑白皮。

【制用方法】 水煎服。

【临证方解】 方中炒三仙、枳壳消积导滞；桔梗、杏仁一升一降，调节肺气宣肃；陈皮理气调中，燥湿化痰；瓜蒌清肺化痰；黄芩擅清肺热；甘草调和诸药。全方共奏清肺化痰、消积止咳之功。

消积化痰汤

【药物组成】 焦山楂12克，全瓜蒌12克，槟榔12克，枳实9克，炒葶苈子9克，桔梗9克，炙枇杷叶9克，连翘9克，甘草3克。

【制用方法】 水煎服。

【临证方解】 方中焦山楂、槟榔、枳实消积导滞；炒葶苈子、桔梗宣降肺气；炙枇杷叶、全瓜蒌清肺化痰；连翘清解食积郁热；甘草调和诸药。

4. 气虚咳嗽

咳而无力，痰白清稀，面色苍白，气短懒言，语声低微，自汗畏寒，舌淡嫩、边有齿痕，脉细无力。

小儿肺宝方

【药物组成】 人参、白术、鳖甲、麦冬、鸡内金各等份，制成散剂，每袋3克。1岁以内每次0.5～0.75克；1～3岁每次0.75～1.0；3～6岁每次1.0～1.25克；6～9岁每次1.25～1.5克；9岁以上每次1.5～2.5克。

【制用方法】 温开水送服，每日3次。7天为1个疗程，平均为2个疗程。

【临证方解】 本方根据"培土生金""虚则补其母"的理论，用人参、白术益气健脾；鳖甲、麦冬滋阴清热润肺；鸡内金运脾消食。全方配伍得当，功能健脾益肺、补气扶正、化痰止咳。

玉屏二陈仙鹤汤

【药物组成】 生黄芪10克，防风5克，陈皮5克，白术6克，仙鹤草6克，京半夏6克，茯苓9克，条参6克，五味子3克，北细辛2克，款冬花9克，砂仁6克，鸡内金6克，炙甘草4克。

【制用方法】 水煎服。

【临证方解】 本方根据"培土生金"而设，取玉屏风合六君汤以肺脾双调，其中玉屏风散（黄芪、防风、白术）益气固表，六君子汤（条参、茯苓、白术、炙甘草、陈皮、半夏）健脾化痰，五味子收敛肺气，细辛温肺散寒，砂仁、鸡内金开胃健脾。本方用仙鹤草，因其有以下功用。①止咳：仙鹤草水提取物及酸水提取物对芥子油或因感染葡萄球菌所致的家兔结膜炎均有消炎作用，本品含有缩合型鞣酐，具有相当强的收敛作用。②祛风、抗过敏作用：多用于过敏性咳嗽、鼻炎。③补虚，增强免疫力。全方诸药合用，益气健脾，杜绝生痰之源，标本兼治，其效自捷。

5. 肾虚久咳

咳嗽不爽，气短，小便频数，津少，舌淡少苔。

地黄汤

【药物组成】 生地黄9克，山药9克，牡丹皮6克，茯苓9克，山萸肉9

克，泽泻 6 克，白前 9 克，炙紫菀 9 克，百部 9 克。

【制用方法】 水煎服。

【临证方解】 此方以六味地黄汤补肾培元、滋阴纳肾，白前、炙紫菀、百部润肺止咳。本方配伍得当，通过扶正达到根治咳嗽的目的。

6. 脾肺两虚，痰浊未清

持续咳嗽，咳嗽不爽，痰多黏浊，质薄神萎，胃纳不馨，呕恶，便溏，舌苔白腻，脉象濡滑。

星附六君汤

【药物组成】 竹节白附子 6 克，胆南星 6 克，党参 9 克，焦白术 9 克，茯苓 9 克，陈皮 6 克，姜半夏 6 克，生甘草 3 克。咳嗽多而便不泄者，可加紫菀、百部；脾虚便泄明显者，可佐诃子、山药。

【制用方法】 水煎服。

【临证方解】 此方以四君子汤益脾安中，补脾益肺；陈皮、姜半夏燥湿和胃；胆南星、白附子蠲痰除饮。全方配伍精当，使脾健胃和，肺金得荣，复其清肃之令，而痰饮渐次得化，则病症得愈。

7. 阴虚咳嗽

干咳无痰，或痰少而黏，或痰中带血，不易咳出，口渴咽干，喉痒，声音嘶哑，午后潮热或手足心热，舌红，少苔，脉细数。

钱氏补肺阿胶汤

【药物组成】 阿胶 9 克，马兜铃 9 克，杏仁 6 克，甘草 3 克，牛蒡子 6 克，糯米 30 克（包），南沙参 9 克，川贝母 5 克，款冬花 9 克，菟丝子 9 克。

【制用方法】 水煎服。

【临证方解】 补肺阿胶汤滋阴润燥，马兜铃吐涌胶痰，糯米可保胃气，南沙参、川贝母、款冬花清养止咳，菟丝子补肾利尿。

红白止咳散

【药物组成】 白芥子 9 克，川红花 3 克，细辛 3 克。

【制用方法】 上药打成粉末，加面粉 15 克，用温水调成糊状，用纱布包后，敷贴背部双侧肺俞穴。每日 1 次，每次 10 分钟，以皮肤发红为度，3 天为 1 个疗程，可连用 2 个疗程。

【临证方解】 此外治方中，白芥子味辛温，既温肺利气祛痰，擅除皮里膜外之痰，又能通络止痛，兼除经络之痰；红花辛散温通，能活血祛瘀、通调经脉；细辛芳香气浓，性善走窜，可祛风散寒、温肺化饮。诸药合用，功能宣肺止咳、豁痰降气。小儿肌肤薄嫩，外敷药较易通过药物和穴位的双重刺激作用而有效改善肺部微循环，促进肺组织炎症的吸收。适用于各型外感或内伤咳嗽。

七十二、肺　炎

肺炎是由不同病原体引起的肺部炎症，以发热、咳嗽、痰壅、气促、肺部固定湿啰音为临床表现。属中医"肺炎喘嗽"范畴，系感受外邪，致肺气郁闭的肺系疾病。本病一年四季都可发生，尤以冬春二季为多。任何年龄皆可发病，以婴幼儿多发。年龄越小，病情重者越多。我国卫生部将小儿肺炎列为儿科重点防治的四病之一。

表寒里热

发热无汗，阵咳不止，痰壅鼻煽，咽红，小便短赤，舌质红，舌苔薄白或白腻，脉浮数，指纹赤紫。

赵心波经验方
【药物组成】　炙麻黄 3 克，藿香 9 克，紫苏叶 9 克，青蒿 6 克，杏仁 6 克，生石膏 20 克，甘草 4 克，金银花 9 克，桑白皮 6 克，牛蒡子 6 克，川贝母 6 克，枇杷叶 9 克。

【制用方法】　水煎服。

【临证方解】　麻黄开肺窍；杏仁、桑白皮、金银花、枇杷叶宁嗽平喘；牛蒡子、藿香、紫苏叶、青蒿解表祛寒。全方共奏解表清里、化痰定喘之功。

风热闭肺

发热，咳嗽频多，喘憋气促，痰难咳，咽红，舌红苔黄或腻，脉浮数。

贯众黄精汤
【药物组成】　贯众 9 克，黄精 9 克，野菊花 9 克，鱼腥草 15 克，金银花 12 克，杏仁 9 克，麻黄 9 克，生石膏 30 克，甘草 4.5 克。

【制用方法】　水煎服。

【临证方解】　麻黄、杏仁、生石膏、甘草宣肺清热；金银花解表清热；鱼腥草清肺泄热；贯众、野菊花清热解毒；黄精具有益气扶正的作用。

地铁合剂
【药物组成】　钩藤 15 克，地锦草 15 克，铁苋菜 15 克，板蓝根 15 克。

【制用方法】　水煎服，每日 2 次。

【临证方解】　钩藤清热平肝，息风解痉；地锦草、铁苋菜、板蓝根均有清热解毒作用，对多种呼吸道病毒都有抑制作用。以上诸药还能提高机体免疫力。本方对病毒及细菌性肺炎均有效。

❀❀ 风温闭肺 ❀❀

发热，咳嗽气急，痰多，痰黏稠或黄，口渴咽红，舌红，苔薄白或黄，脉浮数。

肺炎汤

【药物组成】 黄芩 10 克，连翘 10 克，麻黄 6 克，杏仁 10 克，麦冬 10 克，玄参 10 克，紫菀 10 克，桑叶 15 克，菊花 10 克，甘草 6 克，虎杖 10 克。剂量根据年龄计算，其中黄芩、连翘可重用（2 岁可用 10～15 克，4～5 岁 20～30 克）。

【制用方法】 水煎服。

【临证方解】 方中黄芩、连翘、虎杖清热解毒活血；桑叶、菊花疏风解表；麻黄、紫菀祛痰平喘；玄参、麦冬养阴润肺。

❀❀ 痰热闭肺 ❀❀

咳嗽喘促，喉间痰鸣，发热烦躁，口渴便干，舌质红，舌苔黄，脉象弦滑。

麻杏青黛汤

【药物组成】 生石膏 30 克，炙麻黄 3 克，杏仁 6 克，甘草 4.5 克，青黛 3 克，黄芩 6 克，野荞麦根 15 克，鸭跖草 15 克，虎杖 15 克。

【制用方法】 水煎服。

【临证方解】 麻黄、杏仁、生石膏、甘草宣肺清热；黄芩清热化痰；鸭跖草、野荞麦根、青黛、虎杖清热解毒，清肺化痰；且虎杖具有活血通络作用，可改善肺部微循环。

钩藤竺黄汤

【药物组成】 钩藤 9 克，天竺黄 9 克，全蝎 3 克，僵蚕 9 克，莱菔子 9 克，大黄 6 克，黄芩 9 克，车前子 9 克，麻黄 4.5 克，地龙 9 克，生石膏 30 克，知母 9 克。

【制用方法】 水煎服。

【临证方解】 钩藤、天竺黄、全蝎、僵蚕清热，平肝，息风，止痉，豁痰；莱菔子、大黄、黄芩、车前子、知母清热解毒，止咳化痰，通利二便；麻黄、地龙宣肺平喘；生石膏清肺热。全方以清热化痰为主。

清热泻下通腑汤

【药物组成】 虎杖 10 克，鱼腥草 10 克，桃仁 10 克，杏仁 10 克，葶苈子 10 克，紫苏子 9 克，桑白皮 9 克，大黄 6 克（后下），甘草 3 克。

【制用方法】 水煎服。

【临证方解】 虎杖清肺止咳，通便泄热；鱼腥草清热解毒；桃仁、杏仁活血化痰止咳；葶苈子、紫苏子降气平喘；桑白皮泻肺平喘；大黄清泄肺热；甘草调和诸药。

清肺口服液

【药物组成】 炙麻黄4克，杏仁10克，生石膏24克，葶苈子6克，桑白皮10克，前胡10克，僵蚕6克，丹参6克，虎杖12克，拳参12克。

【制用方法】 水煎服。

【临证方解】 炙麻黄、杏仁、生石膏辛凉开肺宣闭；葶苈子、桑白皮肃肺泻热；前胡、僵蚕清热化痰；丹参、虎杖活血利肺；拳参清肺热解毒。

阴虚邪恋

低烧潮热，久咳不止，纳差消瘦，脉细数，舌红少苔。

清和汤

【药物组成】 南沙参10克，麦冬10克，青蒿10克，黄芩6克，生稻芽10克，知母6克，桑白皮6克，地骨皮6克，枇杷叶10克，甘草4克。

【制用方法】 水煎服。

【临证方解】 桑白皮、地骨皮、青蒿、黄芩清肺之余热；南沙参、麦冬、知母养阴清热；枇杷叶清肺化痰，下气止咳；生稻芽和胃；甘草调和诸药。

肺脾气虚

低热起伏不定，面白少华，动则汗出，咳嗽无力，喉中痰嘶，食欲不振，大便溏薄，舌质偏淡，舌苔薄白，脉细无力。

黎氏肺炎二号方

【药物组成】 党参10克，麦冬10克，五味子3克，白术6克，茯苓10克，法半夏6克，陈皮6克，龙骨10克，炙甘草4克。痰浊壅盛去龙骨，加紫菀6克、鹅管石6克；汗多者加山茱萸6克、生牡蛎10克以敛阴止汗。

【制用方法】 水煎服。

【临证方解】 党参、白术、茯苓健脾益肺；麦冬、五味子益气养阴；法半夏、陈皮清解痰浊；龙骨收敛固涩，止虚汗；炙甘草调和诸药，兼能益气补中。

七十三、小儿多动症

小儿多动症又称注意力缺陷多动症，是儿童时期常见的行为异常疾病，以与年龄不相称的注意力不集中，不分场合的、难以控制的活动过多，情绪冲动，可伴有认知障碍和学习困难，智力正常或基本正常为特征。其好发年龄为6～14岁，男孩多于女孩，虽绝大多数患儿到青春期逐渐好转，但患病过程却严重损害儿童的身心健康。本病属中医"躁动""健忘""失聪"等范畴，以心、肝、脾、肾功能不足，导致阴阳平衡失调，阳动有余而阴静不足为基本病机特点。

肾虚肝亢

多动多语，急躁易怒，上课注意力分散，小动作不停，不能按时完成作业，舌红少苔，脉细弦数。

益智宁方
【药物组成】 龟甲 10 克，生龙骨 20 克，远志 5 克，石菖蒲 15 克，夜交藤 15 克，熟地黄 15 克，党参 15 克，云茯苓 15 克，浮小麦 20 克，五味子 4 克。

【制用方法】 水煎服。

【临证方解】 方中熟地黄、龟甲、龙骨益肾填精，平肝潜阳；石菖蒲、远志安神益智，交通心肾；夜交藤养心安神，党参、云茯苓、浮小麦、五味子健脾养心。综观全方，组方严谨，其配伍特点以滋补肝肾、养心健脾治本，平肝潜阳治其标，通过调整脏腑机能，平衡阴阳，从而改善症状。

多动安
【药物组成】 熟地黄、珍珠母（煅）各 15 克，白芍、当归、白蒺藜、炙远志、知母、五味子、制何首乌、柏子仁各 10 克，钩藤、黄柏、甘草各 6 克。

【制用方法】 水煎服，8 周为 1 个疗程。

【临证方解】 方中熟地黄滋肾育阴，知母、黄柏滋肾清相火，珍珠母平肝镇惊，白芍、钩藤、白蒺藜柔肝息风，柏子仁、炙远志、五味子养心益智、宁神定志，当归、何首乌养血育阴，甘草调和诸药。上述药合用，功能滋肾平肝、养心益智、宁神定志，使阴平阳静，心神得养，精神内守，则诸症自平。

心脾气虚

注意力不集中，做作业不能静坐，睡眠差，多梦，纳呆，少气倦言，舌质淡，苔薄白，脉细。

龙牡桂枝汤
【药物组成】 龙骨 15 克，牡蛎 30 克，桂枝 6 克，杭白芍 10 克，炙甘草 10 克，五味子 9 克，石菖蒲 6 克，炙远志 6 克，琥珀末 5 克，浮小麦 15 克，栀子 4 克，小枣 10 克，生姜 6 克。

【制用方法】 水煎服。

国医特效方治百病（第2版）

【临证方解】 方中以桂枝汤助益心阳，调扶营卫；龙骨、牡蛎摄敛神气，宁心镇固；五味子、石菖蒲、远志、琥珀末宁心安神；栀子除烦；浮小麦、小枣调和营卫。全方调扶营卫，摄敛神气，宁心镇固。

脾气不足，痰浊内阻

注意力不集中，多动、多语，不能静坐，学习困难，食欲不振，大便时稀溏，面色萎黄，形体偏瘦，舌质淡，苔白腻，脉缓。

健脾益智方

【药物组成】 泡参9克，茯苓9克，法半夏6克，陈皮3克，枳壳6克，石菖蒲9克，远志6克，益智6克，生牡蛎15克，谷芽6克，麦芽6克。

【制用方法】 水煎服。

【临证方解】 方中泡参、茯苓健脾益气，法半夏、陈皮、枳壳化痰理气，石菖蒲、远志、益智、生牡蛎开窍益智、宁心安神，谷芽、麦芽健胃消食。诸药协同，共奏健脾化痰、宁神益智之效。

心脾不足，肝肾阴虚

好动，注意力不集中，多动不安，情绪易激动，记忆力差，舌质红苔薄白，脉细数。

益智散

【药物组成】 熟地黄30克，茯神15克，远志10克，山萸肉15克，五味子5克，白芍15克，生龙骨、生牡蛎各30克，黄柏10克，甘草5克，淮小麦100克，大枣5枚。

【制用方法】 以上各味经煎煮、提取、浓缩、烘干、粉碎成细粉备用，每次10克，1日2次。

【临证方解】 方中熟地黄为君，滋补肝肾之阴，填精充髓；茯神、远志、龙骨、牡蛎为臣，安神宁心益智；佐药山萸肉、五味子、白芍助君药滋阴精以养肝阴，补肾健骨以充脑髓；黄柏清自下犯上之阴火，火清则水得坚凝，不补而补；另借甘草、小麦、大枣，取其养心宁神、甘润缓急之用，培脾不足，制肝有余。全方共奏滋补肝肾、开窍益智、宁心安神之功。

心肾气虚，肝气郁结

多动易怒，做事有始无终，脉细，舌无异常。

调神方

【药物组成】 石菖蒲12克，柴胡4克，葛根3克，煅牡蛎10克，淮小麦8克，甘草6克，大枣6克，赤芍4克，生地黄6克，制何首乌6克，陈皮4

克，制川军（制大黄）3克。

【制用方法】 上药研成粗末，水煎2次，每次沸后再煮5分钟，滤汁，上下午各服1次。

【临证方解】 石菖蒲入心、肝二经，通心气，开心窍，以益心智；甘草、淮小麦、大枣益心气，养心阴，缓急以调心神；葛根合柴胡以升清阳，疏肝气，散郁热，利清窍；制何首乌补益肾气、肾精；赤芍、生地黄入肝经以清血热；制川军使浊阴降而清阳升；牡蛎入肝、肾二经，以潜阳敛汗，并能配合柴胡、葛根升散之性，有相反相成之效；陈皮芳香利气，能开胃进食。诸药合用，可获补益心肾、疏肝理气、开窍益智之功。

七十四、过敏性紫癜

过敏性紫癜是一种以小血管炎为主要病变的全身性血管炎综合征。以皮肤紫癜、关节肿痛、腹痛、便血及血尿、蛋白尿为主要临床表现。本病多发于2～8岁小儿，男孩发病高于女孩，一年四季均可发病，以春秋两季多见。本病属于中医"紫癜""肌衄"范畴，多因内有伏热兼感时邪，邪热与气血相搏，灼伤血络，外溢肌表而出现紫癜。

风热伤络

双下肢紫癜，压之不退色，有痒感，无腹痛及关节痛，大便干，小便黄，舌红薄黄，脉数。

金蝉脱衣汤

【药物组成】 金银花9克，连翘9克，蝉蜕3克，防风4.5克，薏苡仁12克，泽泻9克，茵陈12克，郁金4.5克，猪苓6克，苍术9克，赤芍5克，桂枝1.8克，大枣3枚。

【制用方法】 水煎服。

【临证方解】 本方以金银花、连翘清热解毒；蝉蜕、防风祛风止痒；薏苡仁、泽泻、猪苓、茵陈清热利湿；苍术燥湿；郁金、赤芍凉血活血；佐少量桂枝辛散温通，可行肌表以除外邪；大枣和中，且现代研究证实其有抗过敏作用。全方配伍，功能疏风利湿、清热解毒、凉血止血，使外邪清除，紫癜消退。

防风乌梅汤

【药物组成】 防风15克，乌梅9克，大枣15克，生甘草9克。热重加石膏、生地黄、牡丹皮、赤芍；湿重加苍术、薏苡仁；腹痛加川楝子、延胡索；便血加地榆炭、侧柏炭、荆芥炭；关节肿痛加桑枝、络石藤、伸筋草。

【制用方法】 水煎服。

【临证方解】 本方四味主药中，重用防风以祛风胜湿；乌梅酸收敛阴；生甘草清热解毒；大枣补血止血。现代药理研究证实，乌梅、甘草、大枣均有抗过敏作用，防风对关节有镇痛作用。四药合用，有较好的抗过敏作用，再通过临床辨证加减，疗效更为理想。

湿热痹阻

紫癜以下肢为重，多融合成片，其色紫暗，分批出斑，伴见发热，烦急，口渴不欲饮，鼻衄，腹痛绵绵，大便黏腻色黑。舌红绛，脉滑数。

宋氏紫癜方

【药物组成】 土茯苓 30 克，黄柏 6 克，苍术 6 克，牛膝 10 克，连翘 10 克，苦参 6 克，防己 6 克，凌霄花 10 克，蛇床子 6 克，白鲜皮 10 克。

【制用方法】 水煎服。

【临证方解】 方中重用土茯苓以除湿解毒、利关节；黄柏、苍术、牛膝、防己清热燥湿，专用于湿热下注；连翘清热解毒；苦参、白鲜皮、蛇床子清热除湿，祛风止痒；凌霄花凉而不凝，能活血散瘀、凉血祛风。全方共奏清热凉血、解毒祛湿之功。

抗紫癜方

【药物组成】 金银花 15 克，蒲公英 15 克，紫花地丁 15 克，土茯苓 30 克，白鲜皮 12 克，地肤子 12 克，萆薢 12 克，丹参 9 克，赤芍 9 克，蝉蜕 9 克，防风 9 克，泽泻 9 克，白芷 6 克，生甘草 6 克。

【制用方法】 水煎服。

【临证方解】 金银花、蒲公英、紫花地丁清热解毒；土茯苓、白鲜皮、地肤子、萆薢、泽泻清热利湿；蝉蜕、防风、白芷祛风解表，通达外邪；丹参、赤芍清热凉血，活血散瘀；生甘草泻火解毒，调和诸药。全方配伍得当，功能清热解毒、祛风除湿、活血散瘀。

血热妄行

起病较急，皮肤出现瘀点瘀斑，色泽鲜红，或伴鼻衄、齿衄、便血、尿血，血色鲜红或紫红，同时见心烦、口渴、便秘，或伴腹痛，或有发热，舌红，脉数有力。

犀角地黄汤加减

【药物组成】 水牛角（先煎）15 克，牡丹皮 15 克，生地黄 30 克，地榆 30 克，防风 15 克，乌梅 9 克，夏枯草 15 克，鲜白茅根（去心）60 克，生甘草 9 克，大枣 30 克。

【制用方法】 水煎服。

【临证方解】 水牛角、牡丹皮、生地黄、地榆清热凉血，防风、乌梅祛风抗过敏，夏枯草、鲜白茅根清热，生甘草、大枣缓急止痛。

消风宁络饮

【药物组成】 炒防风 10 克，炙黄芪 15 克，白芍 15 克，生地黄 15 克，炒牡丹皮 10 克，牛角腮 15 克，生槐花 15 克，炙甘草 5 克，大枣 10 枚。

【制用方法】 水煎服。

【临证方解】 炒防风祛风清热，生地黄、炒牡丹皮、牛角腮清热凉血，生槐花止血，炙黄芪、大枣活血和营，白芍、炙甘草缓急止痛。

五草消毒饮

【药物组成】 白花蛇舌草 30 克，益母草 30 克，紫草 30 克，墨旱莲 30 克，仙鹤草 30 克，野菊花 50 克，地肤子 50 克，白茅根 30 克。

【制用方法】 水煎服，15 剂为 1 个疗程。

【临证方解】 方中白花蛇舌草、野菊花清热解毒；地肤子清热利湿；益母草、紫草清热活血；墨旱莲、仙鹤草、白茅根凉血止血。全方具有抗过敏、抗炎、抗渗出，降低毛细血管通透性的作用。

青紫合剂

【药物组成】 青黛 10 克，紫草 20 克，乳香 6 克，白及 15 克。

【制用方法】 水煎服。

【临证方解】 方中青黛可清五脏六腑之热，平肝凉血；紫草凉血解毒，走皮肤，透邪于外，与青黛相伍，清透内外之邪；乳香活血通络，既无凉血之弊，又能行血散瘀；白及苦、甘、涩、凉，入肺、肾经，苦凉清肺治其本，甘缓止痛，能消腹痛，涩能收敛止血以治其急。四药合用，妄行之血可宁，越府之血可归，热去血平，适用于多型紫癜，临床对各型紫癜可随证加减。

虚实夹杂

皮肤反复出现瘀点或瘀斑，色较鲜红，口臭，口渴，面赤唇红，或伴鼻衄、齿衄、便血、尿血，舌红，苔黄，脉数有力。

三黄四物汤

【药物组成】 黄芩 10 克，黄连 3 克，黄柏 10 克，当归 10 克，川芎 5 克，生地黄 10 克，白芍 10 克，蝉蜕 6 克，重楼 10 克，贯众 10 克，生甘草 3 克。

【制用方法】 水煎服。

【临证方解】 方中黄芩、黄连、黄柏泻火解毒，适用于实热火毒充斥三焦上下表里；当归、川芎、生地黄、白芍活血止血，兼能补血；蝉蜕疏散外邪；重楼、贯众可加强清热解毒之力；生甘草调和诸药。全方以祛邪以安正、扶正

国医特效方治百病（第2版）

以祛邪为原则，对于紫癜反复者，疗效较好。

肝肾阴虚，瘀血阻络

起病较缓，紫癜反复，伴烦渴、盗汗，尿检有红细胞及蛋白。舌质红。

地黄二至丸加减

【药物组成】 生地黄9克，丹参6克，淮山药9克，墨旱莲10克，女贞子15克，小蓟10克，牡丹皮9克，赤芍9克，荠菜花9克，茜草9克，阿胶9克。尿血加琥珀末6克等；尿蛋白不消失加蝉蜕10克、白术10克、薏苡仁10克。

【制用方法】 水煎服。

【临证方解】 生地黄、淮山药滋阴益肾，养肝补脾；墨旱莲、女贞子补肝益肾，滋阴止血；小蓟、牡丹皮清泄相火并制生地黄之温；赤芍、茜草、丹参凉血祛瘀；荠菜花平肝凉血；阿胶补血止血。全方滋水涵木、清营凉血。

脾肾阳虚

病程日久，反复发作，紫癜颜色淡紫，面色萎黄，少气乏力，四肢欠温，腰膝酸痛，夜尿频多，尿检以蛋白尿为主，可伴有镜下血尿。舌淡胖有齿印，苔白，脉沉缓。

温肾实脾饮

【药物组成】 附子6克，肉豆蔻2.4克，茯苓12克，猪苓10克，泽泻10克，桑螵蛸12克，车前子10克，大腹皮10克，当归10克，阿胶珠10克，青黛6克，茜草10克。

【制用方法】 水煎服。同时用炒鸡内金90克、薏苡仁60克、芡实30克，研粉，每次服1.5克，日服2次。

【临证方解】 此方以附子、肉豆蔻温肾为主；桑螵蛸补肾助阳；当归养血活血；茯苓、薏苡仁、芡实健脾；佐以青黛、茜草、阿胶珠凉血止血；猪苓、泽泻、车前子利水渗浊；大腹皮行气利水。全方攻补兼施，功能温肾健脾、清热利湿。

七十五、高热惊厥

高热惊厥是小儿常见急症，可发生在多种疾病过程中，临床以高热、抽搐伴神志异常为特征。本病好发于1～5岁小儿，由于原发病不同，预后差异大，若为急性上呼吸道感染所致，为时短暂，症情较轻，预后良好。若因某些传染病，如乙脑、流脑、中毒性痢疾等引起，则预后较差。本病属中医"急惊风"范畴，其发病主要有两大途径：一为时邪郁表，腠理闭塞，郁热内扰心肝，引发肝风；二为时邪由表入里，化热化火，内陷心肝而致惊风。总的病机为外感时邪，内蕴痰热。

风热动风

起病急骤，发热，头痛，鼻塞，流涕，咳嗽，咽痛，随即出现烦躁、神昏、惊风，舌苔薄白或薄黄，脉浮数。

钩藤凉膈散

【药物组成】 薄荷 2 克（后下），连翘 10 克，山栀子 6 克，黄芩 6 克，生大黄 6 克（后下），钩藤 10 克（后下），石决明 15 克（先煎），炙全蝎 5 克，龙齿 15 克（先煎），蜂蜜 20 克。

【制用方法】 水煎服。

【临证方解】 高热惊厥是热邪过盛，犯及心、肝二脏而发，治当以去除热邪为首务。此方连翘、山栀子、黄芩清热；薄荷解表发汗，散热于外；大黄攻里，以泻热于下，使热邪尽除；同时用钩藤、石决明、全蝎、龙齿平肝镇惊息风。热清风息，则病转安。

清凉丹

【药物组成】 石膏 20 克，栀子 8 克，连翘 12 克，寒水石 12 克，黄连 6 克，龙胆 9 克，芦荟 6 克。

【制用方法】 共研细末，吞服，1 岁以下每次 5 克，1～3 岁 5～10 克，3～7 岁 10～15 克，每日 3 次。

【临证方解】 方中石膏善清阳明经邪热；黄连、栀子、连翘入心经，可清心凉营泄热；龙胆入肝经，其性苦寒，清肝胆火；寒水石、芦荟可清热解毒，邪热清则痉止。全方合用清热解毒、镇惊之效显著。

急惊散

【药物组成】 钩藤 9 克，薄荷 6 克，甘草 3 克，柴胡 9 克，淡竹叶 9 克，地骨皮 9 克，木通 6 克，连翘 9 克，蝉蜕 9 克。伤食加神曲、山楂、麦芽；有痰加杏仁、胆南星、陈皮；惊风重加全蝎、僵蚕、防风。

【制用方法】 水煎服。

【临证方解】 方中钩藤去肝风治抽搐；薄荷去肝风退热；蝉蜕清肝息风；柴胡平肝疏肝，辛凉解表；淡竹叶去上焦风热，凉风去痰；连翘、木通清心火；地骨皮退热泻肾火；甘草清热，兼能调和诸药。此方药味配伍得当，功能平肝风、泻心火，使热除惊止。

惊恐惊风

暴受惊恐后惊惕不安，身体颤栗，喜投母怀，夜间惊啼，甚至惊厥、抽风，神志不清，大便色青，脉律不整，指纹紫滞。

撮风散

【药物组成】 全蝎 2 克，蜈蚣 2 克，朱砂 2 克，麝香 0.2 克。

【制用方法】 共研细末，吞服。

【临证方解】 本方用全蝎、蜈蚣治肝之风，以朱砂镇心之惊、麝香开心之窍。四药合用，功能息风、镇惊、开窍，制成粉末，可立即冲服，以应急用。

七十六、流行性腮腺炎

流行性腮腺炎是由腮腺炎病毒引起的急性呼吸道传染病，以发热、耳下腮部漫肿疼痛为特征，严重者可并发睾丸炎、脑炎、胰腺炎，感染后可获终生免疫。本病主要发生于学龄儿童，以 3～8 岁多见，四季均可发病，但以冬春季发病率高，传染性强，常可造成流行。本病属中医"痄腮"范畴，为感受风温邪毒疫疠之气，由表入里，邪毒蕴结于少阳经脉所过之耳下腮腺，引起局部漫肿疼痛。

风热上壅

双腮部肿大疼痛，腮腺管开口处稍红肿，咽红，咀嚼不便，食少，小便黄，大便干，舌红苔薄白，脉浮数。

黄氏解毒汤

【药物组成】 金银花、连翘、防风、黄芩、甘草、荆芥、淡竹叶、夏枯草、大青叶各 10 克，为 4～8 岁小儿 1 日量，8 岁以上，每味加 3 克。

【制用方法】 水煎 2 次，分 3 次服。

【临证方解】 金银花、连翘、黄芩、大青叶清热解毒，防风、荆芥解表祛邪，淡竹叶导热下行，夏枯草消肿散结，生甘草清热兼能调和诸药。全方配伍得当，功能清热解毒、消风退肿。

湿热内蕴

高热、肿势不能控制，症见头胀身重，困倦无力，不思饮食，小便短黄，脉浮濡而数，舌苔黄腻。

湿热痄腮方

【药物组成】 藿香、佩兰各 12 克，杏仁、茯苓各 9 克，薏苡仁 15 克，前胡 6 克，僵蚕 9 克，桔梗 6 克，生甘草 3 克，通草 6 克，淡豆豉 9 克。

【制用方法】 水煎服。

【临证方解】 藿香、佩兰芳香化湿，杏仁、桔梗宣上，茯苓、薏苡仁畅中，通草渗下，前胡、僵蚕消肿散结，淡豆豉通阳解表，甘草调和诸药。全方共奏芳香化湿、疏通气机之功。

热毒蕴结

一侧或两侧耳下腮部漫肿胀痛，张口、咀嚼困难，或有高热，烦躁不安，面赤唇红，口渴欲饮，头痛呕吐，咽红肿痛，舌质红，舌苔黄，脉滑数。

普济消毒饮

【药物组成】 黄芩 10 克，黄连 6 克，连翘 10 克，玄参 10 克，板蓝根 15 克，马勃 10 克，牛蒡子 10 克，僵蚕 6 克，升麻 6 克，柴胡 10 克，陈皮 6 克，桔梗 6 克，薄荷 6 克，甘草 4 克。

【制用方法】 水煎服。

【临证方解】 方中黄芩、黄连清泻上焦热毒；连翘、牛蒡子、薄荷、僵蚕辛凉疏散上焦头面之风热；玄参、板蓝根、马勃加强清热解毒之力；桔梗、甘草清利咽喉；升麻、柴胡疏散风热，并能引药上行，清头面热毒；陈皮理气疏通壅滞，以散邪热郁结。全方功能疏风散邪、清热解毒。此方是现代治疗流行性腮腺炎之最常用有效方。

王氏验方

【药物组成】 青黛 6 克，紫草 15 克，寒水石 20 克，贯众 15 克，乳香 9 克，白芷 6 克，细辛 3 克。

【制用方法】 水煎，频频服用。

【临证方解】 方中寒水石大寒，可清热泻火；青黛、紫草、贯众皆入肝经，清热解毒，凉血散肿；白芷、细辛发散外邪；乳香入肝经，配伍紫草可活血祛瘀、消肿止痛，且其性辛温，能制约方中其他清热药的寒凉之性。组方用药精炼，有清热祛邪、活血消肿之效。

白花败酱草汤

【药物组成】 白花败酱草。

【制用方法】 水煎服，1～3 岁 15～20 克，4～15 岁 20～40 克，16 岁以上 40～60 克。

【临证方解】 白花败酱草辛苦、微寒，入胃、肝经，有清热解毒、消痈排脓、祛瘀止痛之功，其功效在《本经》、《别录》、《日华子本草》中都有记录，用本品治疗腮腺炎，方简价廉，确有良效。

田螺磨醋浆

【药物组成】 田螺、食醋。

【制用方法】 田螺与适量醋共磨成稀糊状浆汁，涂布患处，干后再涂，每日 3～5 次以上，直至痊愈。

【临证方解】 田螺为甘咸寒之品，有清热解毒、软坚消肿之功。《普济方》有用田螺 1 个，以上好冰片 12 片放在田螺内，化水后点在疮上，治一切疮肿的方法。本方以醋磨取汁，因食醋活血，可促药渗透，更能发挥药效。此方简便，在广大农村甚为实用。

七十七、小儿腹泻病

小儿腹泻病是以大便次数增多和大便性状改变为特点的病症，常伴有呕吐和水、电解质紊乱。多由外感六淫、内伤乳食、脾胃虚弱导致运化失常所致。本病一年四季均可发生，以夏秋季节发病率为高，2 岁以内的婴幼儿发病率最高。轻者预后良好，重者可致阴阳两伤的变证。若久泻不愈，还可转为疳证。由于小儿腹泻发病率高，危害性大，已被列为我国卫生部要求重点防治的"四病"之一。

湿热内蕴

起病急，泻下急迫，量多次频，色黄而气味秽臭，肛门灼红，口渴喜饮，腹痛阵哭，恶心呕吐，食欲减退，小便黄少，舌质红，苔黄腻，脉滑数，指纹紫滞。

香朴散

【药物组成】 藿香 9 克，厚朴 6 克，陈皮 6 克，茯苓 9 克，泽泻 9 克，木香 6 克，黄芩 4 克，焦三仙（山楂、麦芽、神曲）各 6 克，滑石 9 克，甘草 3 克。

【制用方法】 水煎服。

【临证方解】 方中藿香芳香化湿，厚朴、陈皮治湿郁气滞，茯苓、泽泻渗湿利水，木香行气散滞，黄芩清热燥湿，焦三仙消积导滞，滑石清湿热、利小便，甘草调和诸药。全方共奏清湿热、除积滞之功。

秋泻方

【药物组成】 藿香 6 克，砂仁（后下）3 克，乌梅 3 克，葛根 10 克，马蹄香 8 克，太子参 12 克，白术 4 克，茯苓 10 克，甘草 3 克（本方剂量适用于 6 个月至 2 岁婴幼儿）。

【制用方法】 水煎服。

【临证方解】 藿香、砂仁温化寒湿，太子参、白术、茯苓健脾燥湿，葛根升清止泻、生津止渴，马蹄香兼清大肠湿热，乌梅酸敛止泻，合四君子汤可酸甘化阴。全方共奏温化寒湿、健脾敛阴、清化肠热之功，令寒湿化，脾胃健，泄泻止而阴津复。全方药味简单，但攻补兼施，散收结合于一炉，用于小儿秋季腹泻，临床疗效确切。

洁肠汤

【药物组成】 川黄连4克，金银花9克，葛根9克，乌梅9克，石榴皮9克，荷叶9克，扁豆衣9克，生甘草6克。

【制用方法】 水煎服。

【临证方解】 此方以川黄连、金银花清热燥湿，洁肠止泻；乌梅、石榴皮收敛涩肠，兼能养胃生津；葛根、荷叶、扁豆衣运脾升清；生甘草既能泻火，又能调和诸药。全方起到了抑菌洁肠、调整肠道功能、运脾补中的作用。用于小儿霉菌性肠炎之湿热迁延，脾失健运证。

湿邪困脾

腹泻稀水样便，身热，舌红苔黄，唇舌稍干，脉滑数。

葛朴散

【药物组成】 煨葛根6克，姜厚朴6克，神曲6克，炒白扁豆6克，泽泻6克，鲜地锦10克（冬春用干地锦6克）。

【制用方法】 水煎服，调适量糖和盐在内，分多次服用。

【临证方解】 本方以葛根升举清阳，除湿止泻；厚朴燥湿健脾；白扁豆健脾和胃；泽泻利湿止泻；神曲消食导滞；地锦清热利湿。诸药合用使湿去滞除，脾运得复，则泄泻得愈。

江氏Ⅰ号止泻散

【药物组成】 苍术炭、山楂炭等量。

【制用方法】 以上两味药等量，研粗末，1～3岁每次0.5～1克，每日3～4次。

【临证方解】 苍术健脾燥湿，山楂消积行气、止泻助运，两药均用炭剂，吸湿功用更强。

风寒夹湿

便清稀，夹有泡沫，色淡黄，臭气不重，肠鸣腹痛，喜按喜暖，舌质淡，苔薄白，脉浮紧，指纹淡红。

风寒湿泻方

【药物组成】 藿香 12 克，佩兰 12 克，砂仁（后下）3 克，防风 5 克，陈皮 4 克，茯苓 15 克，枳壳 6 克，紫苏叶 5 克，薏苡仁 15 克，甘草 6 克。

【制用方法】 水煎，分 3 服。

【临证方解】 方中藿香、佩兰芳香化湿；砂仁行气化湿；防风、紫苏叶疏风解表，后者并可行气宽中；陈皮行气除湿；枳壳行气宽中除胀；茯苓、薏苡仁淡渗利湿，兼以健脾；甘草调和诸药。全方共奏疏风散寒、除湿止泻，兼以行气健脾之效。

通补汤

【药物组成】 炒白术 9 克，茯苓 9 克，猪苓 6 克，车前子 6 克，泽泻 6 克，通草 6 克，炒柴胡 6 克，陈皮 6 克，甘草 3 克。

【制用方法】 水煎服，每日 1 剂，数次频服。若服药有困难，煎滤后加入适量蔗糖调味。

【临证方解】 方中白术、茯苓健脾燥湿助运；猪苓、车前子、泽泻、通草渗湿利水，利小便而实大便；陈皮理中焦气机；炒柴胡升举清阳；甘草甘以缓急，调和诸药。全方配伍精炼，共奏健脾利湿升阳之功，以恢复脾胃运化而湿邪自除，则腹泻自当停止。

伤食泻

有饮食不节史，脘腹胀满疼痛，痛则欲泻，泻后痛减，大便酸臭，夹有食物残渣，恶心呕吐，纳呆恶食，矢气臭秽，夜卧不安，舌苔厚腻，或微黄，脉滑数。

董氏泄泻方

【药物组成】 陈皮 3 克，青皮 4.5 克，广木香 2.4 克，炒麦芽 9 克，佛手片 4.5 克，炒枳壳 4.5 克，赤茯苓 9 克，荷叶 9 克，煨葛根 6 克，炒山楂肉 9 克。

【制用方法】 水煎服。

【临证方解】 陈皮、青皮、广木香、炒枳壳、佛手片理气；炒麦芽、炒山楂肉消积；佐荷叶、葛根以升清降浊。

止泻Ⅰ号合剂

【药物组成】 粉葛、茯苓、石榴皮、干荷叶、谷芽、麦芽各 6 克，白术、白芍、山楂、神曲各 4 克，罂粟壳 3 克，午时茶半块。

【制用方法】 水煎服，每剂煎 100 毫升。小于 1 岁、1～2 岁、大于 2 岁每次分别内服 10 毫升、15 毫升、20 毫升，1 日 3 次。

【临证方解】 粉葛、白术升清降浊；茯苓健脾渗湿；干荷叶解表渗湿；谷芽、麦芽、山楂、神曲含有淀粉酶、多种消化酶和解脂酶，对胃肠活动有调节作用；石榴皮、罂粟壳、午时茶涩肠止泻。

脾虚泻

病程迁延，时轻时重或时发时止，大便稀溏，色淡不臭，夹未消化乳食，每于食后作泻，食欲不振，面色萎黄，形体消瘦，神疲倦怠，舌淡苔白，脉缓弱，指纹淡。

六味止泻散

【药物组成】 白术 200 克，泽泻 150 克，云茯苓 200 克，猪苓 150 克，车前子 100 克，木瓜 50 克。

【制用方法】 以上诸药，按质分炒，共研细末，瓶装备用，开水泡服。用量：1 岁以内每次 10 克，每日 2 次；1～3 岁每次 15 克，每日 2 次；4～7 岁，每次 15～20 克，每日 3 次。

【临证方解】 白术、泽泻、云茯苓、猪苓健脾渗湿，车前子利尿，木瓜酸甘化阴。诸药共奏健脾渗湿、分清止泻之功。

七味白术散加减

【药物组成】 太子参 10 克，白术 10 克，白芍 10 克，炙甘草 3 克，木香 3 克，藿香 10 克，葛根 10 克，茯苓 10 克，焦三仙各 10 克。

【制用方法】 水煎服。

【临证方解】 方中太子参、白术、茯苓、炙甘草健脾助运；木香、藿香、葛根三味药，芳香醒脾，升发脾胃清阳之气。全方配伍精当，临证辨证准确，每每收功。

加味运黄散

【药物组成】 山药 12 克，茯苓 12 克，木瓜 10 克，鸡内金 10 克，肉桂 3 克。加减：有伤食史，大便菜绿色，夹奶瓣者，可加益黄散（丁香、青皮、陈皮、诃子、甘草）；腹胀加小茴香、防风；矢气遗尿加升麻、葛根；脾虚加红参；寒盛加干姜；湿热加黄连。

【制用方法】 水煎服，每日 1 剂，少量频服。

【临证方解】 此方山药既能补脾气，又能止泻；肉桂补火助阳、温运阳气，与山药共为君药；茯苓健脾助运，利水渗湿，为臣；木瓜化湿和胃；鸡内金运脾消食，善消各种食积，且能开胃。全方具有调理脾胃、温运除湿、健脾止泻之功，并兼消食导滞之用。本方对证属脾失健运，脾虚湿困，兼有食积所致之婴幼儿腹泻疗效甚好。

脾阳不振

久泻不止，大便清稀，下利清谷，或有五更泻，食欲不振，腹软喜暖，形寒肢冷，面白无华，精神萎靡，睡时露睛，舌淡苔白，脉细弱，指纹淡。

江氏Ⅱ号止泻散

【药物组成】 苍术炭、山楂炭、炮姜炭。

【制用方法】 以上三味药等量，研粗末，1～3岁每次0.5～1克，每日3～4次。

【临证方解】 炮姜一味能温运脾阳，有利于脾主运化功能的恢复，盖脾喜燥恶湿，得温则运。苍术燥湿运脾，山楂健胃消食。三药制成炭，又兼收敛之功。

▓ 脾肾阳虚

久泻不止，大便完谷不化，纳少，畏寒肢冷，面白无华，精神萎靡，舌淡苔白，脉细弱。

逐寒荡惊汤

【药物组成】 公丁香3克，肉桂3克，炮姜炭3克，川椒3克，伏龙肝（包煎）60克。

【制用方法】 加水煎煮半小时，去伏龙肝取汤再煮上药，浓煎取汁60毫升，每小时温服10毫升。

【临证方解】 公丁香、肉桂温中健脾暖肾；炮姜炭、川椒温中祛寒；伏龙肝味辛、微温，燥湿止泻。

附姜桂全泄泻汤

【药物组成】 附片15克，泡姜6克，白术10克，桂枝6克，公丁香10粒、茯苓10克，法半夏6克，全蝎1个。

【制用方法】 水煎服，附片开水先煎1小时。

【临证方解】 方中以附片大辛大热，与泡姜配伍，温阳散寒；桂枝、公丁香助阳；白术、茯苓、半夏健脾利湿；全蝎祛风。全方可助阳解表、温化寒湿。

七十八、功能性消化不良

功能性消化不良是由于胃肠功能紊乱、高级神经中枢对胃肠道的协调失调，以及胃、十二指肠黏膜的慢性炎症等因素导致胃动力异常，胃肠平滑肌舒缩功能紊乱，消化液分泌减少、酶活性下降，使消化功能降低的病症。主要表现是腹胀、腹痛、厌食、恶心呕吐等症状，其病程较长，易反复发作，可导致营养不良，从而影响小儿生长发育。本病属中医"胃脘痛"、"厌食"等范畴，与喂养不当，饮食不节，以致脾胃受损，运化失司有关，其病位在脾胃，临证多见脾胃不和、脾虚肝旺证。

❀ 脾胃不和 ❀

食而乏味，厌恶进食，偶尔多食或强迫进食后可致脘腹饱胀，大便不调，舌淡红，苔薄白或薄腻，脉尚有力。

调脾散

【药物组成】　苍术 10 克，鸡内金 10 克，山楂 10 克，佩兰 10 克，陈皮 6 克。

【制用方法】　水煎服。

【临证方解】　脾以健为运，脾运健行则胃纳得开，饮食自香。脾喜燥恶湿，得阳则运，调脾散以燥湿之苍术为运脾主药，能化湿醒脾；配伍鸡内金运脾健胃，兼能消食，并有促进胃动力，刺激胃液分泌的作用；山楂助食消化；陈皮理气调中；佩兰芳香醒脾化湿。诸药合用，共奏运脾开胃之功。

香砂温胆颗粒

【药物组成】　藿香、茯苓、紫苏梗、竹茹、炒白芍、麦冬各 10 克，谷芽、麦芽、焦山楂、炒神曲各 5 克，砂仁 3 克，香橼皮、枳壳各 6 克。

【制用方法】　可选用免煎中药颗粒，也可用上药打成粉，开水冲服，每剂冲水 150 毫升，1～4 岁，每次 50 毫升；5～8 岁，每次 75 毫升。分 2 次饭前服，3 周为 1 个疗程。

【临证方解】　此方以藿香醒脾开胃，茯苓健脾化湿，香橼皮、砂仁、枳壳、紫苏梗运脾化湿、行气和中，竹茹清降安胃，麦冬、炒白芍和胃护阴，谷芽、麦芽、焦山楂、炒神曲消食化滞。诸药合用，顺应脾喜燥恶湿，以运为健，胃喜润恶燥，以降为和之特点，共奏醒脾助运、和胃护阴、消食导滞之功。

❀ 湿困脾胃 ❀

食欲不振，食而乏味，纳食日见其少，时感腹痛，大便稀溏，神疲倦怠，舌淡苔白腻。

藿朴悦脾汤

【药物组成】　藿香、川厚朴、佩兰、白术、枳壳各 5 克，山楂 6 克，陈皮 3 克。

【制用方法】　水煎服。

【临证方解】　藿香、佩兰芳香化湿，川厚朴行气燥湿，白术健脾燥湿，枳壳、陈皮行气宽中除胀，山楂健胃消食。全方用药精当，共奏健脾化湿、开胃消食之功。

国医特效方治百病（第 2 版）

积滞内停

不思食，脘腹胀满，大便酸臭，夜眠不安，手足心热，舌质红，苔白厚或黄厚腻。

消食散

【药物组成】 厚朴6克，茯苓9克，陈皮6克，广木香6克，槟榔6克，建曲9克，谷芽9克，麦芽9克，石斛6克，灯心草6克。

【制用方法】 水煎服。

【临证方解】 本方以厚朴、木香行气宽中；陈皮、茯苓健脾和胃；槟榔消积导滞；建曲、谷芽、麦芽消食化滞；石斛、灯心草养脾胃之阴而清内热。积滞一去，脾胃功能得复，则有食欲且食后能化。本方补而兼消，消而不伐，疗效显著。

三棱丸

【药物组成】 三棱4克，莪术4克，丁香2克，陈皮6克，干姜3克，砂仁3克，胡黄连4克。

【制用方法】 水煎服。

【临证方解】 方中三棱、莪术味苦平无毒，入肝、脾二经，三棱善破血中之气，莪术行气中之血，二者合用则行气消积、散结除胀；陈皮、砂仁味芳香，可醒脾开胃、行气燥湿；丁香、干姜温中阳，助脾运；胡黄连清疳热。全方共奏行气消积、醒脾开胃之功。

脾虚夹积

不思食，嗳腐酸馊或呕吐食物，脘腹胀满，大便酸臭，烦躁啼哭，夜眠不安，手足心热，舌质红，苔白厚或黄厚腻，脉象弦滑。

疳积散

【药物组成】 叶下珠50克，地锦草250克，鸡内金100克，神曲100克，使君子60克。

【制用方法】 上药共研细末，装瓶备用。每日服5～8克，分2～3次服，7天为1个疗程。

【临证方解】 此方以叶下珠健脾燥湿、散瘀消积为主；辅以鸡内金、神曲健胃消胀，消食导滞；地锦草、使君子清热利湿，杀虫攻积。诸药合用，既能健脾和胃，又能消食导滞，如是攻中有补，积消脾健，则运化复常也。

山扁术金汤

【药物组成】 炒山药10克，炒白扁豆5克，炒白术5克，鸡内金5克。

卫外不固加生黄芪、防风；夜寐不宁加灯心草、竹叶、钩藤、生龙骨、生牡

199

蛎；便秘加焦槟榔、炒莱菔子；胃阴不足加石斛、北沙参；胃热嗜异物加乌梅、青蒿、黄芩。

【制用方法】 水煎服。

【临证方解】 山药平补脾胃；炒白扁豆补脾而不滋腻，化湿而不燥烈；炒白术健脾燥湿；鸡内金消食导滞。全方为皆甘平之品，补而不腻，补中寓消，使脾胃功能得以恢复而积滞自除，对于不宜过用苦寒的患儿起到益脾护胃又兼益他脏之功。

脾虚肝郁，肝胃不和

胃脘胀痛，纳少，形体偏瘦，腹软，面色萎黄，纳差，早饱，大便秘结，舌淡红，苔白，脉弦细。

健脾和胃汤

【药物组成】 白术9克，茯苓9克，陈皮5克，法半夏7克，厚朴7克，焦三仙各9克，柴胡7克，枳实9克，白芍7克，甘草5克。热重加连翘9克，黄芩5克；腹痛甚加川楝子9克，延胡索7克；气虚加太子参9～15克，淮山药9～15克。

【制用方法】 每日1剂，水煎取汁100～200毫升，分3～4次温服。

【临证方解】 方中柴胡、枳实、白芍、甘草为古方四逆散，可抑肝扶脾、缓急止痛；而白术、陈皮、半夏、茯苓、厚朴能理气和胃，健脾化湿；焦三仙配厚朴、枳实等理气药，则可消积导滞，通降而使气机和顺，邪去正安。诸药合用，调其气，行其滞，和脾胃，有疏肝健脾、消积化滞、理气和胃之功。且经现代药理研究证实，陈皮、厚朴、半夏、白术具有调节胃肠道动力、促进消化、镇痛止吐等作用。

乐食冲剂

【药物组成】 柴胡6克，党参10克，半夏6克，白芍5克，陈皮6克，厚朴3克，苍术10克，鸡内金6克，焦山楂10克，炒神曲10克，炒麦芽10克，钩藤3克，炙甘草3克。

【制用方法】 水煎服，每日1剂饭后服，14天为1个疗程。

【临证方解】 本方由小柴胡汤合平胃散组成，柴胡、党参、半夏为小柴胡汤的主要药物，与苍术、厚朴、陈皮相伍达到平肝健胃之功用，为消补合用之剂。方中柴胡苦平入肝经，透泄少阳之邪，能疏泄气机之郁滞；苍术为厌食首选药物，味辛而性温，其气芳香，燥湿化浊；厚朴性温芳香，能化湿温中，长于行气除满；钩藤平肝清热；白芍柔肝养阴；鸡内金、三仙（山楂、神曲、麦芽）消一切食滞；半夏和胃降逆；陈皮和中健胃。以上诸药合用，共奏疏肝和胃、健脾益气、消食导滞之功。

脾胃气虚

不思进食，食而不化，大便偏稀并夹有不消化食物，面色少华，形体偏瘦，神倦乏力，舌质淡，苔薄白，脉缓无力。

厌食灵

【药物组成】 桂枝 3 克，炒白芍 6 克，生姜 2 片，大枣 5 枚，炙甘草 3 克，太子参 6 克，炒谷芽 9 克，炒麦芽 9 克，陈皮 3 克，炒山楂 3 克。

【制用方法】 水煎服，加冰糖 12 克调味，每日 1 剂，连服 2 周。

【临证方解】 本方以桂枝汤加味治疗小儿消化不良源于临床实践。营卫主一身之气血，脾胃统一身之阴阳，脾为营之源，胃为卫之本，故以桂枝汤作为调和营卫的主方，能促进脾胃的气血运行；加麦芽乃脾之升，谷芽乃胃之降，陈皮调气辅助运化，太子参扶正益气，少加山楂以消食，以冰糖调味，可滋养阴液。诸药合用，使胃气生，脾运健，消化功能得以恢复，营血化源充裕。

脾胃阴虚

不思进食，食少饮多，口舌干燥，皮肤欠润，形体偏瘦，小便短黄，大便干结，甚或烦躁少寐，手足心热，舌红少津，苔少或花剥，脉细数。

黎氏厌食方

【药物组成】 党参、麦冬、龙骨各 10 克，五味子、鸡内金、白术各 5 克，陈皮 3 克，白芍 8 克，独脚金 6 克（2～5 岁小儿用量，余可酌情加减）。

【制用方法】 水煎服。

【临证方解】 方中以生脉散益气健脾，生津养阴，使体内生化有源，纳食自盛；白术有健脾燥湿、温运脾阳、固表止汗之功，治消化不良、纳差腹胀、汗多诸症；龙骨和胃涩肠，能收敛浮越之气，固涩止汗，使气阴不泄；白芍平肝柔肝，有安脾经、和胃气之效，可使肝气平而胃气自和；陈皮行气而运脾，使补而不滞；独脚金清肝和胃，消食去积，性味甘和平淡，易为小儿接受；鸡金消积滞，健脾胃，在方中起辅佐作用。全方以健脾胃、益气阴为主，配伍特点是消中有补，补中含攻，温而不燥，消而不寒，对消化不良患儿每获良效。

七十九、遗 尿

遗尿是指 3 岁以上的小儿不能自主控制排尿，经常睡中小便自遗，醒后方觉的一种病症。本病多见于 10 岁以下的儿童，大多病程长，或反复发作，严重影响患儿的身心健康与生长发育。中医认为小儿遗尿的发病有虚实二因，属虚者，尤其以肾气不足，膀胱虚寒，闭藏不固而致遗尿者多见；亦有病后失调，肺脾气虚，不能约束水道而致遗尿者。属实者，多因湿热内蕴，郁于肝经，肝失疏泄，热迫膀胱而遗尿；属虚实夹杂者，为心肾不交，水火不济而致遗尿。现代研究认为，遗尿是由于神经发育尚未成熟，大脑皮质或皮质下中枢功能失调，或为膀胱脊髓神经支配的兴奋性发生变化所致。通过 X 射线影像诊断，发现部分遗尿与隐性脊柱裂有关。因其他原因如蛲虫感染、尿路感染、大脑发育不全等所致遗尿者，则不属本范围。

肺脾气虚

睡中遗尿，日间亦尿频而量较多，面色无华，神疲乏力，少气懒言，食欲不振，大便溏薄，自汗出，易感冒，舌质淡，苔薄白，脉缓弱。

遗尿停胶囊

【药物组成】 炙麻黄 3 克，生黄芪 15 克，菟丝子 9 克，韭菜子 9 克，桑螵蛸 9 克，五味子 4 克，生牡蛎 15 克。

【制用方法】 上药研细末，3～6 岁每次 1.5 克，7～9 岁每次 2 克，10～12 岁每次 2.5 克。

【临证方解】 麻黄具有较强的兴奋作用，使睡眠深度减弱，当患儿受到膀胱充盈刺激时容易自醒，或容易被唤醒，有效避免了遗尿的发生，此与"警铃条件反射装置"有异曲同工之妙。

肺脾虚遗尿方

【药物组成】 麻黄 6 克，杏仁 3 克，防风 10 克，紫苏叶 15 克，桔梗 6 克，蝉蜕 10 克，车前子 15 克，生甘草 6 克，台乌 6 克，茯苓 15 克，小枣 10 克，鸡内金 9 克，五味子 3 克。

【制用方法】 水煎服。

【临证方解】 归肺与膀胱经的麻黄，能通阳化气且宣降肺气，通调水道可使膀胱气化得以恢复，开合有度，遗尿便止。五味子敛肺滋肾止遗，与麻黄共同组成上能开宣肺气、下能固涩肾气之方，故能起到良好的治疗作用。"膀胱，州都之官，气化矣"。台乌温肾化气，以助膀胱气化。全方以益气宣肺为主。

黄精二香汤

【药物组成】 黄精 9 克，丁香 2 克，茴香 6 克，千年健 12 克。

【制用方法】 水煎服。

【临证方解】 本方以黄精益气补脾；丁香、茴香温暖下元；千年健入肝肾，健筋骨。全方药味精炼，通过健脾胃以补先天之肾，达到固涩止遗的作用。

龚志贤验方

【药物组成】 淮小麦 50 克，炙甘草 6 克，大枣 10 克，天花粉 10 克，瞿麦 10 克。

【制用方法】 水煎服。

【临证方解】 全方以甘麦大枣汤加味而成。方中炙甘草和中缓急，温养脏腑之气，并能调节内分泌，具有促进肾上腺皮质系统、调节小便的作用；淮小麦养心益脾，清热生津，通利小便；辅以大枣甘润平和，补中益气，止渴除烦；天花粉清热除烦生津；瞿麦清热利湿泻浊。全方共奏健脾、缓急、除湿、利尿、安神之功，使脾气健运，肾中精气得以充养，膀胱得以固摄，气化有常，开合有度，则遗尿可愈。

猪脬黄芪汤

【药物组成】 新鲜猪脬（即猪膀胱）1～3个，炙黄芪30克，食盐适量。

【制用方法】 猪脬3～5岁用1个，6～8岁2个，9～12岁3个，均为中等大小，洗净后装入炙黄芪及食盐，用棉线扎紧膀胱口，加入少量水，用文火蒸烂，去掉黄芪，趁热1次或分几次食完肉，喝完汤。如未愈，1周后可再服1剂，3剂为1个疗程。

【临证方解】 猪脬为血肉有情之品，以腑补腑，《得配本草》谓猪脬"治遗溺疝气，可作引经"；黄芪补脾肺之气，治气虚下陷，助肺通调水道；食盐既可引药入肾，又能调味。诸药合用，对肾气亏虚，膀胱失约的小儿遗尿症疗效较好。

脾肾不足

遗尿量多且次频，睡眠较深，不易唤醒，饮食差，大便溏。面色淡白，少气懒言，舌质淡苔薄白，脉细。

脾肾虚缩泉方

【药物组成】 川附片30克，桂枝6克，杭白芍10克，生黄芪15克，益智15克，覆盆子15克，桑螵蛸10克，淮山药10克，白果10克，鸡内金6克，茯苓10克，白术10克，生甘草6克。

【制用方法】 水煎服。川附片先煎2小时。

【临证方解】 川附片、桂枝补气助阳，白术、茯苓、淮山药温中健脾，覆盆子、桑螵蛸、益智缩泉。全方共奏温肾化气、缩泉之功。

脾肾阳虚

夜尿频作，白天难以自禁，面色淡黄，形体瘦弱，毛发不泽，食少纳呆，手足凉，大便正常。舌质淡红，苔薄白，脉沉缓。

桑螵蛸散合缩泉丸

【药物组成】 桑螵蛸15克，党参15克，益智10克，石菖蒲10克，茯苓15克，龙骨20克，金樱子15克，菟丝子10克，韭菜子7.5克，附子10克，山药 10 克，乌药 10 克。

【制用方法】 水煎服。

【临证方解】 桑螵蛸、益智、金樱子、菟丝子温补脾肾，缩小便止遗；党参、山药、茯苓、龙骨、石菖蒲健脾益气，宁神开心窍；附子散寒；乌药调气；《本草纲目》曰韭菜子："补肝及命门、治小便频数、遗尿"。诸药合用，共奏健脾壮肾、缩泉止遗之功。

益智止遗合剂

【药物组成】 桑螵蛸 15 克，益智 15 克，山药 10 克，补骨脂 10 克，细麻黄 6 克，石菖蒲 10 克，远志 10 克。

【制用方法】 水煎浓缩 250 毫升，消毒密封装瓶，学龄前儿童每次 20 毫升，每日 2 次；学龄儿童每次 25～30 毫升，每日 2 次。

【临证方解】 方中用麻黄，取其调节神经系统的功能，使患儿睡眠深度减弱，易于唤醒以避免遗尿的发生。石菖蒲、远志清心醒神，桑螵蛸收摄固约，益智、山药、补骨脂可温肾健脾、暖膀胱、止遗尿。

小儿遗尿方

【药物组成】 补骨脂 10 克，金樱子 10 克，防风 10 克，藁本 10 克，石菖蒲 10 克，浮萍 10 克，甘草 5 克。

【制用方法】 水煎服，每日 1 剂，7 剂为 1 诊，4 诊为 1 个疗程。

【临证方解】 方中补骨脂、金樱子温肾固摄；防风、藁本既可宣肺，又可散膀胱寒湿；浮萍宣发肺气，通调水道；石菖蒲开心窍。诸药合用，切中病机，功能温肾固摄、宣肺开窍。

五子汤

【药物组成】 菟丝子 15 克，枸杞子 10 克，覆盆子 15 克，车前子 8 克，五味子 6 克，党参 10 克，益智 8 克，淮山药 10 克。

【制用方法】 水煎服。

【临证方解】 方中菟丝子、覆盆子益肾缩溺；枸杞子、五味子益肺健脾、补肾固涩；党参补中益气；淮山药补肺脾肾；益智温脾暖肾，固精缩尿；车前子利尿渗湿泻浊，补中寓泻使久服而不滋腻。全方共奏补肾、健脾、益气、固涩止遗之功。

丁桂遗尿散

【药物组成】 丁香 1 份，肉桂 2 份，益智 4 份，覆盆子 4 份。

【制用方法】 共研细末，过 200 目筛后，装瓶备用，每次取 3 克药粉，以适量姜汁调和成药饼，其直径为 2 厘米、厚 0.5 厘米，置于医用胶布上，敷于脐部，每晚 1 次，次晨除去。

【临证方解】 丁香、肉桂温肾助阳，温通经脉；益智、覆盆子益肾，固精，缩尿。四药合用，有补虚培元、固摄止遗之效。其外用于脐部，为神阙穴所在，本穴有内通脏腑之气、下连元气之根、培元固本温阳的作用。药物在脐部也最易穿透而通达全身，达到调节全身阴阳、气血、脏腑的作用。另外，该治疗法简便无痛苦，容易为患儿接受。适用于小儿遗尿之虚证。

温肾散外敷法

【药物组成】　附子、五味子各 10 克，肉桂 6 克。

【制用方法】　上药研细末，加适量米醋捏成 2 厘米大小的药饼，贴敷中极、关元及两侧肾俞穴，每日 1 次，15 天为 1 个疗程。

【临证方解】　方中附子为主药，温肾助阳；肉桂暖丹田、壮元阳，引诸药直达病所；五味子收敛元气，固摄下焦。三药合用使下元得温，真阳得补，气机调畅，开合有度，升降有序。

湿注下焦

睡中遗尿，小便黄而尿少；性情急躁，夜梦纷纭或夜间啮齿，手足心热，面赤唇红，口渴饮水，甚或目睛红赤，舌红苔黄腻，脉滑数。

热遗停汤

【药物组成】　知母 10 克，黄柏 5 克，山栀子 5 克，牡丹皮 6 克，石菖蒲 10 克，薏苡仁 15 克，鸡内金 10 克，山药 10 克，枳壳 10 克，陈皮 5 克。

【制用方法】　水煎服，每剂浓煎至 250 毫升。用法：3～6 岁，每次 45 毫升，每日 2 次；6～9 岁，每次 90 毫升，每日 2 次；9 岁以上，每次 125 毫升，每日 2 次。

【临证方解】　知母、黄柏清利下焦湿热，为主药；山栀子清热泻火，通利三焦，引热自小便而出；枳壳导热由大便而下，二便通利，前后分消，湿热得行，积热得下；牡丹皮清热凉血；石菖蒲开心窍；薏苡仁甘淡性寒，利湿清热而健脾，可以疏导下焦；山药、鸡内金健脾止遗。

八十、癫　痫

癫痫是以突然仆倒，不识人事，口吐涎沫，目珠定视，肢体抽搐，惊掣啼叫，喉中发出异声，片刻即醒，醒后一如常人，时发时止为临床特征的一种发作性疾病。多因先天禀赋不足、暴受惊恐、顽痰内伏、惊风频发、颅脑外伤等引起，主要病机为痰浊壅阻、气机逆乱，导致心神蒙闭，肝风内动。痰阻、气逆、血瘀、风动是癫痫的基本病理。

惊痫

起病前常有惊吓史。发作时惊叫，吐舌，啼哭，神志恍惚，面色时红时白，惊惕不安，四肢抽搐，大便黏稠，舌淡红，舌苔白，脉弦滑。

癫痫散

【药物组成】 赭石 50 克，蜈蚣 15 克，地龙 20 克，全蝎 15 克，白矾 20 克，茯苓 20 克，僵蚕 15 克，钩藤 15 克，陈皮 15 克，胆南星 15 克，朱砂 6 克，法半夏 15 克。

【制用方法】 上药共研细末，过 80 目筛，密装备用。10 岁以下儿童每服 3 克，以滚开之生铁落水 50～100ml 温冲服。亦可按量装入胶囊服用。20 天为 1 个疗程。

【临证方解】 赭石、白矾降气消痰；蜈蚣、地龙、全蝎、僵蚕息风镇痉；钩藤平肝息风；朱砂镇心安神；胆南星息风豁痰；茯苓、陈皮、法半夏健脾化痰；用生铁落水冲服，因其有下痰镇痉之功。

赵心波经验方

【药物组成】 生石决明 12 克，天麻 6 克，蜈蚣 2 条，广郁金 10 克，红花 5 克，石菖蒲 6 克，僵蚕 6 克，龙胆 5 克，神曲 10 克，桑枝 10 克，全蝎 3 克，朱砂 1.2 克（分冲）。

【制用方法】 水煎服。

【临证方解】 天麻、蜈蚣、僵蚕、全蝎息风止痉化痰；生石决明、龙胆、桑枝清肝利络；广郁金、石菖蒲舒郁开窍；红花活血以助息风；朱砂安神以助镇静；神曲健脾醒胃。

❖ 痰 痫 ❖

发作时痰涎壅盛，喉间痰鸣，瞪目直视，神志恍惚，状如痴呆、失神，或仆倒于地，手足抽搐不甚明显，或局部抽动，智力逐渐低下，或头痛、腹痛、呕吐、肢体疼痛，骤发骤止，日久不愈，舌苔白腻，脉弦滑。

羊癫风药饼

【药物组成】 煅青礞石 18 克，姜半夏 25 克，胆南星 25 克，海浮石 25 克，沉香 9 克，生牵牛子、熟牵牛子各 45 克，炒建曲 12 克。

【制用方法】 研细末过筛，加面粉约 500 克与水制成饼。小儿 1～3 岁烙饼 40 个，4～7 岁烙饼 30 个，8～15 岁烙饼 25 个，每晨空腹服 1 个，开水送下不中断，一料服完，继续下一料。

【临证方解】 青礞石、胆南星、姜半夏豁痰开窍，沉香行气降逆活血，海浮石清热化痰疗顽痰，牵牛子化痰通便，建曲健脾化痰。

赵心波经验方

【药物组成】 青礞石 10 克，石决明 12 克，天麻 6 克，天竺黄 10 克，胆南星 6 克，钩藤 3 克，全蝎 2.4 克，僵蚕 6 克，赭石 10 克，红花 5 克，桃仁 3 克，法半夏 5 克。

【制用方法】　水煎服。

【临证方解】　方中青礞石、天竺黄、胆南星、法半夏豁痰、逐痰，兼有开窍之功；石决明、赭石、天麻、钩藤有平肝、镇肝息风之力；全蝎、僵蚕镇痉止痉；红花、桃仁活血以助息风之效。

董氏涤痰镇痫汤

【药物组成】　皂角刺 6 克，钩藤 6 克（后下），石菖蒲 6 克，明矾 1 克，川贝母 3 克，橘红 3 克，胆南星 3 克，天竺黄 9 克，竹沥半夏 9 克，竹节白附子 9 克，青龙齿 15 克（先煎）。

【制用方法】　水煎服。

【临证方解】　董氏涤痰镇痫汤以皂角刺、明矾蠲风除顽痰，为君；天竺黄、竹沥半夏、川贝母、胆南星、橘红、竹节白附子豁痰利窍；钩藤、青龙齿息风镇惊；石菖蒲入心镇痫，使痰痫自平。

风　痫

发作常由外感发热引起。发作时突然仆倒，神志不清，颈项及全身强直，继而四肢抽搐，两目上视或斜视，牙关紧闭，口吐白沫，口唇及面部色青，舌苔白，脉弦滑。

代白散

【药物组成】　赭石 1 份，白胡椒 2 份。

【制用方法】　上药共为细末，小儿每次 0.5～1 克，重症或学龄儿童可用 2～3g，每日 3 次，白萝卜汤下。3～6 个月为 1 个疗程。

【临证方解】　赭石平肝息风止痉，《日华诸家本草》称其"能治小儿惊痫"，《医学衷中参西录》治风痫也选本药。而药理研究发现白胡椒有效成分白胡椒碱有抗惊厥的作用。白萝卜汤送服可减轻药物导致的胃肠不适。

脾肾两虚

发病年久，屡发不止，瘛疭抖动，时有眩晕，智力迟钝，腰膝酸软，神疲乏力，少气懒言，四肢不温，睡眠不宁，大便稀溏，舌淡红，舌苔白，脉沉细无力。

董氏定痫丸

【药物组成】　生晒参 5 克，朱茯神 9 克，紫河车 6 克，琥珀 6 克，珍珠粉 6 克，胆南星 6 克，天竺黄 5 克，朱砂 2 克，甘草 3 克。

【制用方法】　上药研成细末，朱砂为衣制成蜜丸，每日 3 克。

【临证方解】　本方以生晒参、紫河车壮元益气，为君；朱茯神、珍珠粉养心安神；朱砂、琥珀镇惊定志；胆南星、天竺黄豁痰清心；甘草调和诸药。

八十一、维生素 D 缺乏性佝偻病

维生素 D 缺乏性佝偻病简称佝偻病，是由于儿童体内维生素 D 不足，致使钙磷代谢失常的一种慢性营养性疾病，常因光照不足，或维生素 D 摄入不足，或生长发育过快，或由于肝肾损害使维生素 D 的羟化作用发生障碍，导致钙磷代谢失常，以正在生长的骨骺端软骨板不能正常钙化，造成骨骼病变为其特征，并引起一系列神经精神症状。如不及时纠正，最终导致骨骼发育障碍或畸形。本病常发于冬春两季，3 岁以内，尤以 6～12 个月婴儿发病率较高。本病轻者如治疗得当，预后良好；重者如失治、误治，易导致骨骼畸形，留有后遗症，影响儿童正常生长发育。

肺脾气虚

多汗夜惊，烦躁不安，发稀枕秃，囟门开大，伴有轻度骨骼改变，或形体虚胖，肌肉松软，大便不实，食欲不振，易反复感冒，舌质淡，苔薄白，脉软无力。

苍味龙牡散

【药物组成】　苍术 15 克，五味子 15 克，龙骨 50 克，牡蛎 50 克。

【制用方法】　上药共研细末，每次服 3 克，加白糖适量，温开水冲服，每日 3 次，连服 15 天至 3 个月。

【临证方解】　方中五味子益气养阴；龙骨、牡蛎镇惊安神、敛汗，且含有磷酸钙、碳酸钙等；苍术运脾开胃，其所含维生素 D 可有助于钙的吸收。全方健脾益气、收敛止汗，将中药的有效成分与药理作用结合而设方，有增强疗效的作用。

脾肾两虚

出现明显的骨骼改变体征，头颅方大，前囟迟闭，出牙、坐立、行走迟缓，面白虚烦，多汗肢软，纳少，舌淡苔少，脉细无力。

黄芪菟丝子方

【药物组成】　黄芪 20 克，菟丝子 20 克，牡蛎 10 克，苍术 10 克，麦芽 10 克，甘草 10 克。

【制用方法】　水煎服，每日 1 剂，连服 4 周为 1 个疗程，一般服 1～2 个疗程。

【临证方解】　黄芪健脾益气；菟丝子补肾壮骨；苍术燥湿健脾助运；牡蛎

安神敛汗；麦芽和胃；甘草助黄芪益气，且能调和诸药。

佝偻病基本方

【药物组成】　补骨脂9克，制何首乌9克，五指毛桃根15克，苍术6克，五味子4克，龙骨20克（先煎），牡蛎20克（先煎），炙甘草5克。

【制用方法】　水煎服，每日1剂。

【临证方解】　补骨脂补肾壮骨，制何首乌补肝肾、健筋骨，是为主药；五指毛桃根健脾强肌，苍术燥湿健脾，均属治脾要药。五味子、龙骨、牡蛎镇惊、安神、敛汗；炙甘草甘温补气，调和诸药。全方共奏补肾壮骨、健脾强肌、宁神敛汗之效。

脾虚湿热

佝偻病患者出现骨骼改变，伴面浮肢肿、苔黄腻等。

利湿健脾方

【药物组成】　苍术6克，白术6克，黄柏6克，茯苓5克，木瓜5克，牛膝5克，栀子5克，茵陈6克，藿香3克，甘草3克。

【制用方法】　水煎服。

【临证方解】　白术、茯苓健脾益气，苍术燥湿健脾助运，木瓜通络，黄柏、牛膝、栀子、茵陈清热利湿，藿香芳香化湿。全方利湿为重，湿去则脾运得健。

八十二、性早熟

性早熟是指女孩在8岁以前、男孩在9岁以前出现第二性征，其中无特殊原因可查明者称为特发性真性性早熟。本病属于内分泌疾病，女孩较男孩多见，男女之比约为1：（4～5）。由于真性性早熟时骨成熟加速、长骨骨骺提前愈合，患儿成年身高常较正常人矮；性发育提前，月经发生过早，给患儿及家庭带来一定的社会心理压力，不利于患儿的成长。中医学认为本病病变主要在肾、肝二脏，其发生多由肝郁化火或阴虚火旺、相火妄动所致。

肾阴不足，相火偏旺

女孩乳房发育及月经提前来潮，男孩生殖器增大，阴茎勃起。伴随红潮热，盗汗，头晕，五心烦热，舌红苔黄，脉细数。

时氏早熟Ⅱ号

【药物组成】　生地黄15克，玄参15克，夏枯草20克，炙龟甲15克，牡丹皮 20 克，炒麦芽 15 克，龙胆 15 克。

【制用方法】 水煎服。

【临证方解】 生地黄、玄参补肾，牡丹皮泻肾火，夏枯草软坚散结，龙胆利湿泻肝火，炙龟甲滋阴潜阳，炒麦芽固护脾胃。

清泻相火方

【药物组成】 知母 9 克，黄柏 9 克，生地黄 9 克，茯苓 9 克，牡丹皮 9克，泽泻 9 克，炙龟甲 9 克，夏枯草 9 克，生甘草 4.5 克。

【制用方法】 水煎服。

【临证方解】 本方以生地黄、龟甲滋补肾阴，潜阳制火；黄柏、知母泻相火而坚真阴；佐以牡丹皮、泽泻、茯苓泻虚火，利湿浊；夏枯草清肝燥湿。全方配伍得当，切中病机，用于女童性早熟之肾阴不足、相火偏旺证，临床疗效较好。

肝气郁结，肝经湿热

女孩乳房及内外生殖器发育，月经来潮；男孩阴茎及睾丸增大，声音变低沉，面部痤疮，有阴茎勃起和射精。伴胸闷不舒，心烦易怒，嗳气叹息，舌红苔黄，脉弦细数。

逍遥丸加减

【药物组成】 杭白芍 15 克，柴胡 9 克，墨旱莲 10 克，女贞子 15 克，赤芍 9 克，当归 10 克，茯苓 15 克，白术 10 克，薄荷 9 克，夏枯草 10 克，穿山甲珠 6 克，荔枝核 9 克，牡丹皮 10 克。

【制用方法】 水煎服。

【临证方解】 柴胡疏肝解郁；赤芍、当归养血柔肝，散结；薄荷增强疏散条达功能；茯苓、白术健脾和胃；荔枝核化痰散结；穿山甲珠软坚散结。

蟛田蔗合剂

【药物组成】 蟛田蔗、荔枝草、甜菜子、卤地菊各 30 克，泽兰、蒲公英、白背叶、赤地利各 15 克，丹参、香附各 9 克，炙甘草 5 克。

【制用方法】 水煎服，每天 1 剂，早晚服。

【临证方解】 蟛田蔗性凉，味甘微苦涩，无毒，入心、肝、脾经，散结、活血消肿；荔枝草消瘀散结；甜菜子、泽兰活血祛瘀；卤地菊、蒲公英清热利湿；白背叶柔肝活血，健脾化湿；赤地利清热利湿，活血化瘀；丹参、香附疏肝理气解郁。全方共奏清热利湿、疏肝解郁之功。

八十三、营养性缺铁性贫血

营养性缺铁性贫血又名小细胞低色素性贫血，是小儿贫血中最常见的一种类型，由体内储存铁缺乏，使血红蛋白合成减少所致。多见于6个月～3岁的婴幼儿。其主要临床表现为皮肤黏膜苍白或苍黄、倦怠乏力、食欲不振、烦躁不安等。轻中度贫血一般预后良好，重度贫血或长期不愈者不仅影响小儿的生长发育，且可使机体抗病能力下降，易罹患感染性疾病。本病属于中医学"血虚"、"萎黄"、"虚劳"、"黄肿病"等范畴。现代研究证实，健运脾胃法可改善胃肠消化功能，增加消化液的分泌和消化酶的活性，增加胃肠平滑肌的蠕动能力，提高胃肠黏膜对营养物质和铁剂的吸收。

脾胃虚弱

面色萎黄，唇甲色淡，形体消瘦，神疲乏力，食欲不振，大便不调，舌质淡，苔薄白，脉细无力，指纹淡红。

健脾升血方

【药物组成】 生黄芪15克，党参10克，白术10克，陈皮6克。

【制用方法】 浓煎，加糖配制成糖浆剂，每次5毫升，每日3次。

【临证方解】 党参、白术健脾益气；黄芪益气养血；陈皮醒脾助运，使补而不滞。

心脾两虚

面色萎黄，唇甲色淡，形体消瘦，神疲乏力，气短懒言，心悸怔忡，夜寐不安，食欲不振，大便不调，舌质淡，苔薄白，脉细无力，指纹淡红。

健脾补血汤

【药物组成】 黄芪9克，黄精9克，当归6克，熟地黄6克，白芍6克。

【制用方法】 水煎服。

【临证方解】 黄芪、黄精健脾益气；当归、熟地黄、白芍养心补阴。全方药味精炼，共奏益气补血之功。

黄芪乌梅汤

【药物组成】 黄芪12克，乌梅6克，甘草3克，五味子6克，党参12克，当归9克，制何首乌12克，陈皮9克。

【制用方法】 水煎服。

【临证方解】 黄芪、党参益气，当归、制何首乌滋补阴血，乌梅、五味子酸甘化阴，陈皮理气醒脾，甘草调和诸药。全方功能健脾养胃、滋阴养血。

气阴两虚

面色萎黄或苍白，耳鸣目涩，动则汗出，腰膝酸软，发育迟缓，舌淡红少苔，脉细弱。

芎归补中汤

【药物组成】 当归9克，川芎6克，炒白术9克，炙黄芪12克，人参9克，炒白芍6克，炒杜仲6克。

【制用方法】 水煎服。

【临证方解】 方中黄芪、人参大补元气，白术健脾，当归、炒白芍滋阴补血，杜仲温补肝肾、强健筋骨。全方诸药合用，兼顾先天、后天，气血同补，能增强患儿体质。

 脾肾亏虚

面色苍白，神疲乏力，头晕心悸，畏寒肢冷，苔舌淡白，脉沉弱。

三参五仙汤

【药物组成】 南沙参、炒党参、丹参各15克，淫羊藿、仙鹤草10克，焦三仙各10克。

【制用方法】 水煎服。

【临证方解】 党参益气健脾；南沙参滋养胃阴；丹参益气活血；淫羊藿补肾壮阳，刺激骨髓造血功能；焦三仙健胃消食。全方脾肾双补，且补而不滞，疗效确切。

八十四、婴儿湿疹

婴儿湿疹也称"奶癣"，是婴儿皮肤对多种外界和内在因素的过敏性炎症反应。皮疹呈多样性，可有红斑、丘疹、水疱、糜烂、渗液、结痂等，皮损好发于头面，重者可波及躯干、四肢。本病病因复杂，主要与遗传、食物、昆虫叮咬、感染、日光、冷热刺激等有关，患儿痒感明显，常反复发作。中医学认为本病由禀赋不足，脾胃运化失职，内有胎火湿热，外受风热湿邪，蕴阻肌肤所致。

风热型

皮损以红色丘疹为主，头面多，剧痒，常搔抓出血，小便黄，大便干，舌红，苔薄黄，指纹紫。

消风散加减

【药物组成】 荆芥6克，防风6克，蝉蜕6克，牛蒡子6克，苦参6克，苍术6克，地肤子9克，刺蒺藜6克，当归6克，生地黄6克，胡麻仁9克，通草6克，生甘草3克。

【制用方法】 水煎服。

【临证方解】 荆芥、防风、牛蒡子、蝉蜕疏风透表；地肤子、刺蒺藜祛风清热止痒，除在表之风邪，使风从表解，不与湿合；苍术散风除湿，苦参清热燥湿，通草渗湿，使湿下走，不与热合；当归、生地黄、胡麻仁养血活血，滋阴润燥，寓“治风先治血，血行风自灭”之意；生甘草清热解毒，调和诸药。全方共奏疏风养血、清热除湿之效。

丹参茵陈煎

【药物组成】 丹参30克，茵陈30克，苦参25克。

【制用方法】 水煎，每日1剂，取1/5药液内服，余液外洗，每日2次。

【临证方解】 本方以苦参祛风燥湿止痒，丹参凉血活血，茵陈清热利湿。本方组方精炼，功能祛风除湿、活血止痒。

湿热型

皮疹潮红，上有散在粟粒大小的丘疹或疱疹，可结黄痂，小便黄，大便不调，舌红苔黄腻，指纹紫。

萆薢苡仁汤

【药物组成】 萆薢6克，薏苡仁10克，黄柏6克，白鲜皮6克，赤茯苓6克，牡丹皮6克，泽泻6克，滑石6克，通草6克，苦参6克。

【制用方法】 水煎服。

【临证方解】 萆薢、薏苡仁、黄柏、赤茯苓、泽泻、滑石、通草清热祛湿；白鲜皮、苦参清热燥湿止痒；牡丹皮凉血活血，治血中伏火，除烦热。诸药合用，功能清热除湿、解毒止痒。

涤毒祛湿汤

【药物组成】 苍耳子15克，蛇床子15克，白鲜皮15克，苍术15克，苦参15克，生大黄15克，黄柏15克，地肤子15克。

【制用方法】 水煎取滤液，待温凉后洗患处，每天1剂，早、晚各洗1次。

【临证方解】 方中蛇床子解毒除湿，苦参、白鲜皮、苍术清热燥湿，生大黄、黄柏清热解毒除湿，苍耳子祛风止痒，而地肤子有促湿毒速去而不留滞之效。本方外用，借助浴水温热之力及药物本身功效，使腠理疏通，毛窍开放，有疏通经络、调和气血的作用。

脾湿型

病程较长，皮损以丘疹、丘疱疹为主，色淡，瘙痒，水疱破后可有糜烂，渗液少，伴虚胖，面色萎黄，神疲，纳呆，大便溏，舌淡苔白，指纹淡紫。

除湿胃苓汤加减

【药物组成】 白术 6 克，苍术 6 克，厚朴 6 克，肉桂 2 克，茯苓 9 克，猪苓 9 克，泽泻 6 克，陈皮 6 克，防风 6 克，通草 6 克，滑石 6 克，甘草 4 克。

【制用方法】 水煎服。

【临证方解】 方中白术健脾除湿；苍术、厚朴、陈皮运脾燥湿；茯苓、猪苓、泽泻淡渗利湿；滑石、通草渗湿利水；防风可祛风除湿，取"风能胜湿"之义；佐少量肉桂能温运阳气，通血脉，祛湿邪；甘草调和诸药。全方共奏健脾利湿之功。

止痒洗剂

【药物组成】 艾叶 20 克，苦参 15 克，徐长卿 15 克，地肤子 15 克，苍耳子 15 克，地榆 15 克。

【制用方法】 每日 1 剂，加水 2000 毫升煎至 1200 毫升左右，置盆内熏洗，早晚各 1 次，每次洗 15 分钟。

【临证方解】 对于脾虚型湿疹，治疗宗"治湿者当用温药"之旨，方中用辛温之艾叶、徐长卿以温经通阳、祛风除湿，使邪气能透达经络而出；苦参、地肤子、苍耳子祛湿止痒；地榆有收敛之功，可减少渗出。全方配伍得当，合而奏效。

血虚风燥型

病程日久，反复发作，皮疹暗淡，皮损肥厚粗糙，或干燥脱屑，瘙痒剧烈，舌淡红苔干，指纹紫。

四物消风饮加减

【药物组成】 当归 9 克，生地黄 9 克，川芎 6 克，赤芍 6 克，防风 6 克，荆芥 6 克，僵蚕 6 克，蝉蜕 6 克，刺蒺藜 9 克，鸡血藤 6 克，甘草 4 克。

【制用方法】 水煎服。

【临证方解】 方中有四物汤之当归、生地黄、川芎、赤芍养血活血，寓"治风先治血，血行风自灭"之意；鸡血藤活血补血，疏通经络；防风、荆芥、蝉蜕、僵蚕、刺蒺藜疏风达表；甘草调和诸药。此方能养血润燥、疏风除湿，用于干燥型顽固性湿疹，疗效确切。

养血润肤方

【药物组成】 木瓜 6 克，乌梅 6 克，生地黄 6 克，赤芍 6 克，牡丹皮 6 克，薏苡仁 6 克，黄柏 6 克，土茯苓 6 克，白鲜皮 6 克，苍耳子 6 克。

【制用方法】 水煎服。

【临证方解】 木瓜舒筋活络除湿，乌梅能生津养阴，药理研究还发现两药有较好的抗过敏作用；生地黄、牡丹皮、赤芍凉血活血；薏苡仁、黄柏清热利湿；土茯苓、白鲜皮、苍耳子祛风除湿止痒。诸药合用，标本兼治，使阴血得养，风、湿、热、瘀并除。

八十五、抽动症

多发性抽动症，又称"抽动-秽语综合征"。它是儿科常见的一种神经精神性疾病。其临床特征为表情肌、颈肌或肢体肌迅速发生的不规则的运动性抽动或发声性抽动，可出现四肢及躯体的爆发性动作，可伴有多动、注意力不集中、强迫性动作等行为和情绪障碍。发病年龄以 2～15 岁之间，尤多发于 5～7 岁，男女之比（3～4）：1。

气郁化火

面红耳赤，烦躁易怒，皱眉眨眼，张口歪嘴，摇头耸肩，口出异声秽语，发作频繁，抽动有力，面红耳赤，烦躁易怒，大便秘结，小便短赤，舌红苔黄，脉弦数。

清肝达郁汤加减

【药物组成】 栀子9克，菊花6克，牡丹皮6克，银柴胡9克，薄荷6克，青皮6克，钩藤3克，白芍6克，蝉蜕6克，琥珀6克，茯苓6克，甘草6克。

【制用方法】 水煎服。

【临证方解】 本方重用栀子、菊花、牡丹皮清肝泻火，银柴胡、薄荷、青皮疏肝解郁；钩藤、白芍、蝉蜕平肝息风；琥珀、茯苓宁心安神；甘草调和诸药。诸药共奏清肝泻火，息风定痉之效。

脾虚肝旺

精神不振，喉中声响，嘴角抽动，肢体动摇，发作无常，脾气乖戾，烦躁易怒，夜寐不安，纳少厌食，舌质淡，苔白或腻，脉沉滑或沉缓。

平肝清心汤

【药物组成】 夏枯草9克，杭白芍6克，银柴胡6克，僵蚕6克，蝉蜕6克，山土瓜9克，兰花参9克，竹叶6克，炒栀子6克，淡豆豉6克，灯心草3克，甘草各3克。

【制用方法】 水煎服。

【临证方解】 本方中夏枯草、炒栀子、竹叶、淡豆豉、杭白芍、银柴胡养肝阴平肝火；僵蚕、蝉蜕息风止痉；灯心草清心火，山土瓜、兰花参健脾平肝，甘草调和诸药。全方配伍，功能健脾平肝定痉。

阴虚风动

形体消瘦，两颧潮红，五心烦热，性情急躁，挤眉眨眼，肢体震颤，口出秽语，睡眠不足，大便干结，舌质红绛，舌苔光剥，脉细数。

大定风珠

【药物组成】　天麻10克，生地12克，麦冬9克，女贞子9克，旱莲草9克，蝉蜕9克，牡蛎12克，龟板6克，鳖甲6克，白芍12克。

【制用方法】　水煎服。

【临证方解】　方中用天麻祛风止抽；生地、白芍、麦冬、女贞子、旱莲草滋阴养血；牡蛎、鳖甲、龟板滋阴潜阳以镇静止痉；蝉蜕息风止痉。全方配伍，功能滋阴潜阳，柔肝息风。

八十六、胎　黄

胎黄以婴儿出生后皮肤、面目出现黄疸为特征，因与胎禀因素有关，故称"胎黄"。与西医学中的"新生儿黄疸"相似，包括生理性黄疸和病理性黄疸。对于胎黄，临床应先辨别是生理性的，还是病理性的。然后再以八纲辨证，对病理性胎黄辨其阴阳。

湿热熏蒸

起病急，病程短，面目皮肤发黄，色泽鲜明如橘，烦躁啼哭，哭声响亮，不欲吮乳，或有发热，小便短黄，大便秘结，舌质红，苔黄腻。

茵陈蒿汤加减

【药物组成】　茵陈蒿6克，银柴胡6克，栀子3克，大黄3克，泽泻6克，车前子6克，黄芩3克，金钱草6克。

【制用方法】　水煎服。

【临证方解】　本方重用茵陈蒿清热利湿退黄；银柴胡清肝利胆，栀子清三焦湿热；大黄泻火解毒，利胆退黄；佐以泽泻、车前子利水化湿；黄芩、金钱草清热解毒。全方配伍，功能清热利湿退黄。

寒湿阻滞

起病较缓，黄疸日久不退，面目皮肤发黄，颜色晦暗，精神倦怠，时时啼

国医特效方治百病（第2版）

哭，不欲吮乳，四肢欠温，小便短小，大便溏薄，色灰白，舌质偏淡，苔白腻。

茵陈理中汤

【药物组成】 茵陈蒿6克，干姜6克，白术6克，甘草3克，党参6克，茯苓6克，薏苡仁9克，仙鹤草6克。

【制用方法】 水煎服。

【临证方解】 本方重用茵陈蒿利湿退黄；干姜、白术温中燥湿；党参益气健脾；茯苓、薏苡仁健脾渗湿；仙鹤草止泻，甘草调和诸药。诸药共奏温中化湿退黄之功。

瘀积发黄

面目皮肤发黄，色泽晦滞无华，颜色逐渐加深，腹部胀满，青筋暴露，右胁下痞块，神疲纳呆，小便短黄，大便不调或灰白，舌紫暗有瘀斑、瘀点，苔黄或白。

血府逐瘀汤加减

【药物组成】 茵陈蒿6克，柴胡6克，郁金6克，枳壳6克，仙鹤草6克，桃仁3克，当归6克，赤芍6克，炒麦芽6克。

【制用方法】 水煎服。

【临证方解】 方中茵陈蒿利湿退黄；柴胡、郁金、枳壳疏肝理气；桃仁、当归、赤芍、仙鹤草行气活血化瘀，炒麦芽疏肝理气和胃，以助退黄。全方配伍，功能活血化瘀，消积退黄。

八十七、汗 证

汗证是指小儿在安静状态下，正常环境中，全身或局部出汗过多，甚则大汗淋漓的一种病症。白昼时时汗出，动辄益甚者为自汗；寐中汗出，醒来汗止为盗汗。本病多见于5岁以内的小儿。

肺卫不固

自汗为主，以头颈、胸背部汗出明显，动则尤甚，伴有神疲乏力，面色少华，平时易患感冒，舌质淡，苔薄白，脉细弱。

玉屏风散加减

【药物组成】 黄芪12克，白术9克，防风6克，麻黄根3克，牡蛎12

克，浮小麦 9 克，大枣 6 克。

【制用方法】 水煎服。

【临证方解】 本方重用黄芪益气固表，使气旺表实，汗不外泄；白术健脾除湿，助黄芪益气固表；少佐防风助黄芪固表；牡蛎、浮小麦、大枣、麻黄根固表敛汗。全方配伍，功能益气固表。

营卫失调

汗出恶风，不发热或有低热，或表现为半身、局部出汗，舌质淡红，苔薄白，脉缓。

黄芪桂枝五物汤加减

【药物组成】 黄芪 12 克，桂枝 6 克，芍药 6 克，生姜 6 克，大枣 3 枚，浮小麦 6 克，龙骨 12 克，牡蛎 12 克，炙甘草 6 克。

【制用方法】 水煎服。

【临证方解】 本方重用黄芪益气固表；桂枝温振卫阳；配芍药敛护营阴；生姜、大枣、炙甘草调和营卫；浮小麦、龙骨、牡蛎敛阴止汗。全方配伍，共收调和营卫之功。

阴虚火旺

以盗汗为主，汗出较多，心烦少寐，寐后汗多，或伴有低热、口干、手足心灼热，颧红，口唇淡红，舌质淡，苔少或见剥苔，脉细弱或细数。

当归六黄汤

【药物组成】 当归 6 克，生地 9 克，熟地 9 克，黄芪 12 克，黄芩 6 克，黄连 3 克，黄柏 6 克，浮小麦 6 克，麻黄根 3 克，牡蛎 12 克。

【制用方法】 水煎服。

【临证方解】 方中当归、生地、熟地滋阴养血，壮水之主以制阳光；同入心营，黄芪益气固表；黄芩、黄连、黄柏清热，泻火坚阴；牡蛎、浮小麦、麻黄根固表敛汗。共奏滋阴降火止汗之功。

湿热郁蒸

汗出过多，以额、心胸为甚，汗出肤热，汗渍色黄，口臭，口渴不欲饮，小便色黄，舌质红，苔黄腻，脉滑数。

龙胆泻肝汤加减

【药物组成】 龙胆草 6 克，栀子 3 克，黄芩 6 克，柴胡 6 克，泽泻 6 克，通草 6 克，车前子 9 克，当归 6 克，生地 6 克，甘草 3 克。

【制用方法】 水煎服。

【临证方解】 方用龙胆草、栀子、黄芩、柴胡清肝泄热；泽泻、通草、车前子清利湿热；当归、生地滋阴养血和营；甘草调和诸药；诸药合用共奏清肝泄热、化湿和营之功。

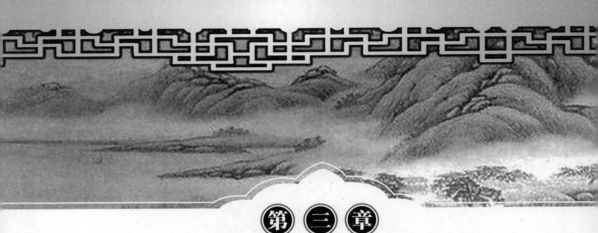

第三章

妇科病症特效方

八十八、更年期综合征

妇女更年期综合征是指妇女在自然绝经前后，因肾气渐衰，天癸渐竭，阴精不足，心肝失养而出现的月经紊乱、烘热出汗、头昏腰酸、烦躁不安、心情抑郁、失眠心悸、神疲乏力、浮肿便溏等症候群。又称为绝经前后诸症。女性更年期综合征属中医"绝经前后诸症""郁证"等范畴。

心肾不交

妇女当绝经但未绝，心神不宁，失眠多梦，腰膝酸软，舌红，苔少，脉细等。

芩心丸

【药物组成】 黄芩30克。

【制用方法】 用米醋浸7天，炙干，再浸再炙，如此7次，为末，醋糊丸如梧桐子大。每次服用70丸，空腹温酒送下，1天3次。

【临证方解】 黄芩泻实火，除湿热。《珍珠囊》：除阳有余，凉心去热，通寒格。故郁火得降，诸症悉平。

肝肾阴虚

烘热汗出，烦躁易怒，心悸失眠，腰腿酸痛，记忆力减退，情志异常，月经失调，舌红、少苔，脉细弦数。

补肾调肝方

【药物组成】 桑寄生 15 克，山萸肉 10 克，女贞子 15 克，白芍 15 克，柴胡 10 克，川续断 10 克，合欢皮 10 克，肉苁蓉 20 克。

【制用方法】 水煎服。

【临证方解】 方中肉苁蓉补肾填精；桑寄生、山萸肉、女贞子滋肾养阴；白芍、柴胡、合欢皮舒肝柔肝。诸药合用，共奏补肾调肝之功。

更年回春饮

【药物组成】 生地黄 15 克，熟地黄 15 克，茯苓 15 克，山药 15 克，知母 10 克，黄柏 6 克，女贞子 15 克，枸杞子 15 克，菟丝子 15 克，何首乌 15 克。

【制用方法】 水煎服。

【临证方解】 以熟地黄、何首乌、菟丝子、枸杞子、女贞子滋肾阴、填肾精；以知母、黄柏、生地黄清内热；以茯苓、山药健脾、养心、安神。

肝气郁结而上冲

平素性情急躁，经期延长，量多，色红，偶有血块，忧思不安，巅顶头痛，视力模糊，胸中烘热，自觉热气从少腹上冲，少腹微痛，夜寐不宁，舌暗红苔薄，脉沉细弦。

奔豚汤

【药物组成】 李根皮、粉葛根、双钩藤、淮小麦各 15 克，黄芩、半夏、白芍、酸枣仁各 10 克，当归 6 克，甘草 5 克，大枣 3 枚。

【制用方法】 水煎服。

【临证方解】 以葛根、李根皮为主药，一升一降，使郁逆之气上宣下行，伍双钩藤清热平肝，助降逆之力；黄芩、半夏苦辛寒温相配，能调理枢机；白芍、当归调养肝血，血充则气有所附，不致妄动；甘草、小麦、大枣、酸枣仁养心安神。

肾阳虚

腰膝冷痛，畏寒肢冷，便溏或五更泻，月经延后或量少，色淡质稀，舌质淡嫩，苔白，脉沉迟。

平调汤

【药物组成】 熟地黄 9 克，山药 12 克，山茱萸 9 克，茯苓 12 克，牡丹皮 12 克，泽泻 9 克，柴胡 6 克，当归 15 克，白芍 9 克，肉苁蓉 9 克，淫羊藿 9 克，龟甲 12 克，牡蛎 30 克，薄荷 6 克，鹿角胶 9 克，仙茅 6 克，补骨脂 9 克，桑寄生 12 克，续断 9 克。

【制用方法】　水煎服。

【临证方解】　方中熟地黄、山茱萸滋阴补肾调肝，为君。伍淫羊藿、肉苁蓉温补肾阳，鹿角胶、仙茅、补骨脂、桑寄生、续断加强温肾助阳之功；以山药补益肝脾肾之阴，白芍养血柔肝补肝，茯苓补中健脾，共为臣。当归养血和血、调理冲任，龟甲、牡蛎滋阴潜阳，牡丹皮清泻肝火，共为佐使。全方补肾疏肝为主，健脾安神为辅，补泻并施，于阳中求阴，阴阳双补相得益彰，使阴阳趋于平衡；肝疏则气血调畅，方证相应，收效甚佳。

八十九、子宫肌瘤

子宫肌瘤是妇科临床常见沉疴，难疗之疾，属祖国医学癥瘕范畴。多因脏腑不和，气机阻滞，瘀血内停，气聚为瘕，血结为癥。以寒凝、血瘀、痰湿及毒热多见。

寒凝

经水不通，结成血瘕，实感疼痛，得热则减，月经不调或延后，舌紫暗，脉沉或沉紧。

通经丸

【药物组成】　川椒 20 克，莪术 20 克，干漆 60 克，川乌 10 克，干姜 10克，当归 40 克，桃仁 40 克，青皮 20 克，大黄 20 克，肉桂心 20 克。

【制用方法】　上药做成细末，用醋糊丸如梧桐子大，每次空腹服用 3～10丸。如果不能耐受干漆，加鸡蛋清和药。

【临证方解】　治宜辛热散寒行血为主。本方用川椒、莪术、川乌、干姜、干漆等散寒痛经，以消坚积；当归、桃仁行血；肉桂心通血脉；青皮疏郁积之气。

血瘀

小腹有包块，积块坚硬，固定不移，疼痛拒按，肌肤少泽，口干不欲饮，月经延后或淋漓不尽，面色晦暗，舌紫暗，苔厚而干，脉沉涩有力。

理冲汤

【药物组成】　生黄芪 12 克，党参 6 克，白术 6 克，生山药 25 克，天花粉18 克，知母 18 克，三棱 6 克，莪术 6 克，鸡内金 6 克。

【制用方法】　用水适量，煎至将成，加好醋少许，多次煮沸。

【临证方解】　三棱、莪术消冲中瘀血，党参、黄芪保护气血，则瘀血去而气血不至受损；白术、山药、鸡内金健脾益气，气行则血行，同时护胃，保护气血生化之源；天花粉生津止渴；知母滋阴，使阴血生。

桂枝地鳖煎

【药物组成】 桂枝9～12克，土鳖虫15克，生地黄20～30克，当归9克，白芍9克，桃仁9克，红花9克。

【制用方法】 水煎服。

【临证方解】 桂枝温经通脉；土鳖虫、桃仁破血逐瘀；红花活血通经，散瘀止痛；生地黄、当归、白芍补血，使新血生。

痰 湿

月经周期缩短，经期延长，经量增多，面色苍白，少腹隐痛，腰酸肢软，神疲体倦，舌淡苔白，脉滑细，尺弱。

温宫消瘤汤

【药物组成】 鹿角片10克，淫羊藿15克，八月札10克，三棱15克，莪术15克，大贝母25克，生牡蛎40克，白芥子10克，川牛膝10克，土鳖虫10克，夏枯草20克，石打穿20克。

【制用方法】 水煎服。鹿角片、生牡蛎先煎。

【临证方解】 方中鹿角片、淫羊藿温补肾阳；八月札舒肝理气，活血止痛，散瘀消结；三棱、莪术、土鳖虫散瘀消瘤；大贝母、生牡蛎、白芥子化痰散结；病久郁痰化热，用石打穿、夏枯草清热散结；川牛膝引药下行。诸药合用以消散肌瘤。

毒 热

经水每超前而至，行则量偏多，色暗有块，经前乳胀。舌苔薄，边有紫点，脉细弦。

消坚汤

【药物组成】 桂枝5克，赤芍、牡丹皮各10克，茯苓12克，桃仁泥、三棱、莪术各10克，鬼箭羽20克，水蛭5克，夏枯草12克，海藻、穿山甲各10克。

【制用方法】 水煎服。在经净后服，3个月为1个疗程。

【临证方解】 方中桂枝辛散温通；牡丹皮、赤芍破瘀结，行血中瘀滞；茯苓渗湿下行；三棱、莪术逐瘀通经消积；鬼箭羽既有破瘀散结之功，又有疗崩止血之效；水蛭破血消癥，《神农本草经》曰其："逐恶血，瘀血月闭，破血瘕积聚利水道。"全方具有消癥散结的功效。

九十、子宫内膜异位症

子宫内膜异位症是子宫内膜组织生长在子宫腔被覆黏膜以外的其他部位的一种疾病,好发于生育年龄妇女,是妇科常见病。而因其病变异位内膜周期性出血和周围组织纤维化形成的痛性结节、血肿包块不易消除,故又属疑难杂病。子宫内膜异位症属中医痛经、癥瘕、不孕等范畴,也属沉痼难愈的腹中积聚病症。其病机以"血瘀"为主。

血 瘀

渐进性痛经或经期少腹、腰骶部不适进行性加剧,或周期性肛门坠痛。或经行腹痛固定不移,或绞痛,或拒按,经色紫暗、有血块,血块下痛减。

痛经汤

【药物组成】 当归、生黄芪各 20 克,川芎、桂枝、茯苓、党参、白术各 10 克,三棱、莪术、香附各 6 克,熟地黄、丹参各 15 克。

【制用方法】 水煎服。月经期间停服。

【临证方解】 方中桂枝温通经脉;熟地黄养血温阳;当归养血活血;黄芪、党参、白术益气健脾;川芎、香附、丹参行气活血;三棱、莪术破血逐瘀;茯苓善去癥瘕。诸药合用,共奏温阳益气、散寒逐瘀之效。

肾虚血瘀

有渐进性痛经或月经紊乱及不孕,腰膝酸软,头昏耳鸣,性欲淡漠,舌暗红有瘀斑,脉沉细或涩。

自拟补肾消异汤

【药物组成】 大黄 10 克,三棱 10 克,莪术 10 克,水蛭 9 克,土鳖虫 9 克,穿山甲 9 克,当归 15 克,川芎 6 克,菟丝子 12 克,淫羊藿 10 克。

【制用方法】 水煎服。

【临证方解】 大黄、三棱、莪术、当归、川芎活血化瘀;水蛭、穿山甲、土鳖虫破瘀散结,增强活血通络止痛之力;菟丝子、淫羊藿补肾藏精以助孕。诸药合用,共奏补肾祛瘀、通络止痛之功。

脾肾气虚致血瘀

经行小腹疼痛,逐月加剧,经量增多,经期延长,经色淡并有瘀块,经后头晕乏力,腰酸腿软,不孕,面色少华,纳谷欠馨,舌淡有瘀斑,脉沉细。

加味下瘀血汤

【药物组成】　大黄6克，桃仁、土鳖虫、三棱、莪术、延胡索、乌药、赤芍、淫羊藿各10克，水蛭3克，党参、当归各15克，生黄芪30克。

【制用方法】　水煎服。水蛭研粉吞。

【临证方解】　方中大黄入血分能破一切血瘀，为君药。佐桃仁、土鳖虫、水蛭、莪术、三棱破血逐瘀，尤以水蛭、土鳖虫能搜剔脏腑经络间之瘀血。张锡纯谓"水蛭专入血分，于气分丝毫无损，但破瘀血而不伤新血"，说其"善破冲任之瘀"。三棱、莪术为化瘀血之要药，性非猛烈而建功甚速。诸药合用，紧扣"祛瘀"这一治疗原则。延胡索理气活血，当归、赤芍补血和血，乌药行气，使新血生而不腻。再加黄芪、党参、淫羊藿以益气温肾助阳，推动血液运行，助活血祛瘀药清除瘀血消除癥积。

瘀久化热

经期发热，口干便秘，舌质红。

红败汤

【药物组成】　红藤18克，败酱草30克，薏苡仁30克，桃仁12克，丹参15克，赤芍12克，紫草18克，红花9克，牡丹皮10克。

【制用方法】　水煎服。

【临证方解】　重用红藤、败酱草、紫草活血化瘀，清热通络；赤芍、牡丹皮凉血化瘀；丹参、桃仁、红花消瘀通经。诸药共奏祛瘀通经之功。

九十一、阴道炎

阴道炎是妇科疾病中的多发病和常见病，严重影响妇女健康，由于存在许多传播途径，使其发病率及复发率很高，如可通过性交直接传播；通过公共浴池、浴具、游泳池、便器、衣物等间接传播；还可通过消毒不彻底的医疗器械、敷料进行医源性传播。阴道炎属中医学"阴痒"范畴，主要机制有虚实两方面，常见分型有肝肾阴虚、肝经湿热、湿虫滋生三型。

肝肾阴虚

阴痒伴白带量多。外阴皮肤粗糙，阴道黏膜充血、水肿，白带色黄呈泡沫样，味腥臭，腰膝酸软，舌红苔少，脉弦细数。

蛇床紫草汤

【药物组成】　紫草50克，苦参50克，蛇床子50克，甘草50克。

【制用方法】 水煎取汁 1000 毫升，趁热熏蒸患部 3～5 分钟后，待药汁温度降至 30～40℃时将药汁 200 毫升置入阴道冲洗器内，灌入阴道。每日 2 次，7 日为 1 个疗程。必要时男方同时治疗。

【临证方解】 紫草凉血活血，清热解毒；苦参清热燥湿杀虫；蛇床子祛风燥湿杀虫；甘草解毒，调和诸药。

肝经湿热

1. 各种阴道炎

形体肥胖，阴道分泌物增多，有恶臭味，伴轻度外阴瘙痒、烧灼感，白带呈灰白色，均匀一致，黏度低，有泡沫。舌质红，苔黄腻，脉弦滑。

加味苦参汤

【药物组成】 苦参 30 克，黄柏 20 克，蛇床子 12 克，防风 12 克，川椒 12 克，地肤子 30 克。

【制用方法】 水煎 1000 毫升，先用热汽熏阴道，待水凉后坐浴 20～30 分钟，每晚 1 次。经期禁用。

【临证方解】 苦参清热燥湿杀虫；蛇床子祛风燥湿杀虫；黄柏清热解毒，泻火燥湿；防风祛风胜湿；川椒除湿止痛杀虫；地肤子利小便，清湿热。全方具有清热、解毒、利湿、杀虫、止痒等功效。

爽阴粉

【药物组成】 蛇床子 30 克，防风、白芷、川芎各 9 克，川黄柏 30 克，枯矾 9 克，土槿皮 20 克。

【制用方法】 上药共研细末，待外阴清洁后用气囊将粉末吹入阴道呈薄雾状，并外扑在外阴，每晚 1 次，7 天为 1 个疗程。

【临证方解】 爽阴粉中蛇床子燥湿杀虫止痒，药理研究表明，本品具有明显的抗真菌、抗病毒、杀滴虫的作用及性激素样作用；黄柏清热燥湿，杀虫止痒；土槿皮杀虫止痒，散风除湿；枯矾解毒消肿，收湿抑菌止痒；白芷、防风祛风止痒；川芎活血化瘀，祛风止痛。全方具有清热利湿、杀菌止痒的功能，对滴虫性阴道炎、霉菌性阴道炎反复发作者疗效颇佳。

2. 滴虫性阴道炎

阴部瘙痒难以忍受，白带量多，色黄味腥臭，恶心，头昏。

苦参汤

【药物组成】 苦参、生地黄、金银花、蛇床子、泽泻各 10 克，黄柏 6 克，车前子 12 克，生甘草 3 克。

【制用方法】 水煎服或水煎成 1000 毫升，每日 1 剂，分 2 次坐浴。

【临证方解】 苦参清热燥湿杀虫；蛇床子祛风燥湿杀虫；黄柏清热解毒，

泻火燥湿；生地黄清热凉血，养阴生津；金银花清热解毒；泽泻、车前子渗湿，利小便；生甘草调和诸药。

3. 滴虫性、霉菌性阴道炎

外阴瘙痒，伴白带增多，呈泡沫状，黄绿色，有臭味。伴尿频、尿痛。舌红，苔黄腻，脉弦滑而数。

阴道炎洗方

【药物组成】　苦参、百部、黄柏、血竭、儿茶、蛇床子、花椒、枯矾各20克。

【制用方法】　上药加水 2000 毫升煎至约 1000 毫升后，熏洗外阴及坐浴30 分钟，每日 2 次，7 日为 1 个疗程，2 日用 1 剂，共 3 个疗程。经期禁用。

【临证方解】　方中苦参、黄柏、蛇床子清热燥湿，血竭、儿茶、枯矾、花椒、百部均可杀虫止痛。上药合并，共奏清热解毒、杀虫止痒、燥湿止带之功。

湿虫滋生

1. 阴道炎阴痛阴痒

阴部瘙痒，如虫行状，甚则奇痒难忍，灼热疼痛，带下量多，色黄呈泡沫状，或色白如豆腐渣状，臭秽，心烦少寐，口苦咽干，小便黄赤，舌红，苔黄腻，脉滑数。

艾叶汤

【药物组成】　防风 18 克，大戟 12 克，艾叶 30 克。

【制用方法】　水煎，温洗阴中，1 天 3 次。

【临证方解】　防风祛风胜湿；大戟利水；艾叶理气血，温经逐寒湿。

2. 滴虫性阴道炎

阴部瘙痒，带下量多呈乳白色泡沫状，白黄相杂，有腥臭味，阴部瘙痒难忍，腰膝酸软，身疲乏力。舌红，苔黄腻，脉弦细。

黄柏洗剂

【药物组成】　黄柏 10 克，地肤子 20 克，蛇床子 20 克，透骨草 15 克，白鲜皮 20 克，苦参 15 克，蛇蜕 10 克，蝉蜕 10 克。伴赤带者加地榆 10 克；伴腥臭味者加鱼腥草 15 克、金银花 20 克。

【制用方法】　煎液外洗，每日 1 剂，7 天为 1 个疗程。患者用洗液趁热熏洗外阴，每日 2 次，每次 30 分钟。治疗期间禁忌性交，忌食辛辣之物、海鲜。妊娠及月经期停用。

【临证方解】　方中苦参、黄柏、蛇床子、地肤子清热燥湿；透骨草祛风除湿；白鲜皮祛风燥湿，清热解毒；蛇蜕祛风杀虫；蝉蜕散风热。全方共奏祛风燥湿、清热解毒之功。

3. 霉菌性和滴虫性阴道炎

外阴瘙痒，大量白带，检查外阴潮红，白带呈豆腐渣状。

复方苦参散

【药物组成】 苦参、蛇床子、川黄连、黄柏各 60 克，枯矾、硼砂各 120 克，冰片 2 克。

【制用方法】 制法：先将苦参、蛇床子、川黄连、黄柏烘干研粉，过 120 目筛；其次将枯矾研末过筛；再将硼砂置于铁锅内烤干去水后过筛；然后将各种粉末混匀过筛，装瓶密封备用。用法：先排空小便，用窥阴器扩开阴道，以 0.1% 高锰酸钾水冲洗阴道、外阴。擦干阴道、外阴，用药匙取复方苦参散 2g 散布阴道内，再用棉签蘸取药粉散布在阴道口、小阴唇皱褶及大小阴唇沟，每天治疗 1 次，7 天为 1 个疗程。

【临证方解】 方中苦参、黄柏、蛇床子清热燥湿；枯矾杀虫止痛；硼砂解毒防腐；冰片、川黄连散郁火。上药合并，共奏清热解毒、杀虫止痒、燥湿止带之功。

4. 霉菌性阴道炎

外阴瘙痒，时有灼痛，伴白带量多，呈豆腐渣样，舌质红，苔黄厚，脉滑略数。

【药物组成】 鲜萆草 200 克。

【制用方法】 加水 1000 毫升煎 20 分钟，至 500 毫升。每日局部熏洗坐浴 2 次，洗后用带线棉球浸汁放入阴道 3～4 小时后取出。

【临证方解】 鲜萆草性寒以清热，味苦以燥湿、解毒。用鲜品煎汤外洗，兼阴道内置，直接作用于病灶，从而起到除痒、止带之功效。

九十二、宫颈炎

宫颈炎是育龄期妇女常见病，分急性宫颈炎与慢性宫颈炎两种。主要症状是白带增多。急性宫颈炎白带呈脓性，伴下腹及腰骶部坠痛，或有尿频、尿急、尿痛等膀胱刺激征。慢性宫颈炎白带呈乳白色黏液状，或淡黄色脓性；重度宫颈糜烂或有宫颈息肉时，可呈血性白带或性交后出血。轻者可无全身症状，当炎症沿子宫骶骨韧带扩散到盆腔时，可有腰骶部疼痛，下腹部坠胀感及痛经等，每于排便、性交时加重。此外，黏稠脓性的白带不利于精子穿过，也可引起不孕。宫颈炎相当于中医学的"妇人腹痛"范畴，主要机制为冲任虚

国医特效方治百病（第2版）

衰，胞脉失养，"不荣则痛"，以及冲任受阻，胞脉失畅，"不通则痛"。临床常见气滞血瘀、湿热下注及寒湿凝滞等类型。

湿毒型

带多色黄或似脓性，下腹坠痛，腰骶酸痛，尿赤，发热，苔黄腻，脉细数或弦数。

宫颈回春宝

【药物组成】 白蔹 40 克，大黄 6 克，薏苡仁 30 克，蒲公英 30 克，黄柏 30 克，鱼腥草 40 克，生黄芪 30 克。

【制用方法】 上药共研为极细末装入胶囊（0.5 克/粒）备用。于月经干净 3 日后，临睡前将 1 粒胶囊纳入阴道内，7 日为 1 个疗程，6 个疗程后统计疗效。

【临证方解】 白蔹清热解毒，消肿生肌，未脓可消，已脓可拔，脓尽可敛；大黄凉血解毒；薏苡仁利湿排脓；蒲公英、鱼腥草、黄柏清热解毒；生黄芪托毒排脓。诸药合用则有利湿解毒、生肌敛疮之妙。

湿热下注

带下量多，色黄或白，或呈脓性，或赤白相兼，腰酸坠胀，或有接触性出血，或有阴痒，口苦咽干，舌红，苔黄薄腻，脉弦滑。

大黄珍珠散

【药物组成】 珍珠适量，大黄适量。

【制用方法】 珍珠适量粉碎后水飞法提取，烘干，过 180 目筛得细粉；大黄适量切片，干燥，粉碎，过 100 目筛。二者再按适当比例混合成大黄珍珠散。用药方法：患者取截石位，清洗外阴，用窥阴器暴露宫颈，擦净宫颈表面分泌物后，将大黄珍珠散敷涂于宫颈糜烂面。一般 1 次用大黄粉 3～5 克、珍珠粉 1 克。待药末吸附后，再将少许药粉洒于特制带尾线的棉球表面填塞于阴道内，使药粉贴附于宫颈表面，12 小时后取出棉纱球。经净后 2～3 天开始用，每日 1 次。10 天为 1 个疗程，连续用 2 个疗程，停药 20 天后复查。

【临证方解】 方中珍珠清热坠痰，解毒生肌；大黄攻积导滞，泻火凉血，逐瘀通经。

气滞血瘀

带下量多，色淡或黄，质黏稠如涕或夹血丝，甚至接触性出血，伴腰腹疼痛。

经验方

【药物组成】 云南白药、三七各 8 克，当归 10 克，赤芍 6 克，丹参、白及、白芷、煅龙骨各 5 克，川芎、生大黄、香附各 4 克。

【制用方法】 水煎服。

【临证方解】 本方云南白药、三七、当归、赤芍、川芎、丹参、大黄、白芷、白及活血化瘀，止血生肌，止带；煅龙骨收涩止带；香附理气止痛。

寒湿凝滞

少腹冷痛、隐痛，得温则减，带下量多色白，舌淡紫，苔白或腻，脉沉或滑。

止带散

【药物组成】 儿茶 3 克，枯矾、大黄炭、黄柏、苦参各 6 克，炉甘石、赤石脂、滑石、蛇床子、野菊花各 8 克。

【制用方法】 使用时以 25 厘米细线系净棉球 1 块，蘸足药末，晚睡前放入阴道内。隔日更换 1 次。月经前后 3 天禁用。治疗期间避免同房。

【临证方解】 方中枯矾、炉甘石、赤石脂、滑石固涩收湿止带，敛疮生肌；黄柏、野菊花、苦参、大黄炭解毒燥湿；蛇床子壮阳杀虫而制寒凉之弊；儿茶敛疮。且炉甘石溶解吸收创面分泌物，呈收敛保护作用；枯矾抑制黏膜分泌；赤石脂吸附毒物毒素，保护黏膜；滑石收敛分泌物，保护创面，促进愈合；黄柏抗菌而减少充血水肿；儿茶、野菊花、大黄炭、苦参为广谱抗菌药，而蛇床子对滴虫有杀灭作用，配合保护疮面药不刺激局部，用后无毒副作用，消除症状快，故临床疗效满意。

九十三、盆腔炎

慢性盆腔炎是指女性内生殖器官（子宫、输卵管、阔韧带）周围结缔组织及盆腔腹膜发生的慢性炎症，是常见的妇科炎症。中医认为，该病系因禀赋不足，摄生不慎，阴户不洁或劳倦过度所致，属妇科"带下"、"痛经"、"癥瘕"等，因外邪入侵，客于胞宫，脉络受阻，气血不行，瘀血内滞而形成。

湿热毒邪

下腹部坠胀疼痛，腰骶痛，伴有白带增多或脓性白带。

丹芍盆炎汤

【药物组成】 丹参 15 克，赤芍 15 克，当归 10 克，桃仁 10 克，乌药 12

克，延胡索 10 克，香附 10 克，川楝子 10 克，蒲公英 25 克，白花蛇舌草 18 克，败酱草 30 克。

【制用方法】 水煎服。

【临证方解】 丹参、赤芍、当归、桃仁活血化瘀；乌药、延胡索、香附、川楝子行气止痛；蒲公英、白花蛇舌草、败酱草等清热解毒。

肝脾不和

下腹疼痛、坠胀，腰骶部酸痛，月经量多或涩少或淋漓不断，痛经、带下量多或不孕等。

当归芍药散

【药物组成】 当归 10 克，白芍 30 克，川芎 10 克，白术 10 克，云茯苓 10 克，泽泻 10 克。

【制用方法】 水煎服。

【临证方解】 川芎、当归、白芍养血润肝，和血行滞，白术、云茯苓、泽泻补脾渗湿，使脾不为湿困，则营卫调和，气血通畅，共同体现养血、润肝、运脾法则。重用白芍，不但养血，更重要的是平补柔肝止痛。

脾肾虚损

下腹坠胀，腰骶部酸痛，常在劳累、性交后、排便时及月经前后加重，可伴低热，月经增多。

红藤败酱汤

【药物组成】 红藤、败酱草、淮山药各 30 克，蒲公英、金银花、连翘、茯苓各 15 克，益母草、白术、丹参各 20 克，薏苡仁 45 克，柴胡 12 克，枳壳、炮穿山甲、橘核、青皮、延胡索、乌药各 10 克。

【制用方法】 水煎服。

【临证方解】 方用蒲公英、益母草、金银花、连翘、红藤、败酱草清下焦湿热；柴胡清热解毒；茯苓、白术、淮山药、薏苡仁健脾益肾祛痰湿；柴胡、枳壳疏肝理气而止痛；丹参、橘核、青皮、延胡索、乌药活血调经，祛瘀散结止痛；炮穿山甲祛瘀散结，消肿排脓。诸药相伍，可起到扶正不滞邪、祛邪不伤正的作用，使缠绵病邪渐除。

气虚血瘀

慢性盆腔痛，常在劳累、性交后及月经前后加剧，不孕，白带增多，月经失调，乏力，舌质稍暗，苔薄白，脉细弦。

加味升带汤

【药物组成】 炒白术 30 克，人参 9 克，肉桂（后下）3 克，茯苓 9 克，制半夏 9 克，沙参 15 克，连翘 15 克，丹参 15 克，延胡索 12 克，木香 6 克。

【制用方法】 水煎服。

【临证方解】 白术、人参健脾益气，扶正补虚；丹参、延胡索活血散瘀，以活血扶正为主；肉桂散寒；茯苓利湿；半夏燥湿化痰，消痞散结；沙参养阴；连翘清热解毒；木香行气，则盆腔痛自除，癥瘕可消。

九十四、宫颈癌

宫颈癌是妇科常见的恶性肿瘤，早期采取手术或/和放疗是较好的治疗方法。手术、放化疗后采用中医药治疗有一定效果。

气阴两虚，余邪未清

宫颈癌术后，阴道出血，乏力、少气、神疲，小腹胀痛，面色无华，大便数日一行，小便短少色黄。舌红少苔质，脉细沉。

自拟方

【药物组成】 生地黄 9 克，熟地黄 9 克，天花粉 15 克，太子参 15 克，白毛藤 30 克，土茯苓 15 克，丹参 10 克，生薏苡仁 12 克，椿根皮 10 克，黄柏 9 克，白芍 9 克，酸枣仁 9 克，柏子仁 9 克，八月札 30 克。

【制用方法】 水煎服。

【临证方解】 生地黄、熟地黄、天花粉、太子参益气养阴；白毛藤、土茯苓、椿根皮、黄柏、薏苡仁解毒化湿；丹参活血化瘀；白芍柔肝养血；八月札疏肝理气；另斟加安神之酸枣仁、柏子仁。全方共奏扶正补血活血之功。

脾胃虚衰

宫颈癌放化疗后小腹疼痛，阴道不规则出血，白带浑浊如米泔，绵绵不断，有恶臭，头晕心慌，四肢无力，胃痛纳差。舌质淡白，苔白腻，六脉衰微。

香砂六君子汤加味

【药物组成】 党参 20 克，白术、茯苓各 15 克，甘草 6 克，木香 3 克，砂仁、陈皮、生半夏各 6 克，半枝莲、白花蛇舌草各 30 克，蜈蚣 3 条，海螵蛸 15 克，三七粉 6 克。

【制用方法】 水煎服。三七粉冲服。

【临证方解】 方中党参健脾养胃，白术健脾燥湿，佐以茯苓渗湿健脾，甘草调中，加入木香、砂仁理气散寒，即以香砂六君子汤健脾养正；加入陈皮、半夏，从扶脾治本中兼化痰湿；再加半枝莲、白花蛇舌草、蜈蚣等以祛邪抗癌；海螵蛸止血，三七粉补血活血，使新血生而不腻。

九十五、不孕症

女子婚后夫妇同居 2 年以上，配偶生殖功能正常，未避孕而未受孕者；或曾孕育过，未避孕又 2 年以上未再受孕者，称为"不孕症"。不孕主要与肾气不足，冲任气血失调有关。临床常见肾虚、肝郁、痰湿、血瘀等类型。

肾 虚

1. 肾气虚

(1) 胸满不思食不孕

妇人饮食少思，胸膈满闷，终日倦怠思睡，一经房事，呻吟不已，此为肾气不足，夫气宜升腾，不宜消降。

并提汤

【药物组成】 大熟地黄 30 克，巴戟天 15 克，白术 30 克，人参 15 克，黄芪 15 克，山萸肉 12 克，枸杞子 9 克，柴胡 3 克。

【制用方法】 水煎服。

【临证方解】 方中熟地黄滋阴补血，巴戟天补肾阳，山萸肉补肝肾，枸杞子补肾滋阴，人参、白术、黄芪健脾益气扶正，佐以柴胡升阳舒肝。本方妙在立方不峻补肾火，所以不用桂附等药，但专补肾气，使脾胃之气不复下陷，则带脉气充，胞胎气暖，自然受孕无难矣。

(2) 腰酸腹胀不孕

妇人腰酸背楚，胸满腹胀，倦怠欲卧，百计求嗣，不能如愿，是为任督之困。

升带汤

【药物组成】 白术 30 克，人参 9 克，沙参 15 克，肉桂 3 克，荸荠粉 9 克，鳖甲 9 克，茯苓 9 克，法半夏 3 克。

【制用方法】 水煎服。

【临证方解】 此方利腰脐之气，升补任督之气也，任督之气升，而癥瘕自有难容之势，况方中有肉桂以散寒，荸荠以祛积，鳖甲之攻坚，茯苓之利湿，有形自化于无形，满腹皆升腾之气矣，何至受精而再坠乎哉。

2. 肾阳虚

（1）血海虚寒不孕

自出嫁后未育子女，平时畏寒凉，热时也不敢吃瓜果。舌淡，苔薄，脉沉细。

温冲汤

【药物组成】 生山药 30 克，当归身 12 克，附子 6 克，肉桂 6 克，补骨脂 9 克，小茴香 6 克，核桃仁 6 克，紫石英 30 克，鹿角胶 6 克。

【制用方法】 鹿角胶另炖，与煎好的汤药同服。肉桂去粗皮后下，补骨脂捣细，小茴香炒，紫石英煅、研细，上四味与其余药水煎服。

【临证方解】 方中重用紫石英，取其性温质重，能引诸药直达于冲中；重用山药健脾补肺，固肾益精，为君药。当归身补血；附子、肉桂补火助阳；补骨脂补肾助阳；小茴香温肾散寒；核桃仁补肾；鹿角胶补血。全方共奏温肾助阳之功。

（2）子宫久冷之不孕

婚久不孕，月经后期，量少色淡，甚则闭经，腹冷肢寒，性欲淡漠，小便频数，舌淡，脉沉细而迟。

艾煎丸

【药物组成】 吴茱萸 10 克，当归 10 克，干姜 10 克，厚朴 10 克，陈皮 10 克，小茴香 10 克，煅牡蛎 10 克，肉桂 9 克，禹余粮 30 克，艾叶 30 克，炙香附 15 克。

【制用方法】 上药研为细末，醋面糊为丸，每次服用 50 丸，饭前艾醋汤送服。

【临证方解】 方中重用艾叶理气血，温经逐寒湿；吴茱萸温中止痛；当归补血；干姜、小茴香、肉桂补火助阳；厚朴温中下气；陈皮、禹余粮补脾；煅牡蛎敛阴潜阳；炙香附止痛调经。

（3）子宫虚冷，久无子嗣

妇人子宫虚冷，带下白淫，面色萎黄，四肢酸痛，倦怠无力，饮食减少，经脉不调，血无颜色，肚腹时痛，久无子嗣。

艾附暖宫丸

【药物组成】 艾叶 15 克，炙香附 25 克，吴茱萸 12 克，川芎 12 克，白芍 12 克，黄芪 12 克，川椒 15 克，续断 9 克，生地黄 10 克，肉桂 5 克。

【制用方法】 上药研为细末，上好米醋打糊为丸，饭前淡醋汤送服。

【临证方解】 方中艾叶理气血，温经逐寒湿；炙香附止痛调经；吴茱萸温中止痛；川椒、肉桂补火助阳；川芎、白芍、黄芪补益气血；佐以续断补肝肾，调血脉。

（4）下部冰冷不受孕

妇人下身冰冷，非火不暖，交感之际，阴中绝无温热之气，是胞胎寒之极。

温胞饮

【药物组成】 白术 30 克，炙巴戟天 15 克，人参 12 克，杜仲炭 12 克，菟丝子 12 克，山药 12 克，芡实 12 克，肉桂 6 克，炮附子 5 克，补骨脂 6 克。

【制用方法】 附子先煎 2 小时，口尝不麻为要。上药水煎服。

【临证方解】 方中白术健脾益气；炙巴戟天、补骨脂补肾阳；人参大补元气；杜仲炭、菟丝子补肝肾；山药、芡实健脾固肾益精；肉桂、附子温中散寒。此方之妙，补心而即补肾，温肾而即温心，心肾之气旺，则心肾之火自生，心肾之火生，则胞胎之寒自散。

3. 肾阴虚

妇人骨蒸夜热，遍体火焦，口干舌燥，咳嗽，难于生子，是为骨髓内热乎，必补肾之阴。

清骨滋肾汤

【药物组成】 地骨皮 30 克，牡丹皮 15 克，沙参 15 克，麦冬 15 克，玄参 15 克，五味子 5 克，白术 9 克，石斛 6 克。

【制用方法】 水煎服。

【临证方解】 地骨皮清热凉血，为君药。辅以牡丹皮增强清热凉血之功；沙参、麦冬、玄参养阴；五味子滋肾生津；白术健脾益气；石斛生津益胃，清热养阴。此方之妙，补肾中之精，凉骨中之热，不清胞胎，而胞胎自无太热之患，然阴虚内热之人，原易受妊，今因骨髓过热，所以受精而燥，以致难于育子，本非胞胎之不能受精，所以稍补其肾，以杀其火之有余，而益其水之不足，便易种子耳。

肝郁

1. 月经不调不孕

多年不孕，月经先后不定期，量多少不定，经前乳房胀痛，胸胁不舒，小腹胀痛，精神抑郁，或烦躁易怒，舌红，苔薄，脉弦。

加减正元丹

【药物组成】 香附 30 克，当归身 15 克，川芎 6 克，白芍 25 克，生地黄 18 克，阿胶 12 克，枳壳 9 克，艾叶 6 克。

【制用方法】 香附同艾叶，醋浸 2 天，分作 3 份，一份用盐水炒，一份酥炙，一份用奶炒；上药为末，米醋煮，山药粉糊丸如梧桐子大。每次服用 4 钱，空腹服。忌莱菔子。

【临证方解】 香附理气解郁，止痛调经，为君药；当归身、川芎、白芍、生地黄为四物汤以补血；阿胶滋阴补血，加强补血之功；枳壳理气宽中以行气解郁；佐以艾叶理气温经。

2. 少腹急迫不孕

妇人少腹之间，自觉有紧迫之状，急而不舒，不能生育，此人人之所不识也，谁知是带脉之拘急乎，夫带脉系于腰脐之间。

宽带汤

【药物组成】　白术 30 克，巴戟天肉 15 克，补骨脂 3 克，人参 9 克，麦冬 9 克，杜仲炭 9 克，大熟地黄 15 克，肉苁蓉 9 克，白芍 9 克，当归 6 克，五味子 9 克，建莲子 20 粒（不去心）。

【制用方法】　水煎服。

【临证方解】　此方之妙，脾胃两补，而又利其腰脐之气，自然带脉宽舒，可以载物而胜任矣，或疑方中用五味子、白芍之酸收，不增带脉之急，而反得带脉之宽，殊不可解，岂知带脉之急，由于气血之虚，盖血虚则缩而不伸，气虚则挛而不达，用芍药之酸，以平肝木，则肝不克脾，用五味子之酸以生肾水，则肾能益带，似相碍而实相济也，何疑之有。

痰湿

1. 素体肥胖之不孕

婚久不孕，形体肥胖，经行延后，甚或闭经，带下量多，色白、质黏、无臭，头昏心悸，胸闷泛恶，苔白腻，脉滑。

启宫丸

【药物组成】　川芎 18 克，白术 18 克，半夏曲 18 克，香附 18 克，茯苓 9 克，神曲 9 克，橘红 3 克，甘草 3 克。

【制用方法】　为丸，开水送服。

【临证方解】　橘红、半夏曲、白术燥湿以除痰，香附、神曲理气以消壅，川芎散郁以活血，茯苓、甘草去湿和中，助其生气，则壅者通，塞者启矣。

加味补中益气汤

【药物组成】　人参 18 克，生黄芪 18 克，柴胡 6 克，甘草 6 克，当归 18 克，白术 30 克，升麻 3 克，陈皮 5 克，茯苓 20 克，法半夏 18 克。

【制用方法】　水煎服。

【临证方解】　本方以黄芪益气，为君药；人参、白术、甘草健脾益气，为臣药；配陈皮理气，当归补血，均为佐药；升麻、柴胡升举下陷清阳，为使药。此方之妙，妙在提脾气而升于上，作云作雨，则水湿反利于下行，助胃气而消于下，为津为液，则痰涎转易于上化，不必用消化之品以损其肥，而肥自无碍，不必用浚决之味以开其窍，而窍自能通，阳气充足，自能摄精，湿邪散除，自可受种，何肥胖不孕之足虑乎。

2. 胸满少食不孕

妇人素性恬淡，饮食少则平和，多则难受，或作呕泄，胸膈胀满，久不受孕，是为脾胃虚寒。

温土毓麟汤

【药物组成】 炙巴戟天 30 克，覆盆子 30 克，白术 15 克，人参 12 克，怀山药 15 克。

【制用方法】 水煎服。

【临证方解】 炙巴戟天补肾阳；覆盆子补肝肾助阳；白术、人参补益脾土；山药健补肺脾肾。此方之妙，温补脾胃，而又兼补命门与心包络之火，药味不多，而四经并治，命门、心包之火旺，则脾与胃无寒冷之虞，子母相顾，一家和合，自然饮食多而善化，气血旺而能任，带脉有力，不虞落胎，安有不玉麟之育哉。

九十六、带 下

带下的量明显增多，色、质、气味发生异常，或伴全身、局部症状者，称为"带下病"。主要病因是"湿"邪。临床常见分型有脾肾阳虚、肾阳虚、阴虚夹湿、湿热下注、湿毒蕴结。这里仅介绍以下三种证型。

肾阳虚

1. 赤白带下

白带增多，医治多年不愈，下身凉甚。舌淡润，苔薄白，脉沉细而迟。

清带汤

【药物组成】 生山药 30 克，生龙骨 25 克，生牡蛎 25 克，海螵蛸 18 克，茜草 9 克。

【制用方法】 生龙骨与生牡蛎先煎，与余药水煎服。

【临证方解】 本方用龙骨、牡蛎以固脱，茜草、海螵蛸以化滞，更用生山药以滋阴固元气。

2. 子宫久冷

带下量多，色白清冷，稀薄如水，淋漓不断，畏寒肢冷，小腹冷感，小便频数，夜间尤甚，大便溏薄，舌质淡，苔薄白，脉沉细而迟。

艾茱丸

【药物组成】 艾叶 30 克，苍术 20 克，香附 20 克，吴茱萸 20 克，陈皮 20 克。

【制用方法】 上药用米醋 5 升，慢火煮至醋干，晒干研为细末，醋糊为丸，如梧桐子大，每服 70 丸，饭前用淡醋汤送下。

【临证方解】 方中艾叶温中散寒；吴茱萸温中止痛，理气燥湿；苍术健脾燥湿；香附理气解郁，止痛调经；陈皮理气健脾，燥湿化痰。

阴虚夹湿

赤白带下，腹痛，不思饮食日久，阴部干涩或灼热感，头晕耳鸣，舌红，苔少或微腻，脉细。

严氏当归煎丸

【药物组成】 当归 40 克，白芍 30 克，赤芍 25 克，熟地黄 10 克，阿胶 20 克，续断 15 克，地榆 15 克，牡蛎 10 克。

【制用方法】 上药为末，醋糊丸如梧桐子大，空腹用米汤送下 5～20 丸。

【临证方解】 带下既久，精血俱伤，法当调补精血为主。本方用当归、白芍、熟地黄、阿胶、续断等补血益精，地榆清下焦湿热，牡蛎固滑脱。

湿毒蕴结

妇人有带下而色黄者，宛如黄茶浓汁，其气腥秽。小腹疼痛，腰骶酸痛，口苦咽干，小便短赤，舌红，苔黄腻，脉滑数。

易黄汤

【药物组成】 山药 30 克，芡实 30 克，黄柏 6 克，车前子 3 克，白果 10 枚。

【制用方法】 山药炒，芡实炒，黄柏盐木炒，车前子酒炒，白果碎。水煎服。

【临证方解】 盖山药、芡实专补任脉之虚，又能利水，加白果引入任脉之中，更为便捷，所以奏功之速也。至于用黄柏，清肾中之火也，肾与任脉相通以相济，解肾中之火，即解任脉之热矣。

九十七、痛 经

凡在经期或经行前后，出现周期性小腹疼痛，或痛引腰骶，甚至剧痛晕厥者，称为"痛经"。本病的发生与冲任、胞宫的周期性生理变化密切相关。常见分型有肾气亏损、气血虚弱、气滞血瘀、寒凝血瘀和湿热蕴结。

肾气亏损

经期或经后，小腹隐隐作痛，喜按，月经量少，色淡质稀，头晕耳鸣，腰膝酸软，小便清长，面色晦暗，舌淡，苔薄，脉沉细。

调肝汤

【药物组成】 当归 12 克，白芍 12 克，山茱萸 9 克，巴戟天 6 克，甘草 6 克，山药 15 克，阿胶 15 克。

【制用方法】 水煎服。

【临证方解】 方中巴戟天、山茱萸补肾气，填肾精；当归、白芍、阿胶养血缓急止痛；山药、甘草补脾肾，生精血。全方共奏补肾填精养血、缓急止痛之功。

气滞血瘀

1. 气滞

经前或经期，小腹胀痛拒按，胸胁、乳房胀痛，经行不畅，经色紫暗有块，块下痛减，舌紫暗或有瘀点，脉弦或弦涩有力。

牛膝散

【药物组成】 牛膝 20 克，肉桂心、赤芍、桃仁、延胡索、当归、牡丹皮、木香各 15 克。

【制用方法】 上药研为细末，空腹温酒调下。

【临证方解】 方中牛膝活血祛瘀，祛风利湿，为君药；肉桂心祛瘀生肌；赤芍、当归补血活血；桃仁破血行瘀；延胡索活血散瘀，理气止痛；牡丹皮凉血散瘀；木香行气止痛。

2. 血瘀 （经水未来腹先痛）

妇人有经前腹痛，数日而后经水行者，其经来多是紫黑块，舌紫暗，脉弦或弦涩有力。

宣郁通经汤

【药物组成】 白芍 15 克，当归 15 克，牡丹皮 15 克，山栀子 12 克，白芥子 9 克，柴胡 6 克，香附 6 克，川郁金 6 克，黄芩 6 克，生甘草 6 克。

【制用方法】 水煎服。

【临证方解】 白芍养血调经，平肝止痛；当归补血和血，调经止痛；牡丹皮清热凉血，活血化瘀；山栀子清热泻火凉血；白芥子温中散寒，通络止痛；

柴胡疏散退热，升阳舒肝；香附理气解郁，止痛调经；郁金行气解郁，凉血破瘀；黄芩泻实火而止血；甘草调和诸药。此方补肝之血而解肝之郁，利肝之气而降肝之火，所以奏功之速。

寒凝血瘀

1. 寒凝血瘀

经前或经期，小腹冷痛拒按，得热则痛减；经血量少，色暗有块，微寒肢冷，舌暗苔白，脉沉紧。

艾附丸

【药物组成】 熟艾叶 20 克，炙香附 30 克。

【制用方法】 熟艾叶、炙香附作饼，用姜汁和神曲做成丸，砂仁汤送下。

【临证方解】 熟艾叶温经散寒；香附理气解郁，止痛调经。二药合用，以达散寒行血之功。

2. 下焦寒湿

妇人经水将来三五日前，而脐下作痛，状如刀刺者。舌紫暗，苔薄白或微腻，脉细或滑。

温脐化湿汤

【药物组成】 白术 30 克，白茯苓 12 克，山药 15 克，巴戟天 15 克，白扁豆 12 克，白果 10 枚，建莲子 30 枚。

【制用方法】 白扁豆炒捣，白果捣碎，建莲子不去心。上药水煎服，经未来前 10 日服之，四剂而邪气去。

【临证方解】 此方君用白术，以利腰脐之气；茯苓健脾渗湿；巴戟天、白果通任脉；白扁豆、山药、莲子以卫冲脉，所以寒湿扫除，而经水自调，可受妊矣。

湿热蕴结

行经腹痛如刮，疼痛难忍，脉细软，尺脉沉弱。

经验方

【药物组成】 黄连 30 克，炒香附 40 克，五灵脂 18 克，当归身尾 12 克。

【制用方法】 黄连酒煮，五灵脂半炒半生。上药为末糊为丸，空腹开水送下 3～4 克。

【临证方解】 黄连清热燥湿，泻火解毒；香附理气解郁，止痛调经；五灵脂行血止痛；当归身尾补血调经。

九十八、闭 经

女子年逾 18 周岁，月经尚未初潮，或已行经而又中断达 3 个月以上者，称为闭经。发病机制主要是冲任气血失调，有虚、实两方面。常见分型有肾虚、脾虚、血虚、气滞血瘀、寒凝血瘀和痰湿阻滞等。

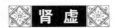 **肾 虚**

1. 肾阴虚

（1）阴血不足之闭经

婚后一直未行经，身体瘦弱，饮食减少，干咳无痰，无心烦热，诊其脉细数有力。

资生汤

【药物组成】 生山药 25 克，玄参 12 克，白术 9 克，生鸡内金 3 克，牛蒡子 3 克。

【制用方法】 生鸡内金捣碎，牛蒡子炒捣，与其余药水煎服。

【临证方解】 鸡内金为鸡之脾胃，其性平和，有以脾胃补脾胃之妙，故能健补脾胃，特立奇功。配以生山药健脾补肺，固肾益精。白术健脾益气，加强补脾益气之功。玄参微寒，其味甘胜于苦，不至于寒凉伤脾胃，故用之以去上焦之浮热；且能补肾气，故以其治阴虚者尤宜。牛蒡子体滑气香，引药下行，为佐使之药。

（2）阴虚闭经

闭经，饮食减少，身体羸瘦，渐觉灼热，脉数，细而无力。

资生通脉汤

【药物组成】 白术 9 克，生怀山药 30 克，生鸡内金 6 克，龙眼肉 18 克，山萸肉 12 克，枸杞子 12 克，玄参 9 克，杭白芍 9 克，桃仁 6 克，红花 3 克，甘草 6 克。

【制用方法】 水煎服。

【临证方解】 本方白术健胃之阳，使之润动有力；山药、龙眼肉滋胃阴；鸡内金运化诸补药之力，使之补而不滞；玄参退热；山萸肉、枸杞子补其肾；甘草为补脾之正药，与方中山萸肉并用，更有酸甘化阴之妙；桃仁、红花为破血之要品，方中少用之，非取其破血，欲借之以活血脉通经络也。

2. 肾阳虚

月经量少，色暗红或红，无血块，经行 2～3 天净，小腹无所苦，腰部微觉酸胀。脉细，尺部稍弱，舌质淡红，舌边略有齿痕，舌苔薄白。

闭经灵汤

【药物组成】 菟丝子、枸杞子各 20 克，仙茅、淫羊藿、龟甲胶、鹿角胶、川续断、当归各 15 克，香附、巴戟天各 12 克，怀牛膝 6 克。

【制用方法】 水煎服。

【临证方解】 方中菟丝子为补肾之要药，益阴而能固阳，守而能走；仙茅、淫羊藿、巴戟天、续断补肾壮阳益精；龟甲胶、鹿角胶、枸杞子为血肉有情之品，阴阳俱补，益肾填精，通督脉之血；佐以当归补血和血调经，香附理气解郁，怀牛膝走而能补，引诸药下行入肾。全方具阴阳双补、养血和血、理气解郁之功，治疗闭经甚为合拍。

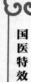

血 虚

1. 形瘦血郁经闭

月经停闭数月，头昏目花，心悸怔忡，少寐多梦，皮肤润，面色萎黄，肢卷神疲，舌淡，苔少，脉细或沉。

芩连四物汤

【药物组成】 熟地黄、当归、赤芍、川芎各 18 克，黄芩、黄连各 9 克，姜 3 片为引。

【制用方法】 水煎服。黄连姜制。

【临证方解】 本方以当归补血活血；熟地黄补血为主；川芎入血分理血中之气；赤芍敛阴养血；黄芩、黄连散郁热；姜引药入经。

2. 房事触伤经闭

经水来时，因房事触伤，腹中结块如鸡子大，左右而动，月水不行，五心烦热，头昏目眩，咳嗽痰喘。

紫菀汤

【药物组成】 紫菀、阿胶、川贝母、紫苏子各 18 克，五味子 6 克，桑白皮、知母、枳壳各 6 克，杏仁 9 克，款冬花 12 克，陈皮 12 克。

【制用方法】 水煎服。阿胶蛤粉炒珠，另顿冲服；川贝母去心；桑白皮蜜炙；知母蜜炙；杏仁去皮尖。

【临证方解】 方中紫菀、紫苏子、款冬花温肺下气，消痰止咳；阿胶补血止血；川贝母润肺散结，止嗽化痰；五味子敛肺滋肾；桑白皮泻肺平喘；知母清热泻火，生津润燥；枳壳理气宽胸；杏仁润肺平喘；陈皮润肺平喘。

气滞血瘀

1. 血气亏败，经水蓄积不通

月经停闭数月，小腹胀痛拒按，精神抑郁，胸胁胀满，舌紫暗，脉沉弦。

良方温经汤

【药物组成】 人参 30 克，炙甘草 6 克，当归 15 克，川芎 9 克，白芍 9 克，牡丹皮 9 克，肉桂心 9 克，莪术 9 克，牛膝 12 克。

【制用方法】 水煎服。

【临证方解】 法当调补为主，攻积通经为标。本方用人参、甘草补气，当归、川芎、白芍、牡丹皮补血，肉桂心、牛膝、莪术攻积行血通经。

2. 气郁血滞经闭

思虑恼怒，以致气郁血滞，而经不行。小腹胀痛拒按，精神抑郁，烦躁易怒，胸胁胀满，嗳气叹息，舌紫暗或有瘀点，脉沉弦或涩而有力。

开郁二陈汤

【药物组成】 苍术、香附、川芎各 18 克，青皮、莪术、槟榔各 15 克，木香 9 克，姜 3 片为引。

【制用方法】 水煎服。

【临证方解】 苍术健脾燥湿解郁；香附理气解郁，止痛调经；川芎活血行气开郁；青皮疏肝破气，散结消痰；莪术破血行气；槟榔降气行气；木香行气止痛；姜引诸药入经。

寒凝血瘀

初起一二月生寒发热，五心烦躁，口苦舌干，面色青黄，舌紫暗，苔薄白，脉沉紧。

逍遥饮

【药物组成】 白术、当归、白芍、柴胡、天花粉各 15 克，地骨皮、石莲子各 9 克，黄芩、薄荷各 12 克，龙胆 6 克。

【制用方法】 水煎服。白术蜜炙。

【临证方解】 方中柴胡疏肝解郁；当归、白芍养血柔肝；白术健脾益气，使运化有权，气血有源；天花粉生津止渴；地骨皮清热凉血；石莲子清湿热，清心宁神；黄芩泻实火；薄荷疏风散热；龙胆泻肝胆实火。

九十九、崩 漏

妇女不在行经期间，阴道突然大量出血，或淋漓下血不断者，称为"崩漏"。主要病机是冲任不固，不能制约经水。引起冲任不固的常见原因有肾虚、脾虚、血虚、血热和血瘀。

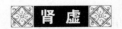

肾虚

1. 肾阳虚

月经期长且月经量多，有时月经漏下，口干不思饮食，腰痛无力，脉数，左关尺及右尺弦浮。

安冲汤

【药物组成】　白术 20 克，生黄芪 20 克，生龙骨 25 克，生牡蛎 25 克，生地黄 20 克，杭白芍 12 克，海螵蛸 18 克，茜草 9 克，川续断 12 克。

【制用方法】　水煎服。

【临证方解】　方中白术、生黄芪补脾益气；龙骨、牡蛎镇惊安神，补肾固涩；生地黄、白芍补血；海螵蛸制酸止血；茜草止血；川续断补肝肾，调血脉。

2. 肾阴虚

经血非时而下，出血量少或多，淋漓不断，血色鲜红，质稠，头晕耳鸣，腰酸膝软，手足心热，颧赤唇红，舌红，苔少，脉细数。

上下相资汤

【药物组成】　熟地黄 20 克，山茱萸 10 克，玉竹 10 克，人参 9 克，玄参 9 克，沙参 10 克，当归 10 克，麦冬 20 克，五味子 6 克，牛膝 10 克，车前子 3 克。

【制用方法】　水煎服。

【临证方解】　方中熟地黄、山茱萸、人参、玄参、当归、牛膝补肾；玉竹、沙参、麦冬、五味子、车前子补肺。此方补肾为君，佐之补肺之药，子母相资，上下兼润，精生而液生，血生则津亦生也。

柏子仁汤

【药物组成】　鹿茸 18 克，香附子 18 克，柏子仁 18 克，川芎 9 克，茯神 9 克，当归 9 克，炙甘草 3 克，川续断 9 克，阿胶 9 克。

【制用方法】　加酒 1 杯，姜 5 片，水煎服。

【临证方解】　方中鹿茸壮元阳，补气血，益精髓；香附行气解郁；柏子仁养心安神；川芎、当归、阿胶养血；茯神补脾养心；续断补肝肾，调血脉；甘草调和诸药。

脾虚

1. 纳食减少，身体黄瘦

经血非时而下，量多如崩，或淋漓不断，色淡质稀，神疲体倦，气短懒言，不思饮食，四肢不温，或面浮肢肿，面色淡黄，舌淡胖，苔薄白，脉缓弱。

艾叶散

【药物组成】　艾叶 18 克，干姜 18 克，当归 18 克，龙骨 18 克，黄芪 18 克，甘草 6 克。

【制用方法】　龙骨先煎，加大枣 3 枚，水煎服，饭前服用。

【临证方解】　艾叶、干姜温经散寒；当归、黄芪益气补血；龙骨镇惊安神，收敛止血；甘草调和诸药。

2. 孕后行房致血崩

妊娠期间行房不慎后血崩，而胎亦随坠。妊娠期间宜避房事，不避者纵幸不至崩，往往堕胎，即不堕胎，生子亦难养。

固气汤

【药物组成】　人参 30 克，白术 15 克，大熟地黄 15 克，当归 12 克，白茯苓 12 克，甘草 6 克，杜仲 12 克，山萸肉 12 克，远志 6 克，五味子 10 粒。

【制用方法】　水煎服。

【临证方解】　人参、白术、茯苓、甘草为四君子汤，补益元气；熟地黄、当归补血；杜仲、山萸肉补肝肾；远志、五味子宁心。此方固气而兼补血，已去之血可以速生，将脱之血可以尽摄，凡气虚而崩漏者，此方最可通治，非仅小产之崩，其最妙者，不去止血，而止血之味，含于补气之中也。

血虚

经血非时而下，量多如崩，或淋漓不断，色淡质稀，头昏目花，心悸怔忡，面色萎黄，舌淡，苔少，脉细。

艾胶汤

【药物组成】　阿胶 6 克，熟地黄 12 克，艾叶 12 克，川芎 3 克，大枣 3 枚。

【制用方法】　后 5 味水煎服，饭前服用，阿胶烊化用药汤冲服。

【临证方解】　方中阿胶、熟地黄补血；艾叶温经散寒；川芎行气补血；大枣补脾和中养血。

胶艾汤

【药物组成】　阿胶 6 克，白芍 6 克，熟地黄 6 克，艾叶 18 克，川芎 5 克，大枣 3 枚。

【制用方法】　水煎服。阿胶烊化用药汤冲服。

【临证方解】　阿胶、白芍、熟地黄补血；艾叶温经散寒；川芎补血行血；

大枣和中补脾养血。

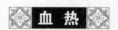 **血　热**

1. 肝不统血

因情志所伤，激动肝火，而致下血不止。初时下血甚多，屡经医治，月经余血虽减少，但终不能止，脉濡弱。呼吸短气，自觉呼气外出时，需用力否则不能顺利呼吸，午后潮热。

经验方

【药物组成】　生黄芪25克，白术15克，生地黄25克，龙骨25克，牡蛎25克，天花粉18克，苦参12克，黄柏12克，柴胡6克，海螵蛸6克，茜草6克。

【制用方法】　龙骨与牡蛎煅捣后先煎20～30分钟后，与余药同水煎服。

【临证方解】　黄芪益气；白术补脾益气；生地黄清热养血；龙骨、牡蛎镇惊安神，补肾固涩；天花粉清热生津；苦参、黄柏清热燥湿，泻火解毒；柴胡升举阳气；海螵蛸、茜草止血。

2. 血热

经血非时而下，量多如崩，或淋漓不断，血色深红，质稠，心烦少寐，渴喜冷饮，头晕面赤，舌红，苔黄，脉细数。

荆芩四物汤

【药物组成】　当归、川芎、白芍、生地黄、荆芥穗、条芩、香附子各20克。

【制用方法】　水煎服。

【临证方解】　当归、川芎、白芍、生地黄为四物汤，可补血；荆芥穗解表散风；条芩泻实火，除湿热；香附子理气解郁，止痛调经。

3. 血热妄行经来不止

经来十日半月不止。当审其妇曾吃椒姜热物过度，治之犹易。

金狗汤

【药物组成】　金毛狗脊15克，川续断15克，阿胶15克，地榆15克，川芎15克，当归15克，白芷15克，白芍9克，黄芩9克，熟地黄30克。

【制用方法】　水煎服。

【临证方解】　方中金毛狗脊止血；续断补肝肾，调血脉；熟地黄、川芎、当归、白芍、阿胶补血；地榆凉血止血；白芷祛风燥湿；黄芩泻实火而止血。

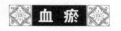

血 瘀

1. 郁结血崩

妇人情志不畅，口干舌渴，呕吐吞酸，而血下崩。

平肝开郁止血汤

【药物组成】 白芍 30 克，白术 30 克，当归 30 克，牡丹皮 12 克，三七根 12 克，生地黄 12 克，甘草 6 克，黑荆芥穗 9 克，柴胡 6 克。

【制用方法】 水煎服。

【临证方解】 方中妙在白芍之平肝，柴胡之开郁，白术利腰脐，则血无积滞之虞；荆芥穗通经络，则血有归还之乐；牡丹皮又清骨髓之热，生地黄复清脏腑之炎，当归、三七于血之中以行止血之法，自然郁结散，而血崩止矣。

2. 闪跌致血瘀

妇人有升高坠落，或闪挫受伤失，以致恶血下流，有如血崩之状，手按之而疼痛，久之则面色萎黄，形容枯槁。

逐瘀止血汤

【药物组成】 生地黄 30 克，大黄 12 克，赤芍 12 克，牡丹皮 6 克，当归尾 15 克，枳壳 15 克，炙龟甲 12 克，桃仁 10 粒。

【制用方法】 桃仁泡炒研。上药同水煎服。

【临证方解】 方中生地黄清热凉血，养阴生津；大黄攻积导滞，泻火凉血，逐瘀通经；赤芍行瘀止痛凉血；牡丹皮清血，活血散瘀；当归尾、桃仁活血补血；枳壳行气宽中；炙龟甲滋阴潜阳，益肾健骨。此方之妙，妙于活血之中，佐以下滞之品，故逐瘀如扫，而止血如神，或疑跌闪升坠，是由外而伤内，虽不比内伤之重，而既已血崩，则内之所伤，亦不为轻，何以只治其瘀，而不顾气也，殊不知跌闪升坠，非由内伤以及外伤者可比，盖本实不拨，去其标病可耳，故曰急则治其标。

3. 气滞血瘀

妇人幽居多郁，常无所伸，阴性偏执，经水不时而下，或适来适断，或暴下不止。

开郁四物汤

【药物组成】 香附 15 克，当归身 15 克，白芍 15 克，熟地黄 15 克，白术 15 克，川芎 9 克，炙黄芪 9 克，蒲黄 9 克，地榆 9 克，人参 9 克，升麻 6 克。

【制用方法】 水煎服。

【临证方解】 香附行气；当归身、白芍、熟地黄、川芎补血活血；白术健脾益气；黄芪、人参大补元气；蒲黄活血化瘀，祛瘀止痛；地榆凉血补血；升麻升阳发表。

4. 怒后肝气郁结致血瘀

妇女大怒之后，经血暴下，此暴怒伤肝，肝不藏血，而血妄行。

养血汤

【药物组成】　当归15克，白芍15克，白术15克，茯苓15克，炙香附15克，青皮15克，柴胡15克，炙甘草6克。

【制用方法】　水煎服。

【临证方解】　方中当归、白芍补血；白术、茯苓健脾益气；香附、青皮行气以活血；柴胡解郁散火；炙甘草调和诸药。

一百、月经不调

月经先期

月经周期提前1～2周者称为"月经先期"。主要机制是冲任不固，经血失于制约，月经提前而致。

1. 心脾气虚

经期提前，或兼量多，色淡质稀，神疲肢倦，气短懒言，小腹空坠，纳少便溏，舌淡红，苔薄白，脉缓弱。

平补心脾汤

【药物组成】　当归18～30克，熟地黄30～40克，白术12～18克，杜仲12克，枸杞子12克，白芍12克，炙甘草6克，五味子5克，续断12～18克，牡丹皮12克。

【制用方法】　杜仲盐炒，白芍酒炒，五味子蜜制，续断酒浸，同水煎服。

【临证方解】　方中当归、熟地黄、白芍补血；白术补脾益气；杜仲、续断补肝肾；枸杞子补肾益精，补血安神；五味子滋肾涩精；牡丹皮活血散瘀；炙甘草调和诸药。

2. 血热

经期提前，量少，色红质稠，颧赤唇红，手足心热，咽干口燥，舌红，苔少，脉细数。

先期汤

【药物组成】　生地黄18克，条芩6克，黄连6克，黄柏9克，知母9克，当归18克，川芎6克，炙甘草5克，阿胶6克，艾叶5克，香附6克，白芍18克。

【制用方法】　水煎服。

【临证方解】　本方用生地黄凉血，条芩、黄连清热，知母、黄柏滋阴降火，当归、川芎、白芍养血，阿胶、艾叶止崩漏，香附理血中之气，甘草调和诸药。

3. 血热夹痰火

经期提前，量多，色紫红，质稠，心胸胀闷，渴喜冷饮或不欲饮，小便短赤，舌红，苔黄或腻，脉滑数。

加味调经丸

【药物组成】　香附 50 克，当归 18 克，白芍 18 克，生地黄 18 克，黄连 12 克，黄芩 12 克，川芎 9 克，杏仁 9 克，柴胡 9 克，白芷 12 克，青皮 9 克，荆芥 20 克，滑石 20 克。

【制用方法】　香附分作 4 份，以酒、醋、盐汤、米泔各浸 3 日，仍用原汁煮干。再用葱 50 克，取白细切，拌香附焙干，以葱白香黄为度；上药水煎服。

【临证方解】　方中香附、青皮行气；当归、白芍、生地黄、川芎补血活血；黄连、黄芩清上中焦之热；杏仁润肺散滞气；柴胡疏散退热，升阳舒肝；白芷祛风燥湿；荆芥祛风理血；滑石清热渗湿。

月经后期

月经周期错后 7 天以上，甚至错后 3～5 个月一行，经期正常者，称为"月经后期"。主要发病机制是精血不足或邪气阻滞，血海不能按时满溢，遂致月经后期。

1. 血虚

经期错后，量少，色淡质稀，小腹空痛，头晕眼花，心悸失眠，皮肤不润，面色苍白或萎黄，舌淡，苔薄，脉细无力。

经验方

【药物组成】　白芍 18 克，香附 12 克，艾叶 5 克，怀生地黄 18 克，麦冬 18 克，杜仲 9 克，橘红 6 克，枇杷叶 18 克，甘草 5 克，川芎 6 克，青蒿子 12 克，当归 18 克。

【制用方法】　用醋煮淮山药糊丸如梧桐子大，每次服用 15 克，开水送下。

【临证方解】　方中生地黄、白芍、川芎、当归补血活血；香附行气解郁；艾叶温经散寒；麦冬滋阴；杜仲补肝肾；橘红利气宽中散结；枇杷叶清肺止咳，和胃降逆；青蒿子清虚热；甘草调和诸药。

2. 血虚气滞

经期错后，量少，经色暗红，小腹胀痛，精神抑郁，胸闷不舒，舌苔正常，脉弦。

过期饮

【药物组成】 川芎 12 克，熟地黄 18 克，白芍 18 克，当归 18 克，红花 12 克，莪术 9 克，香附 12 克，桃仁 12 克，木通 9 克，甘草 6 克，肉桂 3 克。

【制用方法】 水煎服。

【临证方解】 本方用当归、川芎、熟地黄、白芍补血，桃仁、红花行宿血、生新血，莪术攻积血，香附、肉桂导滞气、和荣卫、通血脉，木通利窍以通经水，甘草补中调和诸药。

3. 血寒

月经退后一月，忽迟一月，则其形色不鲜，或涩滞而少，其脏气恶寒喜暖。舌暗，苔白，脉沉紧或沉迟。

正经养血汤

【药物组成】 白芍 9 克，当归 9 克，茯苓 9 克，白术 9 克，阿胶 9 克，五味子 5 克，川椒 18 克，甘草 10 克，半夏 6 克，人参 6 克，柴胡 6 克，生姜三片。

【制用方法】 半夏（姜汁制）；阿胶烊化冲服；水煎，食前服。

【临证方解】 方中白芍、当归、阿胶补血；茯苓、白术、人参、甘草、半夏补脾益气；五味子滋肾生津涩精；川椒、生姜温中散寒；柴胡疏散退热，升阳舒肝。

4. 气血两虚

经期错后，量少，色淡质稀，小腹空痛，头晕眼花，心悸失眠，面色苍白，舌淡，苔薄，脉细无力。

八物汤

【药物组成】 人参 12 克，茯苓 12 克，白术 12 克，炙甘草 12 克，熟地黄 12 克，当归 12 克，川芎 12 克，白芍 12 克，生姜 3 片，大枣 2 枚。

【制用方法】 水煎服。

【临证方解】 方中人参、茯苓、白术、甘草补益元气；熟地黄、当归、川芎、白芍补血；生姜、大枣调和营卫。

月经先后无定期

月经周期或前或后 1～2 周者，称为"月经先后无定期"。主要机制是冲任气血不调，血海蓄溢失常。

1. 肝气郁结

妇人经来断续，或前或后无定期，胸胁、乳房、少腹胀痛，精神郁闷，时欲太息，嗳气食少，舌质正常，苔薄，脉弦。

定经汤

【药物组成】 菟丝子 30 克，白芍 30 克，当归 30 克，大熟地黄 15 克，山药 15 克，白茯苓 12 克，荆芥穗 12 克，柴胡 3 克。

【制用方法】 水煎服。

【临证方解】 方中菟丝子滋补肝肾；白芍、当归、熟地黄补血；山药补脾肺肾；白茯苓补脾益气；荆芥穗解表散风；柴胡疏散退热，升阳舒肝。本方补肝肾之精，非利水之品也，肝肾之气舒而精通，肝肾之精旺而水利，不治之治，正妙于治也。此方舒肝肾之气，非通经之药也。

2. 脾不统血

经行或先或后，量多，色淡质稀，神倦乏力，脘腹胀满，不思饮食，舌淡，苔薄，脉缓。

紫金丸

【药物组成】 青皮 25 克，陈皮 25 克，苍术 30 克，槟榔 30 克，砂仁 30 克，红豆 30 克，高良姜 40 克，乌药 40 克，香附 40 克，三棱 50 克，莪术 50 克，枳壳 40 克。

【制用方法】 共研为末，粳米糊为丸，食后米汤下百丸。

【临证方解】 方中青皮、陈皮健脾疏肝；苍术燥湿；槟榔行气利水消积；砂仁、枳壳宽胸理气；红豆利气行水；高良姜散寒止痛温中；乌药行气止痛，温肾散寒；香附疏肝理气，调经止痛；三棱、莪术破血行气。

月经过少

月经周期正常，经量明显少于既往，不足 2 天，甚或点滴即净者，称"月经过少"。主要机制是经血亏少，冲任气血不足，或寒凝瘀阻，冲任气血不畅，血海漫溢不多而致。

1. 血虚

经来量少，不日即净，或点滴即止，经色淡红，质稀，头昏眼花，心烦失眠，面色萎黄，舌淡，苔薄，脉细无力。

玉烛汤

【药物组成】 生黄芪 10 克，生地黄 18 克，玄参 12 克，知母 12 克，当归 9 克，香附 9 克，柴胡 5 克，甘草 5 克。

【制用方法】 水煎服。

【临证方解】 黄芪为气分之主药，能补气更能升气。辅以柴胡之宣举，香附之宣通，阳气之抑遏者皆畅发矣。用当归调经，地黄补血，知母、玄参与甘草甘苦化阴以助之，则经血得其养也。另外，地黄、知母诸良药与黄芪温热之性相济，又为调理阴阳、调和寒热之妙品。

2. 水亏血少形瘦

形瘦多热，月经不调，素无他症，此水亏血少燥涩而然。

加味四物汤

【药物组成】 熟地黄12克，当归12克，白芍12克，川芎12克，黄芩12克，黄连12克，黄柏12克，甘草6克。

【制用方法】 水煎服。

【临证方解】 方中熟地黄、当归、白芍、川芎补血；黄芩、黄连、黄柏清上中下三焦之热；再以甘草调和诸药。

经断复来

妇女自然绝经2年以上，又见阴道流血者，称"经断复来"。主要机制是肾气虚，天癸竭，太冲脉衰少，地道不通，故经水断绝。若素体气阴二虚，邪气内伏，致冲任不固，则可发生本病。

安老汤

【药物组成】 人参30克，黄芪30克，大熟地黄30克，白术15克，当归15克，山茱萸15克，阿胶6克，黑荆芥穗6克，甘草6克，香附3克，木耳炭6克。

【制用方法】 阿胶蛤粉炒后烊化冲服。余药同水煎服。

【临证方解】 方中人参、黄芪大补元气；熟地黄、当归、阿胶补血；白术补脾益气；山茱萸补益肝肾；黑荆芥穗、木耳炭止血；香附疏肝行气。此方补益肝脾之气，气足自能生血而摄血，尤妙大补肾水，水足而肝气自舒，肝舒而脾自得养，肝藏之而脾统之，又安有泄漏者，又何虑其血崩哉。

一百○一、乳腺增生

乳腺增生是青壮年妇女的常见疾病，是非肿瘤性、非炎症性的乳腺上皮增生性疾病，属于中医"乳癖"范畴。历代医家多认为本病与肝、脾、肾、冲任密切相关，冲任失调为发病之本，肝气郁结、痰凝血瘀为发病之标。

肝郁气滞

1. 冲任失调，肝郁气滞，痰瘀阻络

一侧或双侧乳房肿块，且多数伴有乳房疼痛等症状连续3个月不能自行缓解，检查可触及大小不等、边界不清、质地韧而不硬、与周围组织分界不清的结节，且有触痛。舌质淡紫暗，苔薄黄腻，脉弦滑。

加味逍遥散方药

【药物组成】 炒柴胡 15 克，白芍 15 克，当归 15 克，茯苓 15 克，炒白术 15 克，炙香附 15 克，荔枝核 15 克，浙贝母 15 克，夏枯草 12 克，炙穿山甲珠 15 克，桔梗 10 克，丝瓜络 15 克，菟丝子 15 克，熟地黄 15 克，天冬 15 克，甘草 6 克。

【制用方法】 水煎服。穿山甲珠研细末分次和药冲服。

【临证方解】 柴胡疏肝解郁，又有当归、白芍养血柔肝，白术、茯苓健脾祛湿，使运化有权；甘草益气补中，缓肝之急；香附、荔枝核疏肝理气止痛，温散行滞；浙贝母、桔梗清热散结化痰；丝瓜络祛风通络，解毒消肿化痰；穿山甲珠活血通经下乳，消肿排脓。天冬具有滋阴润燥、软坚散结的作用，夏枯草能清肝散结、清热化痰，两药相配能专入肝经而化痰散结，消散乳房良性结节。熟地黄、菟丝子补阳益阴，补肾，调理冲任。

2. 肝气郁滞，痰瘀交阻

两侧乳房中有坚硬的肿块，如梅核大，推之可动，其皮色如常，每于经前乳房胀痛，逐日加重，至经净后疼痛消失。情志不舒时痛甚，牵引两胁作胀，伴头眩脘闷、便秘等症。月经周期先后无定期，经量逐渐减少，色紫，偶有血块。舌暗边有瘀斑，苔薄白，脉弦。

乳消汤

【药物组成】 柴胡 10 克，当归 10 克，赤芍、白芍各 15 克，丹参 30 克，穿山甲 10 克，路路通 10 克，瓜蒌 30 克，昆布 10 克，海藻 15 克，牡蛎 30 克，橘核 10 克，香附 10 克，青皮、陈皮各 10 克，郁金 10 克。

【制用方法】 水煎服。

【临证方解】 以柴胡、香附、郁金、青皮、陈皮疏肝行气解郁；当归、赤芍、白芍、丹参、穿山甲养血活血；瓜蒌、海藻、昆布、牡蛎、橘核化痰散结；路路通通络。诸药合用，肝郁疏，气血活，经络通，痰湿去，乳癖自消。

气结血瘀痰凝

临床有乳腺肿块，伴有乳房疼痛，连续 3 个月不能自行缓解。

自拟癖消汤

【药物组成】 醋柴胡、浙贝母、鳖甲、青皮各 10 克，延胡索、郁金、荔枝核各 12 克，瓜蒌皮、海藻、昆布各 15 克。

【制用方法】 水煎服。

【临证方解】 方中醋柴胡、郁金、延胡索、青皮舒肝理气；瓜蒌皮、浙贝母、荔枝核、海藻、昆布化痰，软坚散结；鳖甲破瘀散结；醋有散结止痛之

第二章 儿科常见病症特效方

第三章 妇科病症特效方

第四章 男科疾病特效方

功。全方舒肝解郁、软坚散结、祛瘀通络，故乳癖得愈。

❖ 气滞痰凝 ❖

月经来潮前 1 周疼痛加重，经后减轻，心情烦怒、劳累后加重，舒畅则轻，月经先后无定期。舌淡红，苔薄白，脉细。

消乳癖汤

【药物组成】 柴胡 10 克，丹参 15 克，土贝母 15 克，夏枯草 10 克，延胡索 10 克，天冬 10 克，白芥子 10 克，甘草 6 克。

【制用方法】 水煎服。

【临证方解】 方中柴胡疏肝解郁，条达肝气；丹参、延胡索活血逐瘀，消积散结，消肿止痛；土贝母、白芥子化痰，散结，消肿；天冬清肺降火，使肺肃降正常，助脾运化；夏枯草清肝火，散郁结；甘草调和诸药。全方共奏疏肝解郁、化痰散结止痛之功。

一百〇二、产 后

产后指的是孕妇分娩以后的一段时间。生产后，女性身体流失了大量养分，所以在产后的这一段时间内，饮食、护理、恢复对女性来说都非常重要。

（一）产后感风寒

产后受风寒出现咳嗽，有或无发热，舌暗红、苔薄白，脉细或浮。

加味生化汤

【药物组成】 川芎 12 克，当归 20 克，桃仁 12 克，生甘草 6 克，生姜 3 片，杏仁 10 粒，知母 5 克，天冬 9 克，桔梗 10 克。有痰加橘红 10 克，天花粉 12 克。

【制用方法】 水煎服。

【临证方解】 方中重用当归养血补血，化瘀生新；川芎行血、活血；桃仁破血化瘀；生姜解表散寒；杏仁滋润肺燥，止咳平喘；知母、天冬清热泻火，滋阴润燥；桔梗宣肺，利咽，祛痰；生甘草补脾益气，清热解毒，祛痰止咳，缓急止痛，调和诸药。本方目的就在于养血活血，清热润肺止咳，不可用散风寒方。

（二）产后伤食

产后不思食而勉强进食大量食物，脾胃受伤至食停痞塞，反酸，厌食，胃脘满闷，舌苔厚或腻。

产后血块未消

生化汤加味

【药物组成】 川芎9克，当归20克，干姜9克，炙甘草10克，桃仁10粒。加减：伤面饭加神曲6克，炒麦芽15克；伤肉加山楂15克，砂仁5克；伤寒物胁痛加吴茱萸10克，肉桂3克；虚甚加人参15克。

【制用方法】 水煎服。

【临证方解】 产后血块未消治当养正兼消，故方中重用当归养血补血，川芎行血、活血，桃仁则可以破血化瘀，干姜散寒温经，炙甘草和中缓急、调和诸药。

产后血块消除

健脾消食生化汤

【药物组成】 川芎9克，当归20克，炙甘草5克，人参18克，白术12克，神曲9克，炒麦芽15克。伤肉食加山楂15克，砂仁5克。

【制用方法】 水煎服。

【临证方解】 产后血块消除当以扶元为主，温补气血，健助脾胃，故方中重用当归养血补血，加以人参大补元气，白术健脾，辅以川芎行血、活血，炙甘草和中缓急、调和诸药；神曲与麦芽消谷食，化积滞，麦芽作用和缓，且有和中补虚之功。全方共奏益气养血，健脾消食之功。

（三）产后忿怒

产妇因产后情志不遂，使肝气郁结及上亢，而症见胸膈不舒，烦躁多怒，气逆，心胸满闷，舌暗红，苔薄白或薄黄，脉弦。

木香生化汤

【药物组成】 川芎9克，当归30克，干姜3克，炙甘草5克，木香5克，陈皮10克。

【制用方法】 水煎服。

【临证方解】 方中木香行气止痛，调中导滞，配以陈皮理气和中；重用当归养血补血，川芎行血、活血，干姜散寒温经，炙甘草和中缓急，调和诸药。全方药简力专，直达病所。

（四）产后盗汗

产后睡中出汗，醒来即止，舌嫩红，少苔或无苔，脉细数无力。

止汗散

【药物组成】 人参12克，当归20克，麻黄根12克，熟地18克，酒黄连

5 克，浮小麦 30 克。

【制用方法】 水煎服。

【临证方解】 人参补气生津，养阴而清虚热，当归、熟地养血滋阴，麻黄根敛汗固表，浮小麦止汗，退热除烦，酒黄连清热泻火。全方共奏补虚敛汗之功。

（五）产后腰痛

产后日久，由于妇人肾位系胞，腰为肾府，产后劳伤，肾气损动胞络，致腰痛（肾虚腰痛），舌淡或红、或暗红，脉沉细或洪而无力。

加味大造丸

【药物组成】 当归、川芎、熟地、五味子、杜仲、续断、牛膝、炒补骨脂、炒小茴香、胡桃、人参各等份。

【制用方法】 为丸服。

【临证方解】 当归、川芎、熟地养血补血，人参大补元气，杜仲、续断、牛膝、炒补骨脂助阳补肾，五味子补肾养心，小茴香祛寒止痛，胡桃补肾，固精强腰。

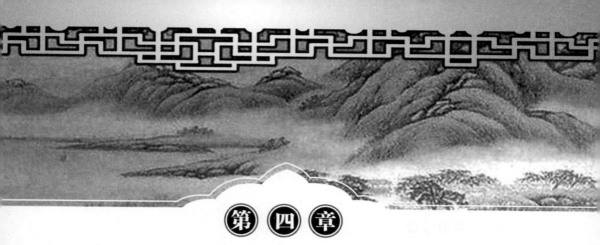

第 四 章

男科疾病特效方

一百〇三、男性不育症

男性不育是指育龄夫妇同居 2 年以上，性生活正常，未采取任何避孕措施，女方有受孕能力，由于男方原因而致女方不能怀孕的一类疾病。据国外资料统计，已婚夫妇不能生育者约占 10％，其中 50％～60％为女方原因，20％～25％是男方原因，20％～25％为男女双方的原因所致。中医学认为不育症与肾、心、肝、脾等脏有关，而与肾脏关系最为密切。大多由于精少、精弱、死精、无精、精稠、阳痿及不射精等所引起。男性不育的原因很多，任何因素导致精子发生、精子输送、精子和卵子相结合的障碍，均可引起不育。治疗方法也很多，下面我们介绍几种中药治疗男性不育症的特效方。

免疫性不育

阴虚火旺

久婚不育，或习惯性流产，常伴性欲强烈，精液不液化或精子过多；五心烦热，头晕目涩，时有耳鸣，盗汗，口干欲饮，腰膝酸软，溲黄，舌红少苔或无苔，脉细数。抗精子抗体检测阳性。

补阴丸合六味地黄汤加减

【药物组成】 熟地黄 15 克，山萸肉 15 克，枸杞子 30 克，黄精 10 克，山药 15 克，茯苓 15 克，生地黄 15 克，生鳖甲 10 克，生牡蛎 10 克，青黛 15 克，滑石 15 克，瘪桃干 30 克。

【制用方法】 生鳖甲、生牡蛎先煎，水煎服，每日1剂，早晚各服1次。

【临证方解】 方中熟地黄、山萸肉、枸杞子、黄精滋补肝肾；山药、茯苓健脾渗湿，化源肾精；生地黄、生鳖甲、生牡蛎育阴潜阳，清泻虚火；碧玉散（青黛、滑石）清利湿热；瘪桃干活血逐瘀。诸药合用，共奏滋补肝肾、育阴泻火之功。

❖ 少精、弱精症 ❖

1. 肝肾亏虚

不育，精液清淡，精子数量少，活动率低下，伴腰膝酸软，或阳痿早泄，舌淡苔白，脉弦细。

聚精助育汤

【药物组成】 生黄芪30克，炙黄芪30克，生地黄15克，熟地黄12克，炙何首乌15克，炙黄精10克，枸杞子30克，沙苑子30克，菟丝子20克，太子参30克，川续断15克，益母草15克，丹参30克，鸡血藤30克。

【制用方法】 水煎服，每日1剂，早中晚各服1次，3个月为1个疗程。

【临证方解】 方中生黄芪、炙黄芪、太子参益气生血；生地黄、熟地黄、炙黄精、枸杞子、沙苑子、菟丝子益肾填精，平补肝肾阴阳，达到以子生子之功；炙何首乌、川续断补肝肾，强筋骨；丹参、鸡血藤、益母草补血活血，畅通精道。诸药合用，共奏补肝肾、调气血、生精助育之效。

五子衍宗丸加味

【药物组成】 枸杞子30克，菟丝子15克，覆盆子15克，五味子10克，车前子15克，何首乌15克，补骨脂30克，怀牛膝15克，当归10克，茯苓15克。

【制用方法】 水煎服（车前子包煎），每日1剂，早中晚各服1次，3个月为1个疗程。

【临证方解】 方中枸杞子、菟丝子、覆盆子补肾益精；五味子、何首乌、补骨脂、怀牛膝、当归补肝肾，益精血，强腰膝；车前子通利精窍而利小便；茯苓健脾利湿。诸药合用，补肾益精，强壮腰膝。可酌加鱼鳔、紫河车以加强补肾生精之力。

生精汤

【药物组成】 生黄芪30克，炙黄芪30克，枸杞子30克，菟丝子15克，沙苑子30克，覆盆子15克，车前子15克，紫河车15克，鹿角胶10克，何首乌15克，续断30克。

【制用方法】 水煎服（车前子包煎，鹿角胶烊化兑服），每日1剂，早中晚各服1次，3个月为1个疗程。

【临证方解】 方中以生黄芪、炙黄芪补中气，生精血；枸杞子、覆盆子、

国医特效方治百病（第2版）

菟丝子、沙苑子平补肝肾；紫河车、鹿角胶温肾填精，加强补肾益精之力；何首乌补肝肾，益精血；续断补肝肾，续筋骨，调血脉；车前子通利精窍，补中有泻，使补而不滞。诸药合用，共奏益气补肾生精之功。

2. 肾虚精亏

久婚不育，精子数量较少，畸形精子较多，精液不液化；平素体疲易乏，时有遗精，阳痿早泄，腰酸疼痛，舌质胖嫩而有齿印，脉虚无力且尺部尤甚。

温肾益精汤

【药物组成】 炮天雄 9 克，熟地黄 20 克，菟丝子 20 克，怀牛膝 20 克，枸杞子 20 克，炙甘草 6 克，淫羊藿 10 克。

【制用方法】 水煎服，每日 1 剂，早中晚各服 1 次，3 个月为 1 个疗程。

【临证方解】 方中炮天雄、淫羊藿温肾壮阳；熟地黄、枸杞子、菟丝子、怀牛膝滋阴养肝，平补肝肾；炙甘草调和诸药。诸药配合，平补阴阳，温肾益肝，填精育嗣。

韭子五子丸

【药物组成】 狗肾 1 具，韭菜子 15 克，蛇床子 10 克，五味子 10 克，桑螵蛸 30 克，覆盆子 15 克，生山药 15 克，盐炒黄柏 9 克，全当归 12 克。

【制用方法】 水煎服，每日 1 剂，早中晚各服 1 次，3 个月为 1 个疗程。

【临证方解】 本方仿"五子衍宗"之意，以覆盆子、五味子补肾育嗣；狗肾、韭菜子、蛇床子温补肾阳；桑螵蛸固精气；生山药盖脾阴；全当归养血和血；佐少量黄柏清热育阴。

精液不液化症

阳虚水湿内停

婚后不育，精液黏稠不液化；小便不利，脘腹痞满，口渴不欲饮，舌淡苔白腻，脉沉缓。

通精液化丸

【药物组成】 益智 15 克，草薢 15 克，石菖蒲 20 克，车前子 15 克，桂枝 15 克，乌药 10 克，猪苓 15 克，茯苓 15 克，泽泻 10 克，黄柏 10 克，知母 10 克。

【制用方法】 水煎服，每日 1 剂，早中晚各服 1 次，3 个月为 1 个疗程。

【临证方解】 方中益智温肾阳，助气化；草薢、石菖蒲、车前子利湿通精窍，分清泌浊；桂枝、乌药通阳化气行滞；猪苓、茯苓、泽泻淡渗利湿；黄柏、知母清热利湿。诸药合用，温肾通阳，分清化浊。若兼痰湿内阻，气血不畅者，可酌加陈皮、法半夏、生姜、路路通、穿山甲以化痰利湿、活血通络。

一百〇四、阳 痿

　　阳痿是临床上最常见的男性性功能障碍，是指性交时阴茎不能勃起，或虽勃起但勃起不坚，或勃起不能维持，以致不能完成性交全过程的一种病症。阳痿是通俗的称谓，现代医学其正式名称为阴茎勃起功能障碍。中青年患者，实证占多数，情志所伤、湿热浸淫、瘀血阻络是主要病机，说明阳痿从肝论治具有很强的临床适用性。临床上常用的治肝法依次为疏肝调肝、活血通络、清热利湿、潜阳凉肝、培土抑木、滋水涵木、补气生血、暖肝散寒、益肝壮胆九法。此外，从肝论治阳痿，重在情志疏导，不唯投以药石，亦应包括咨询指导，可谓异曲同工。老年患者，年高体衰，往往同时患有动脉硬化、高脂血症、糖尿病等老年病，虚证或虚实夹杂证占多数。肾阴阳两亏、脾肾亏虚、命门火衰、瘀血阻络、痰湿困阻等病机较多。临床应抓住正虚或正虚邪实这一病机核心，展开论治。肾虚者宜补之，命门火衰者宜温润之，瘀血者宜活血通络，痰湿者宜化宜利。临床常用治法有滋补肾水、温肾壮阳、活血通络、淡渗利湿、化痰通络等。对于命门火衰者，阳气既虚，其真阴亦必亏，切不可纯予燥烈温补，而应阴中求阳。对于正虚邪实证，则应标本兼治，祛实补虚，如临床上最常见的肾虚瘀血证候，治宜补肾活血，祛其瘀血，补其不足，方可取得满意的临床疗效。

从肝论治

1. 肝经湿热

　　平素喜饮酒、辛辣之品，阴茎勃起差，不能进行正常性生活；阴囊潮热、瘙痒，胸胁胀痛灼热，腹胀，口苦泛恶，便干，溲赤，肢体困倦，舌质红，苔黄腻，脉滑数。

　　龙胆泻肝汤加味

　　【药物组成】 龙胆10克，车前子15克，通草15克，炒黄芩10克，山栀子15克，当归15克，生地黄15克，泽泻10克，柴胡15克，蛇床子10克，炙甘草6克。

　　【制用方法】 水煎服，每日1剂，早中晚各服1次。

　　【临证方解】 方中龙胆泻肝经实火，以柴胡为肝使，以甘草缓肝急；佐以山栀子、通草、泽泻、车前子清热利湿，使诸湿热从小便而去；蛇床子燥湿以助阳，专治阳痿；加当归、生地黄以养肝。该方妙在泻肝之剂而反佐补肝之药，盖肝为藏血之脏，补血即以补肝。

国医特效方治百病（第2版）

2. 肝血亏虚

阳痿不举，眩晕耳鸣，面色无华，悸动易惊，胆怯多疑，夜寐多梦，肢体麻木，关节拘急不利，爪甲不荣，视力减退，舌淡苔白，脉细。

归脾汤加减

【药物组成】 党参 30 克，黄芪 30 克，白术 15 克，甘草 6 克，当归 10 克，生地黄 15 克，茯神 15 克，酸枣仁 30 克，木香 15 克。

【制用方法】 水煎服，每日 1 剂，早中晚各服 1 次。

【临证方解】 党参、黄芪、白术、甘草补脾益气以生血；当归、生地黄补血益阴；茯神、酸枣仁养心安神；少佐木香理气醒脾，使补而不滞。诸药合用，共奏荣血养筋以治阳痿之功。

启阳娱心丹

【药物组成】 人参 30 克，菟丝子 10 克，当归 10 克，白芍 30 克，远志 10 克，茯神 15 克，石菖蒲 15 克，生酸枣仁 15 克，砂仁 15 克，白术 15 克，山药 30 克，甘草 6 克，柴胡 15 克，橘红 10 克。

【制用方法】 水煎服，每日 1 剂，早中晚各服 1 次。

【临证方解】 方中人参、菟丝子、当归、白芍益肾补肝壮胆；远志、茯神、石菖蒲、生酸枣仁宁心安神治惊恐；砂仁、白术、山药、甘草健脾和胃益后天；柴胡、橘红理气，以行惊恐所致气郁。诸药配伍，共奏益肾壮阳、宁神治痿之功。

3. 肝郁肾虚

平素工作压力大，阴茎勃起不坚，勃起时间短，甚至不能完成性交；胸胁隐痛，嗳气叹息，舌淡苔白，脉弦沉。

四逆散加减

【药物组成】 醋柴胡 15 克，枳壳 10 克，当归 10 克，赤芍 12 克，怀牛膝 15 克，僵蚕 15 克，威灵仙 30 克，炙黄芪 30 克，蛇床子 30 克，韭菜子 15 克，蜈蚣 2 条。

【制用方法】 水煎服，两日 1 剂，早晚各服 1 次。

【临证方解】 方中醋柴胡、枳壳疏肝解郁；当归、赤芍柔肝养阴；怀牛膝强腰膝，健筋骨；僵蚕味辛性咸平、无毒，善化痰散结、活血通络以治阳痿；威灵仙疏通经络；炙黄芪补脾益气以治痿；蛇床子辛苦燥湿，专治阳痿；韭菜子补肝肾，暖腰膝，助阳起痿；蜈蚣辛温走窜之力最为迅速，内而脏腑，外而经络，无所不到，凡气血凝聚之处皆能用，能调畅气血、疏通经络。

振雄展势汤

【药物组成】 醋柴胡 10 克，枳壳 10 克，赤芍 12 克，蛇床子 10 克，五味子 10 克，菟丝子 15 克，炙远志 10 克，肉苁蓉 10 克，蜂房 6 克，九香虫 6 克，公丁香 6 克，蜈蚣 1 条。

【制用方法】 水煎服，每日1剂，早中晚各服1次。

【临证方解】 方中醋柴胡、枳壳疏肝解郁；赤芍柔肝养阴；肉苁蓉、菟丝子、蛇床子均为壮阳之要药，大补肾阳；五味子收涩之中兼有补益之功，同时配以炙远志安定心神；蜈蚣、九香虫、公丁香辛温走窜，疏通经络。诸药相配，共奏捷效。

4. 寒滞肝脉

阴茎不能勃起，少腹牵引睾丸坠胀冷痛，受寒加重，得热则缓，舌苔白滑，脉沉弦或迟。

暖肝煎加减

【药物组成】 小茴香10克，肉桂10克，乌药10克，沉香10克，枸杞子30克，当归10克，茯苓15克，山萸肉25克，九香虫10克，仙茅20克，淫羊藿20克，巴戟天20克。

【制用方法】 水煎服，2日1剂，早晚各服1次。

【临证方解】 方中小茴香、肉桂温经祛寒止痛；乌药、沉香温肾散寒行气；枸杞子、当归滋补肝肾；茯苓健脾补中扶正；山萸肉、九香虫、仙茅、淫羊藿、肉桂温肾壮阳，祛肝脉之寒邪。诸药合用，共奏温经散寒以治阳痿之功效。

❖ 从肾论治 ❖

1. 命门火衰

阴茎不能勃起，面色黧黑，头晕耳鸣，精神萎靡，腰膝酸软，畏寒怕冷，完谷不化，浮肿腰以下甚，按之不起，舌淡胖，苔白，脉沉细。

寒谷春生丹

【药物组成】 鹿茸10克，淫羊藿30克，巴戟天15克，肉苁蓉15克，韭菜子15克，杜仲10克，仙茅15克，蛇床子10克，炙附子5克，肉桂15克，熟地黄15克，当归15克，枸杞子30克，山茱萸15克，太子参30克，白术10克。

【制用方法】 炙附子先煎30分钟以上，口尝无麻辣感，入余药同煎服。

【临证方解】 该方为治疗"虚寒年迈，阳痿精衰无子"而设。方用鹿茸、淫羊藿、巴戟天、肉苁蓉、韭菜子、杜仲、仙茅、蛇床子、附子、肉桂温补命门之火；熟地黄、当归、枸杞子、山茱萸滋阴益肾补肝，取"善补阳者，必于阴中求阳"之意；太子参、白术健脾益气，以助生化之源。诸药配伍，温阳益肾、填精补血，共奏培补肾中元阳以治阳痿的功效。

蜘蜂丸

【药物组成】 花蜘蛛30克（微焙），炙蜂房60克，熟地黄90克，紫河车

60 克，淫羊藿 60 克，肉苁蓉 60 克。

【制用方法】 共研细末，制蜜丸如绿豆大，每服 6～9 克，早晚各服 1 次，开水送服。

【临证方解】 方中花蜘蛛、炙蜂房、紫河车为血肉有情之品，功善滋阴补阳。熟地黄、淫羊藿、肉苁蓉双补肾之阴阳。诸药合用，共奏温养肾阴肾阳之功。

2. 肾阴亏虚

阴茎勃起不坚，腰膝酸软，眩晕耳鸣，失眠多梦，遗精，形体消瘦，潮热盗汗，五心烦热，咽干颧红，溲黄便干，舌红少津，脉细数。

左归丸

【药物组成】 熟地黄 20 克，枸杞子 30 克，山萸肉 20 克，龟甲胶、鹿角胶各 15 克，菟丝子 15 克，牛膝 15 克，山药 20 克。

【制用方法】 水煎服，每日 1 剂，早中晚各服 1 次。

【临证方解】 方中重用熟地黄，滋肾以填真阴；枸杞子益精明目；山萸肉涩精收涩；龟甲胶、鹿角胶为血肉有情之品，鹿角胶偏于补阳，龟甲胶偏于滋阴，二胶合力，沟通任督二脉，益精填髓，以阳中求阴；菟丝子配牛膝，强腰膝，健筋骨；山药益脾滋肾。诸药合用，共奏滋肾填阴、育阳潜阴以治疗阳痿之效。阴虚火旺较重者，上方加生地黄、牡丹皮、女贞子、墨旱莲等清虚火药物，以滋阴降火。

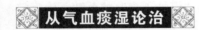 从气血痰湿论治

1. 气滞血瘀

阴茎萎软不举，腰膝酸软，舌质淡或紫，苔薄而白，脉沉缓。

振阳起痿汤

【药物组成】 川蜈蚣 3 条，肉桂 4.5 克，西洋参 6 克，川芎 9 克，仙茅 15 克。

【制用方法】 先将蜈蚣、肉桂研末备用；西洋参、川芎、仙茅三药合煎，取汁 300 毫升，合雄鸡炖烂熟；兑入蜈蚣、肉桂拌匀服，每 2～3 天服 1 剂，以临卧时为佳。

【临证方解】 方中蜈蚣辛温走窜之力最为迅速，内而脏腑，外而经络，无所不到，凡气血凝聚之处皆能用，能调畅气血，疏通经络。川芎味薄气雄，性最疏通，走而不守，且能补五劳，壮筋骨；肉桂温通血脉，鼓舞气血，祛除寒滞；二药协同蜈蚣发挥更大的走窜作用。更辅以仙茅益阴道，填精髓，助房事，为补阳温肾之要药；西洋参大补元气，养阴生津，与温热药配伍，可免除伤阴之弊。诸药合用，共奏辛温走窜以调畅气血、补肾填精、养阴生津之功。

2. 痰湿阻络

阴茎举而不坚，形体肥胖，胸闷心悸，胃脘痞满，痰涎壅盛，舌胖大有齿痕，苔白腻，脉滑。

僵蚕达络饮

【药物组成】 僵蚕 15 克，防己 10 克，苍术 10 克，半夏 10 克，陈皮 10 克，茯苓 15 克，瓜蒌 15 克，薏苡仁 30 克，黄芪 30 克，露蜂房 10 克，生蒲黄 10 克，九香虫 10 克，桂枝 15 克，路路通 20 克。

【制用方法】 水煎服；生蒲黄包煎，露蜂房研磨冲服。

【临证方解】 僵蚕味辛性咸平，无毒，善化痰散结、活血通络以治阳痿，为君药；防己、苍术、半夏、陈皮、茯苓、瓜蒌、薏苡仁助君药祛湿化痰，为臣药；黄芪健脾，露蜂房温运脾阳，生蒲黄散癖，九香虫和胃散滞，为佐药；桂枝、路路通理气通阳化痰，引诸药直达病所，为使药。诸药并用，共奏化痰、祛湿、通络以治阳痿之功。

一百〇五、慢性附睾炎

部分慢性附睾炎病人是在急性期未治愈而转为慢性的，或由较轻感染逐渐演变而来，但多数病人并无急性发作史，常为慢性前列腺炎、精囊炎的并发症。临床以阴囊内疼痛坠胀不适、附睾轻度肿大、变硬并有硬结，局部轻压痛，同侧输精管增粗为特征，中医把此病归属于"慢性子痈"的范畴。治疗常以疏肝散结、行气止痛为主，常用药物有柴胡、枳壳、赤芍、橘核、浙贝母、玄参、连翘、川楝子、丹参等。

湿热蕴结

睾丸疼痛不适，饮酒后肿痛加剧，阴囊色红肿胀，触痛明显；伴有形寒发热，口干不欲饮，大便秘结，小便黄，舌质淡，苔薄白，脉弦数。

利湿解毒汤

【药物组成】 茯苓 15 克，泽泻 10 克，川牛膝 20 克，蒲公英 30 克，红藤 20 克，虎杖 12 克，橘核 20 克，石韦 15 克，菟丝子 20 克，灯心草 6 克，柴胡 15 克。

【制用方法】 水煎服，2 日 1 剂，早晚 2 次分服。

【临证方解】 方中茯苓、泽泻清热利湿，利水渗湿消肿；石韦、灯心草利尿通淋，清心除烦；蒲公英、红藤、虎杖、柴胡清热解毒利湿；菟丝子补肾利尿；川牛膝清热，引热下行；橘核行气散结消肿。全方合用，共奏清利下焦湿热、软坚散结之功。

五味消毒饮合枸橘汤加味

【药物组成】 枸橘30克，秦艽10克，青皮10克，炒川楝子15克，茯苓15克，防风10克，赤芍15克，泽泻15克，丹参30克，威灵仙15克，连翘30克，蒲公英30克，金银花10克，野菊花15克，紫花地丁10克，紫背天葵子10克。

【制用方法】 水煎服，每日1剂，早中晚三次分服。

【临证方解】 方中枸橘、炒川楝子、秦艽疏解肝经之郁热；丹参、赤芍活血通络；金银花、野菊花、防风透解郁热；蒲公英、紫花地丁、紫背天葵子、泽泻、连翘清热解毒利湿。全方合用，共奏清肝利湿除热之功。

三草二核汤

【药物组成】 夏枯草30克，败酱草20克，龙胆15克，橘核20克，荔枝核20克，乌药15克，小茴香10克，木香10克，赤芍10克，延胡索15克，桃仁10克，枳壳10克。

【制用方法】 水煎服，2日1剂，每日2次。

【临证方解】 方中夏枯草、败酱草、龙胆清热利湿，泻火解毒，为主药；橘核、荔枝核、乌药、小茴香、木香、枳壳疏肝理气，散结止痛；赤芍、延胡索、桃仁活血祛瘀以疏通经络。故诸药配伍能收佳效。

寒湿凝滞

睾丸肿大，坠胀隐痛伴阴囊冷痛，阴囊皮肤湿冷，遇寒加剧，得热则舒，触之微痛，舌质淡，苔白润滑，脉沉弦细。

天台乌药散加减

【药物组成】 乌药12克，木香6克，小茴香6克，槟榔9克，高良姜9克，川楝子12克，桃仁10克，红花10克。

【制用方法】 水煎服，每日1剂，早中晚三次分服。

【临证方解】 方中乌药、小茴香皆为辛温之品，温能散寒，辛可行气，具有良好的行气、散寒、止痛之功；高良姜可入中焦，散寒凝而止疼痛；木香能行肝脾之气滞而止痛；槟榔、川楝子可疏肝行气，散积化滞；桃仁、红花能活血化瘀，散瘀结；甘草可缓急止痛。诸药合用使寒凝得散，疼痛得消。

一百〇六、精索炎

精索炎是精索中除输精管以外的组织感染，包括血管、淋巴管和结缔组织等，绝大部分是急性发作，病原体为普通细菌或结核杆菌，常同时伴有附睾炎等疾病。另外，还有丝虫病、梅毒螺旋体等致病病原体。细菌及病原体侵入淋巴管而累及整个精索组织，表现为沿精索走向的疼痛，并向阴囊、阴茎与会阴部放射。全身可伴有发热、畏寒等。根据中医脏腑经络组织的生理联系和病理特点，本病多由肝经湿热引起，后期伴有气滞血瘀之证，临证多以"囊痛"论治。治疗则以清利肝胆湿热为主，佐以活血化瘀。

肝经湿热

症见沿精索走向的疼痛，并向阴囊部、阴茎及会阴部放射。起病急，伴有发热、畏寒，口苦咽干，急躁易怒，小便黄赤，舌红苔黄腻，脉弦数或滑数。

龙胆泻肝汤加味

【药物组成】 龙胆10克，焦栀子15克，木通10克，车前子15克，泽泻15克，当归10克，生地黄15克，柴胡15克，黄芩12克，王不留行10克，败酱草15克。

【制用方法】 水煎服，每日1剂，早中晚各服1次。

【临证方解】 方中龙胆、栀子、黄芩、败酱草清肝胆实火，泻下焦湿热；木通、车前子、泽泻利湿清热；当归、生地黄、王不留行凉血养阴，化瘀止痛；柴胡疏通肝气。全方合用泻中有补，利中有滋，使热清湿去，瘀散经通，循经所发，诸症自愈。

气滞血瘀

症见沿精索走向疼痛，并向阴囊、阴茎及会阴部放射。伴少腹走窜样胀痛，触之痛甚，痛点固定或呈刺痛，或可触及结节包块，固定不移，舌暗或有瘀斑、瘀点，脉弦或涩。

血府逐瘀汤加味

【药物组成】 桃仁10克，赤芍15克，红花10克，枳壳15克，当归10克，生地黄15克，柴胡15克，桔梗12克，牛膝15克，川芎12克，甘草6克。

【制用方法】 水煎服，每日1剂，早中晚各服1次。

【临证方解】 方中桃红四物汤活血化瘀而养血脉；四逆散行气而疏通肝经；牛膝通利血脉，引血下行直达病所。全方互相协同，使血活气行，瘀化郁解，诸症自愈。

气滞痰阻

症见沿精索走向疼痛，并向阴囊、阴茎及会阴部放射。伴少腹胀痛，触之痛甚，痛点固定或呈刺痛，或可触及结节包块，固定不移，舌暗，脉弦。

国医特效方治百病（第2版）

橘核丸加味

【药物组成】 橘核20克，通草10克，海藻10克，海带10克，肉桂心6克，枳实15克，昆布10克，木香10克，延胡索10克，桃仁10克，厚朴12克，川楝子12克，夏枯草15克，玄参15克，蒲公英30克，小茴香8克，丹参30克。

【制用方法】 水煎服，每日1剂，早中晚各服1次。

【临证方解】 方中橘核、枳实、木香、肉桂心、延胡索、厚朴、川楝子、夏枯草、小茴香等辛散走肝，行气止痛；通草、蒲公英清热利湿；玄参、海藻、海带、昆布软坚散结；丹参、桃仁活血化瘀。全方互相协同，则气行、瘀消、结散。

一百〇七、慢性前列腺炎

慢性前列腺炎是以排尿刺激症状和膀胱生殖区疼痛为主要表现的临床综合征，是男性生殖泌尿系统最常见的一种疾病，好发于20～50岁青壮年男性，据统计35%～40%35岁以上男性患有本病，占泌尿外科男性就诊患者1/4左右。本病在临床上以发病缓慢、病因病理复杂、症状表现多样、体征不典型、病理迁延、反复发作、经久难愈为特点。慢性前列腺炎由于致病原因不一，临床上一般将其分为三种类型：慢性细菌性前列腺炎、非细菌性前列腺炎和前列腺痛，它是根据下尿道不同阶段尿培养中是否存在白细胞和（或）细菌来进行划分的。虽分型不同，但从临床表现上却难以区分，均表现为腰骶部、会阴部、下腹部、睾丸、阴茎等部位疼痛，伴有排尿刺激或梗阻症状，性功能不全或精神紧张、焦虑等症状。

临床上中医治疗当以辨证论治为主，抓住"肾虚为本、湿热为标、瘀滞为变"三个基本病理环节，分清主次，权衡用药。治疗过程中需紧紧围绕瘀浊阻滞这一特点来辨证用药，无论何证都要选用祛瘀排浊之品，如穿山甲、皂角刺、天花粉、败酱草、薏苡仁、冬瓜仁、浙贝母、石菖蒲等。肝经入少腹、络阴器，若湿热留滞，精道气血不畅，或久治不愈，肝郁气滞，则易致少腹、睾丸、阴囊、耻骨、肛周等处胀痛不适，因而在清湿热之时，往往辅以理气通络之法。

湿热蕴结

少腹胀痛不适，会阴部、肛门、后尿道坠胀不适或疼痛，排尿终末或大便时尿道口有乳白色分泌物，伴口苦咽干、肛门灼热、大便稍干。前列腺略肿大，有压痛，有热感，舌红，苔黄腻，脉弦滑稍数。

程式萆薢分清饮加减

【药物组成】 黄柏 10 克，萆薢 15 克，车前子 10 克，石菖蒲 15 克，丹参 20 克，虎杖 15 克，败酱草 30 克，红藤 20 克，金银花 10 克，土茯苓 30 克，瞿麦 15 克。

【制用方法】 水煎服，每日 1 剂，分 3 次服。

【临证方解】 黄柏清热解毒燥湿；萆薢、车前子清利湿热；石菖蒲祛湿排浊；丹参凉血活血；加虎杖、败酱草、红藤、金银花清热解毒、活血消痈之品，有助前列腺湿热清、气血通；土茯苓、瞿麦等清热解毒、利水渗湿之品，有助于尿道湿热去而不流注于前列腺，且前列腺湿热亦有去路，即从尿道去之。大便干者配大黄；刺痛明显者加桃仁、赤芍、穿山甲等祛瘀之品；口干者合天花粉，既可养阴生津，又可祛瘀排浊。

前列解毒利湿汤

【药物组成】 蒲公英 30 克，败酱草 30 克，白花蛇舌草 30 克，土茯苓 30 克，马鞭草 2 袋（免煎剂，冲服），红藤 30 克，虎杖 20 克，石韦 15 克，桑寄生 15 克，菟丝子 20 克，白茅根 30 克，茯苓 20 克，鱼腥草 30 克。

【制用方法】 水煎服，2 日 1 剂，每日服 2 次。

【临证方解】 方中以蒲公英、败酱草、白花蛇舌草、土茯苓、马鞭草、红藤等大量的清热解毒药泻火解毒，加虎杖、石韦、白茅根、鱼腥草清利湿热，共奏祛湿解毒之功。但大量苦寒之品易损伤胃气，佐以桑寄生、菟丝子、茯苓固精护胃，则达到驱邪亦不伤正的效果。但临床应用时仍要根据病人的体质来调节剂量，不可久用。

龙胆泻肝汤加减

【药物组成】 龙胆 10 克，栀子 15 克，黄芩 10 克，车前子 20 克，泽泻 15 克，木通 9 克，柴胡 15 克，生地黄 15 克，当归 15 克，牡丹皮 10 克，赤芍 15 克。

【制用方法】 水煎内服，每日 1 剂，日服 3 次。

【临证方解】 方中龙胆、栀子、黄芩清泻湿热；车前子、泽泻、木通清利湿热；柴胡引诸药入肝经；生地黄凉血滋阴；当归养血活血；牡丹皮、赤芍凉血活血。阴部潮湿瘙痒者，加苦参、地肤子；脘腹痞闷恶心者，加法半夏、陈皮；会阴部胀痛明显者，加延胡索、荔枝核、川楝子。

知柏地黄汤加减

【药物组成】 知母 10 克，黄柏 10 克，生地黄 15 克，牡丹皮 10 克，泽泻 15 克，赤芍 15 克，桃仁 10 克，熟大黄 10 克，川楝子 10 克，荔枝核 15 克，石菖蒲 15 克，冬瓜仁 30 克。

【制用方法】 水煎服，每日 1 剂，日服 3 次。

【临证方解】 知母、黄柏泻相火，坚真阴；生地黄凉血滋阴；牡丹皮凉血活血；泽泻泻肾火，利小便；赤芍、桃仁、熟大黄凉血，活血，祛瘀；川棟子、荔枝核行气止痛；石菖蒲、冬瓜仁通窍排浊，以利前列腺液排泄通畅。若相火引动心火，口舌生疮可加黄连清心火，肉桂少量引火归原。

气滞血瘀

少腹及肛门部坠胀不适，排尿终末或大便时尿道口有乳白色分泌物，伴口干、便溏，舌红，苔黄腻，脉弦滑。

秦氏四妙散合枸橘汤

【药物组成】 生黄芪 30 克，金银花 10 克，玄参 20 克，枸橘 20 克，秦艽 10 克，炒川楝子 10 克，防风 10 克，青皮 10 克，赤芍 15 克，泽泻 15 克，生甘草 6 克。

【制用方法】 水煎服，每日 1 剂，日服 3 次。

【临证方解】 方中生黄芪托毒生肌；金银花清热解毒；玄参滋阴清热；泽泻清热利湿；枸橘、秦艽、炒川楝子、防风、青皮理气止痛，行气分之郁滞；赤芍活血通瘀，行血分之瘀邪；生甘草清热解毒，调和诸药。

前列活血止痛汤

【药物组成】 柴胡 15 克，枳壳 10 克，白芍 40 克，桃仁 10 克，红花 10 克，白芷 30 克，橘核 20 克，炒皂角刺 15 克，泽兰 20 克，菟丝子 20 克，当归 10 克，威灵仙 30 克，竹叶 10 克，炒川楝子 15 克，土茯苓 30 克，炙甘草 6 克。

【制用方法】 水煎服，2 日 1 剂，日服 2 次。

【临证方解】 方中柴胡、枳壳、白芍、炙甘草（四逆散）及橘核、炒川楝子疏肝理气，加入桃仁、红花、当归活血化瘀；泽兰利湿；炒皂角刺、白芷散结排脓；威灵仙、竹叶、土茯苓清热利湿解毒；菟丝子补肾固精。全方共奏理气行滞、清热利湿、化瘀排浊的作用。

桂枝茯苓丸加味

【药物组成】 桂枝 20 克，茯苓 30 克，赤芍 15 克，牡丹皮 10 克，桃仁 10 克，小茴香 10 克，台乌 20 克，荔枝核 15 克。

【制用方法】 水煎服，每日 1 剂，日服 3 次。

【临证方解】 方中桂枝温通经脉；茯苓利水通阳；赤芍、牡丹皮、桃仁活血化瘀；小茴香、台乌、荔枝核温阳散寒，行气止痛。恶寒冷痛甚者，加淡附片散寒通阳。

寒热错杂

会阴、睾丸或腰骶部疼痛不适，可放射至阴茎、腹股沟，尿频，尿有余沥；腰膝酸软，会阴怕冷，足心发凉，或手足心发热，潮热盗汗；性功能下降，忧愁思虑、失眠多梦等，舌质偏暗，脉弦细。

薏苡附子败酱散

【药物组成】 薏苡仁30克，附子10克（先煎），败酱草15克，金银花15克，蒲公英15克，土茯苓30克，丹参30克，赤芍15克，当归12克，鸡血藤20克，冬瓜仁30克，炮穿山甲6克。

【制用方法】 水煎服，附子先煎2小时至口尝不麻，再煎其他药物，每日1剂，日服3次。

【临证方解】 方中薏苡仁利湿排浊；附子通阳化气；败酱草清热解毒，祛瘀排浊；金银花、蒲公英、土茯苓、丹参、赤芍、当归、鸡血藤清热解毒，养血活血；冬瓜仁、穿山甲祛瘀排浊。阴虚者，合二至丸；阳虚者，加桂枝、附子温补命门、通血脉；疼痛明显者，合复元活血汤或加三七粉；精神抑郁症严重者，急则治其标，用柴胡加龙骨牡蛎汤、百合地黄汤、厚朴半夏汤、甘麦大枣汤、四逆散等辨证化裁，待精神抑郁症缓解后，再治疗前列腺炎。

肾虚夹湿

尿频，会阴部疼痛不适，腰膝酸软，滴白，遗精，舌淡苔白，脉濡滑。

萆菟汤

【药物组成】 萆薢15克，菟丝子10克，茯苓15克，车前子15克，泽泻10克，牡蛎20克，枸杞子15克，川续断10克，山药20克，沙苑子10克，丹参20克，石菖蒲3克，黄柏6克，甘草3克。

【制用方法】 水煎服，每日1剂，日服3次。

【临证方解】 方中萆薢、菟丝子具有利湿不伤阴，补阴而不滋腻之功；茯苓、泽泻、牡蛎能渗利导湿，分清去浊；川续断、山药、沙苑子、枸杞子具有益肾填精、滋阴和阳之妙；丹参能活血通络，祛瘀生新；石菖蒲能豁痰开窍；黄柏清泄湿火、相火；甘草和中解毒而引诸药直达下焦。诸药合用，共奏补肾利湿之功。

补肾通利汤

【药物组成】 茯苓30克，泽泻10克，石韦15克，灯心草6克，蒲公英30克，红藤20克，虎杖15克，川牛膝20克，橘核20克，菟丝子20克，竹叶10克，厚朴15克，炒皂角刺20克，白芷20克，炒白术20克。

【制用方法】 水煎服，2日1剂，日服2次。

【临证方解】 茯苓、泽泻、炒白术健脾渗湿；石韦、灯心草、红藤、虎杖、竹叶、蒲公英清热利湿；厚朴、橘核清热燥湿、理气宽中，因为湿最易阻碍气机升降；炒皂角刺、白芷散结排脓；川牛膝引火下行，使邪有出路；菟丝子补肾固精。全方总起正本清源，多方位鼓邪外出而不引邪入里的作用。

一百〇八、前列腺增生症

前列腺增生症是一种复杂的、由多种因素造成的、影响绝大多数老年男性生活质量的常见疾病，主要是由于老年人性激素代谢障碍导致的不同程度的腺体和（或）纤维、肌组织增生而造成前列腺体积增大、正常结构被破坏并引起一系列功能障碍的疾病。其临床表现是随着下尿路梗阻所引起的病理改变的进展而逐渐出现的，主要以尿频及排尿困难为主要症状。目前统计结果显示，本病始发于 40 岁，高发于 50～70 岁。国外一组尸检资料表明，50 岁以上男子半数以上有前列腺增生，年逾 70 岁者发病率增至 75％以上。本病发病率随年龄递增，近年呈明显上升趋势。中医认为本病病位在膀胱、精室，但与肺、脾、肝、肾及三焦密切相关。多因年老肾元亏虚，膀胱气化无力，加之瘀血、败精、湿热等瘀阻下焦，乃成癃闭。本病以肾元亏虚为本，以气滞血瘀、痰凝湿阻为标，肾虚血瘀水阻，膀胱气化失司是其基本病机，本虚标实是本病的病机特点。

肾虚瘀阻

常见尿频、尿急、排尿无力、尿细如线、尿线分叉，尿不尽，甚至小便不通或点滴不爽，排尿困难，小便量少，点滴而出，甚则小便闭塞不通，伴小腹坠胀不适，时有夜间遗尿，神疲倦怠，舌淡紫，苔白润，脉细涩。

前列通窍汤

【药物组成】 炙黄芪 30 克，菟丝子 20 克，川牛膝 20 克，肉桂 8 克，水蛭粉 6 克，乌药 20 克，益智 30 克，琥珀粉 3 克。

【制用方法】 水煎服，每日 2 次，每日 1 剂。其中水蛭粉及琥珀粉温开水冲服。

【临证方解】 老年气血易亏，方中以黄芪为君药，为补气之要药，气行则血行，补气生血，亦有祛瘀散结之效。因本病为慢性病，败精、痰瘀凝结下焦，造成窍道阻塞，一般活血化瘀药很难奏效，水蛭为通经消癥、破血祛瘀的要药，其破瘀之功强而不伤血，散结之力胜而不耗气，是男科消癥通淋之良药。以菟丝子、水蛭为臣药，既能补肾阳肾阴，又有固精通络之效。以乌药、肉桂、益智、琥珀为佐药，上走于肺，中调脾胃，下达肝、肾、膀胱，有顺气开通之功，上下通达能鼓舞气血生长。以牛膝为使药，既活血祛瘀，又具有补肝肾、通淋涩的作用，还可导诸药下行，直达病所。以上药物相辅相成，使得证治相合。诸药合用共奏益气补肾、祛瘀通窍之功效，从而达到良好的治疗效果。

老翁通利汤

【药物组成】　黄芪 30 克，荔枝核 10 克，橘核 10 克，王不留行 12 克，滑石 20 克，木通 10 克，茯苓 15 克，炒穿山甲粉 6 克，甘草 6 克，玉米须 30 克。

【制用方法】　水煎服，炒穿山甲粉加入中药中冲服，每日 1 剂，早中晚 3 次分服。

【临证方解】　方中重用黄芪为君，大补脾肺之气，取其补益中气以利血行而利小便也；荔枝核、橘核行气利水，软坚散结；王不留行、炒穿山甲活血通窍，助气行水；滑石、木通、茯苓、玉米须等健脾利湿。全方配伍可益气行气，通利水道，使患者尿频、尿急、排尿困难、尿道涩痛得解。

宣导通闭汤

【药物组成】　黄芪 15 克，车前子 30 克，淫羊藿 15 克，牛膝 25 克，升麻 8 克，滑石 25 克，甘草 20 克。

【制用方法】　水煎服，每日 3 次，每日 1 剂。

【临证方解】　本方黄芪为君，生气补中，助阳化气；车前子利水道，两药一升一降，下走膀胱以行水；甘草补三焦元气，可升可降，助气化通其闭塞，为佐；升麻上行，气升则水降；牛膝下行，活血通脉以助升降之机；淫羊藿主阴痿、茎中痛，利小便，益气力，配滑石利窍，能行上下表里之湿，尿道涩痛可除。全方补气力专，升举元气，化气行水，使小便通利。

通癃汤

【药物组成】　王不留行 15 克，淫羊藿 15 克，牛膝 15 克，黄芪 60 克，炒穿山甲粉 6 克，生大黄 10 克。

【制用方法】　水煎内服，每日 1 剂，早中晚 3 次分服。

【临证方解】　本方王不留行、淫羊藿、炒穿山甲粉补肾活血通窍，为君；黄芪益气助活血通窍，为臣；佐以生大黄清热除湿通瘀；牛膝导诸药下行，直达病所，为使。诸药合用，共奏祛瘀通络、益气通癃之效。

湿热瘀阻

尿频，尿急，偶有尿痛，小便黄赤，尿线变细，排尿困难，小腹胀闷不适，眠差，舌淡暗，苔白，脉弦涩。

公英利癃汤

【药物组成】　蒲公英 30 克，陈葫芦 30 克，醋柴胡 10 克，川牛膝 15 克，三棱 10 克，莪术 10 克，炒王不留行 10 克，通草 10 克，藿香 10 克，熟地黄 15 克，菟丝子 15 克，续断 15 克，石韦 10 克，五加皮 15 克，炒麦芽 30 克。

【制用方法】　水煎服，每日 1 剂，早中晚三次分服。

【临证方解】　方中蒲公英、陈葫芦清热利湿、软坚散结，对前列腺增生症

国医特效方治百病（第 2 版）

患者的小便不利有特效；醋柴胡、川牛膝、熟地黄、菟丝子、续断补益肝肾；通草、藿香、石韦清热利湿；五加皮补肾利小便；三棱、莪术、炒王不留行活血化瘀，通利水道；炒麦芽固护脾胃，借行气回乳之效以达缩小前列腺之功。全方合用，能补肝肾、利小便、消肿化瘀。

龙胆泻肝汤加味

【药物组成】 龙胆10克，车前子15克，通草15克，黄芩6克，山栀子15克，当归15克，白茅根15克，淡竹叶10克，泽泻10克，柴胡15克，蛇床子10克，甘草6克。

【制用方法】 水煎服，每日1剂，早中晚3次分服。

【临证方解】 方中龙胆清泻肝胆实火兼利肝胆湿热；黄芩、山栀子清热燥湿；淡竹叶、蛇床子、车前子、通草、泽泻清热利湿，通小便；当归、白茅根养血滋阴；柴胡疏畅肝胆之气，引药直达病所；甘草护胃和中，调和诸药。诸药合用，共奏清热利湿、消瘀散结之功。

一百〇九、早 泄

早泄是指性交时间极短，甚则在阴茎尚未插入阴道前即已射精，且不能自我控制，以致不能继续进行性交的病症。是一种较常见的性功能障碍。早泄为中医、西医通用之病名。此外西医又称为射精过早症，中医又称为鸡精。由于性反应的快慢程度，个体差异很大，对阴茎插入阴道后多长时间内射精为早泄，目前尚无统一标准，有认为性交不足2分钟或不足5分钟者，有认为阴茎在阴道内抽插次数不足10次者，有认为性交中不能适当控制射精者，有认为性交中使性功能正常的女性至少在50％的正常性交中得不到满足者等。一些患者由于不能及时治疗，或由于一两次的过早射精，而造成精神上的恐惧、焦虑，甚则认为是性机能衰竭，进一步加重了病情，以至于出现阳痿、性欲低下等。由于该病与精神因素有密切关系，所以心理疏导非常重要。中医认为早泄主要为湿热或相火扰动，或肾气亏虚，精关失固，精液封藏失职而成。疾病初期及青壮年发病者，以实证、热证为多，久病及体虚年老者，多为虚证、寒证。对该病的治疗，应根据不同病机分别采用清利湿热、清泻相火，补肾固精等法。临床上早泄亦常与阳痿、遗精等有关，治疗上也可同时兼治。

心肾不交

早泄，伴潮热，盗汗，腰膝酸软，舌红少苔，脉细数。

桂甘龙牡汤加味

【药物组成】 桂枝10克，龙骨30克，牡蛎30克，炙黄芪30克，鸡内金

30 克，茯神 30 克，刺蒺藜 30 克，刺猬皮 10 克，五味子 10 克，甘草 6 克。

【制用方法】　龙骨、牡蛎先煎，余药水煎服，每日 1 剂，早中晚各服 1 次。

【临证方解】　方中桂甘龙牡汤加炙黄芪温阳通脉，潜镇安神；鸡内金、茯神、刺蒺藜、刺猬皮、五味子益肾固精。诸药合用，则水火既济，早泄自愈。

肝经湿热

性欲亢进，交则早泄，伴头晕目眩，口苦咽干，心烦易怒，阴囊湿痒，小便黄赤，舌质红，苔黄腻，脉弦滑或弦数。

龙胆泻肝汤

【药物组成】　龙胆 10 克，焦栀子 15 克，木通 10 克，车前子 15 克，泽泻 15 克，当归 10 克，生地黄 15 克，柴胡 15 克，黄芩 12 克，甘草 6 克。

【制用方法】　水煎服，每日 1 剂，早中晚各服 1 次。

【临证方解】　方中龙胆、栀子、黄芩清肝胆实火，泻肝经湿热；泽泻、木通、车前子清利下焦湿热，使湿热从小便而出；当归、生地黄养血益阴以和肝，并防止苦燥伤阴；柴胡疏肝利胆，以调郁火；甘草调和诸药。

肝郁气滞

早泄，阳事易举，伴焦虑紧张，腰膝酸软，舌红少苔，脉弦。

四逆散加味

【药物组成】　柴胡 15 克，枳壳 10 克，白芍 40 克，桃仁 10 克，红花 10 克，白芷 30 克，橘核 20 克，炒皂角刺 15 克，泽兰 20 克，菟丝子 20 克，灯心草 6 克，炙远志 15 克，杜仲 15 克，续断 15 克，茯神 30 克，韭菜子 15 克。

【制用方法】　水煎服，2 日 1 剂，日服 2 次。

【临证方解】　早泄与情致和精神关系密切，故方中以柴胡、枳壳、白芍、橘核疏肝理气，加入桃仁、红花、泽兰活血祛瘀；菟丝子、杜仲、续断、韭菜子补肝肾，助阳固精；炒皂角刺、白芷解毒散结；灯心草去心火；炙远志、茯神安神固精。

阴虚火旺

早泄，阳事易举，伴五心烦热，潮热，盗汗，腰膝酸软，舌红少苔，脉细数。

知柏地黄汤加味

【药物组成】　生地黄 15 克，山萸肉 12 克，山药 15 克，知母 15 克，黄柏

国医特效方治百病（第 2 版）

10 克，泽泻 15 克，牡丹皮 12 克，茯苓 15 克，金樱子 15 克，沙苑蒺藜 30 克，龙骨 30 克，牡蛎 30 克。

【制用方法】 水煎服，每日 1 剂，早中晚各服 1 次。

【临证方解】 方中生地黄、山萸肉、山药滋阴补肾；知母、黄柏、泽泻、牡丹皮清降虚火；土茯苓渗利；金樱子、沙苑蒺藜益肾固精；龙骨、牡蛎滋阴潜阳，兼以涩精。诸药合用，则阴精得充，虚火得清，早泄自愈。

肾气不固

性欲减退，早泄，伴遗精，甚则阳痿，腰膝酸软，小便清长，或不利，面色㿠白，舌淡苔白，脉沉弱。

金匮肾气丸加减

【药物组成】 附子 10 克，桂枝 15 克，生地黄 15 克，山萸肉 12 克，山药 15 克，泽泻 15 克，牡丹皮 12 克，茯苓 15 克，金樱子 15 克，桑螵蛸 15 克。

【制用方法】 附子先煎 2 小时，以口尝不麻为度，再加余药水煎服，每日 1 剂，早中晚各服 1 次。

【临证方解】 方中生地黄、山萸肉、山药、泽泻、牡丹皮、茯苓（六味地黄汤）滋阴补肾；桂枝、附子温肾助阳。诸药合用，阴中生阳，阳中育阴，以双补肾之阴阳。另外，可酌加金樱子、桑螵蛸，以益肾涩精。

一百一十、精囊炎

精囊炎与前列腺炎在病因和感染途径方面相同，几乎同时发生，可分急性精囊炎和慢性精囊炎两类。急性精囊炎除与急性前列腺炎症状相似外，还可因邻近器官伴发感染，引起腹痛；慢性精囊炎，血精现象反复出现，迁延不愈，并有射精疼痛，常与慢性前列腺炎伴发，是复发性附睾炎的病因。精囊炎属中医"血证"范畴，病位在下焦"精室"，病机为精室络脉受损。急性精囊炎清热解毒、活血止血；慢性精囊炎或滋阴降火，或活血祛瘀。

湿热蕴结

射精疼痛，精液呈粉红色，会阴部疼痛，可伴有尿急、尿频、尿痛，尿黄赤，口干口苦，舌红苔黄腻，脉滑数。

八正散

【药物组成】 瞿麦 12 克，萹蓄 12 克，木通 10 克，车前子 10 克，大黄 6 克，栀子 12 克，滑石 20 克，甘草 6 克。

【制用方法】 大黄后下，余药水煎内服，每日1剂，早中晚各服1次。

【临证方解】 方中滑石、木通为君药，滑利窍道，清热利湿；瞿麦、萹蓄、车前子清热利水通淋，使湿热从小便而出；佐以栀子清泻三焦，通利水道；大黄荡涤邪热，使湿热从大便而去；甘草调和诸药，兼能清热。精液中有血块者，加茜草15克、三七粉10克活血止血；热毒炽盛者，加龙胆1克、连翘15克、黄芩10克、黄柏10克以清热解毒；热毒炽盛化脓者，加败酱草30克、天花粉15克、薏苡仁30克、红藤15克以解毒排脓。

血精解毒饮

【药物组成】 地锦草30克，鹿衔草30克，石韦40克，马鞭草40克，土茯苓20克。

【制用方法】 水煎服，每日1剂，早中晚各服1次。

【临证方解】 方中地锦草、鹿衔草、石韦、马鞭草均具有较强的解毒作用，特别是对泌尿生殖系统炎症具有独特的功效；土茯苓健脾利湿兼以解毒；地锦草、石韦兼以止血；鹿衔草兼以益肾除湿止血。全方配伍精当，突出解毒治则，主辅恰相兼顾。

阴虚火旺

射精疼痛，精液色红量少，会阴隐痛，可伴有腰膝酸软，头晕耳鸣，潮热盗汗，失眠，舌红少苔，脉细数。

知柏地黄丸和二至丸加减

【药物组成】 生地黄15克，山茱萸15克，山药12克，茯苓15克，牡丹皮12克，泽泻15克，知母15克，黄柏10克，墨旱莲15克，女贞子15克。

【制用方法】 水煎服，每日1剂，早中晚各服1次。

【临证方解】 方中生地黄、山茱萸、墨旱莲、女贞子滋阴补肾；山药、茯苓、泽泻健脾渗湿；牡丹皮凉血，清泻虚热；黄柏、知母加强滋肾阴、清虚热之功。全方配伍，补而不滞腻，泻而不伤阴。遗精盗汗者，加地骨皮15克、五倍子15克以涩精、止遗、敛汗；口渴舌燥者，可加石斛15克、玄参15克以养阴生津；午后低热者，可加白薇15克、龟甲15克以滋阴清热。

脾肾两虚

精液色淡红，会阴隐痛，可伴有腰膝酸软，神疲乏力，性欲减退或阳痿，舌质淡苔薄白，脉沉细。

归脾汤和二至丸加减

【药物组成】 党参15克，黄芪20克，白术15克，茯神15克，远志10克，木香6克，炙甘草10克，大枣6克，酸枣仁15克，龙眼肉15克，女贞子 15 克，墨旱莲 15 克。

【制用方法】　水煎服，每日 1 剂，早中晚各服 1 次。

【临证方解】　方中党参、黄芪、白术、大枣健脾益气；茯神、酸枣仁、远志宁心安神；龙眼肉、女贞子、墨旱莲健脾益肾；木香理气醒脾，使全方补而不滞；甘草调和诸药。血精迁延不愈者，可加仙鹤草 15 克、地榆炭 15 克、三七粉 10 克，以加强化瘀止血之功。

瘀血阻络

射精疼痛，精液暗红或伴血块，会阴刺痛，舌质紫暗或有瘀点，脉涩。

桃红四物汤

【药物组成】　桃仁 10 克，红花 10 克，当归 10 克，生地黄 15 克，川芎 6 克，白芍 10 克。

【制用方法】　水煎服，每日 1 剂，早中晚各服 1 次。

【临证方解】　方中桃仁、红花活血化瘀；生地黄、白芍滋阴养血；当归补血活血；川芎活血行气。全方合用能祛瘀生新，通络止痛。伴有血块明显者，可加三七粉 10 克、生蒲黄 10 克、丹参 15 克以祛瘀止血；刺痛明显者，加白药 15 克、制延胡索 15 克、川楝子 15 克以加强行气活血、缓急止痛之功。

一百一十一、遗　精

遗精是指在非人为情况下发生精液频繁遗泄之症。其中有梦而外遗者，常称为"梦遗"；无梦而遗者，则称为"滑精"。若成年男子遗精次数频繁，每周 2 次以上，或在清醒状态下有性意识活动即出现射精，并伴有头晕、耳鸣、神疲乏力、腰酸、失眠等症状，则为病理性遗精。病理性遗精可见于西医的性神经官能症、前列腺炎、阴茎包皮炎、精囊炎、精阜炎及某些全身性慢性疾病。中医学认为遗精之病，以肾虚精关不固，或热扰精室为主要病机，病变可涉及五脏，其中与心、肝、肾关系尤为密切。遗精单纯属虚证者较少，尤其是病变初期，多为虚实夹杂，甚则以实证为主，故对遗精的治疗切忌一味补肾固涩，当分清虚实进行补泻。本病初期及青壮年患者以实证或虚实并杂为主，故当祛实或兼以补虚；若年老体衰，或遗精频繁，日久不愈甚则形成滑精不固者，又当以补虚固精为主。

心肾不交

滑精频作，兼有面色苍白，精神委靡，少寐怔忡，畏寒肢冷，腰膝酸软，小便余沥，舌淡苔白，脉沉尺弱。

红参五子汤

【药物组成】 红参10克，补骨脂15克，五味子10克，菟丝子20克，覆盆子15克，制附子10克，金樱子30克，桑螵蛸15克，熟地黄15克，山茱萸10克，煅龙骨30克，炙远志15克。

【制用方法】 水煎内服，两日一剂，早晚两次分服，其中红参另炖冲入，煅龙骨先煎30分钟。

【临证方解】 该方以补肾精为主，兼调阴精与阳精，安神定志为宗旨。方中红参、桑螵蛸补益天癸阴精，收涩精气，为方中君药；以补骨脂、覆盆子、五味子、菟丝子、金樱子补益天癸阴精，和养阳精，且能固涩肾气，为臣药；用远志安心调神，附子、龙骨温阳固滑，熟地黄、山茱萸补肾涩精为佐使药。

阴虚火旺

阴茎易举，梦中遗精，兼有心烦易怒，手足心热，头晕耳鸣，口干咽燥，小便短黄，舌质红、苔薄黄，脉细弦数。

补阴泻阳汤

【药物组成】覆盆子15克，莲子15克，炙龟甲10克，炒黄柏15克，知母15克，绞股蓝5克，天冬15克，生地黄15克，丹参20克，紫草15克，龙胆5克，生甘草15克。

【制用方法】水煎内服，两日一剂，早晚两次分服，其中炙龟甲打粉吞服。

【临证方解】方以龟甲、覆盆子安元神，益阴精，为方中君药；莲子、黄柏、知母、绞股蓝、天冬、生地黄清心益肾，滋养天癸，为臣药；少许丹参、紫草、龙胆取泻天癸之阳精，兼能清心安神，泻肝泄火，为佐药；生甘草既可益阴精，又能清阳精，更善调和诸药，为使药。如夜间少寐者，去紫草、龙胆，加炒栀子、酸枣仁清肝安神。

心肾气虚

梦遗时作，甚则滑精，心悸健忘，神疲乏力，面色无华，纳呆食少，舌淡苔薄，脉象虚弱。

当归安神汤

【药物组成】 黄芪30克，党参20克，当归10克，炙远志15克，酸枣仁30克，莲子15克，补骨脂15克，桑螵蛸15克，芡实15克，金樱子30克，炙鸡内金30克，煅龙骨30克。

【制用方法】 水煎内服，两日一剂，早晚两次分服，其中煅龙骨先煎30分钟。

【临证方解】 方以黄芪、远志、桑螵蛸补元气，益阴精，安元神（其中黄芪既补阳气，又能益天癸之阴精），为君药；用党参、莲子、补骨脂益元气，补阴精，恢复心脾肾气虚，为臣药；取当归、酸枣仁既能养血益心脾，又能畅通天癸道路，为佐药；芡实、金樱子、鸡内金、龙骨既能益肾固精，宁心安神，又可补肾精，安元神，为佐使之药。如兼畏寒易惊，可去补骨脂、党参，加炙桂枝、炒白芍、煅牡蛎调和阴阳，安魂涩精。

一百一十二、男子阴冷

阴冷，又称阴寒、阴头寒、虚劳阴冷等，指阴茎、阴囊、睾丸等外生殖器部位有寒冷感而言，其特征为阴部寒冷而无其他特殊不适和体征。阴冷之名最先见于《金匮要略》，张仲景首先提出了"阴头寒"的概念，并认为与"失精"有关。其病与肝肾相关，其病机主要是阳不温煦，寒邪凝滞外肾。治疗以温阳散寒为总则。本病多为自觉症状，体检时常无异常改变，中药治疗具有较好的疗效，多数病人一经治疗，不久便可治愈。

肾阳不足

起病缓慢，阴茎、阴囊自觉寒冷，精神倦怠，腰膝无力，肢冷畏寒，五更泄泻，小便清长，阳痿，遗精。舌体胖嫩，脉沉迟。

扶命生火丹

【药物组成】 巴戟天 15 克，制附子 10 克，肉桂 10 克，肉苁蓉 10 克，炒杜仲 20 克，熟地 15 克，山茱萸 10 克，五味子 10 克，人参 10 克，黄芪 30 克，白术 10 克。

【制用方法】 水煎内服，两日一剂，早晚两次分服，其中红参另炖冲入。

【临证方解】 方中巴戟天、附子、肉桂、肉苁蓉、杜仲等温肾壮阳以补命门之火；熟地、山茱萸、五味子等滋补肾精以养阴血，以达阴阳相济，阳得阴助则生化无穷的目的；人参、黄芪、白术等益气健脾，补脾气以助肾阳。

寒滞肝脉

起病急骤，阴茎及睾丸寒凉，疼痛，甚至内缩，面色黄白，蜷卧，伴少腹冷痛。舌淡苔白而滑润，脉沉弦或迟。

暖肝煎

【药物组成】 肉桂 10 克，川椒 10 克，吴茱萸 10 克，小茴香 10 克，沉香

5克，乌药 30 克，青皮 10 克，柴胡 15 克。

【制用方法】　水煎内服，两日一剂，早晚两次分服，其中沉香打粉冲服。

【临证方解】　方中肉桂、川椒、吴茱萸、小茴香暖肝、温经、散寒；沉香、乌药、青皮行气止痛；柴胡疏达肝气，引诸药归经。如腰膝酸冷甚者，可加杜仲、续断补肾强腰；或配合外用蛇床子、川椒、黄连、滑石煎汤外洗或坐浴，能增强疗效。

国医特效方治百病（第 2 版）